绥化学院特殊教育专项经费资助项目

# 特殊儿童康复概论

主　编：徐景俊　贾海玲　段为民

副主编：付泽雯　王　敏　周姊毓

重庆大学出版社

**图书在版编目(CIP)数据**

特殊儿童康复概论／徐景俊,贾海玲,段为民主编
. -- 重庆：重庆大学出版社,2023.3
ISBN 978-7-5689-3779-5

Ⅰ.①特… Ⅱ.①徐…②贾…③段… Ⅲ.①残疾人
—儿童—康复训练—概论 Ⅳ.①R720.9

中国国家版本馆 CIP 数据核字(2023)第 047221 号

# 特殊儿童康复概论

TESHU ERTONG KANGFU GAILUN

主　编:徐景俊　贾海玲　段为民
责任编辑:陈　曦　版式设计:张　晗
责任校对:邹　忌　责任印制:张　策

\*

重庆大学出版社出版发行
出版人:饶帮华
社址:重庆市沙坪坝区大学城西路 21 号
邮编:401331
电话:(023) 88617190　88617185(中小学)
传真:(023) 88617186　88617166
网址:http://www.cqup.com.cn
邮箱:fxk@ cqup.com.cn (营销中心)
全国新华书店经销
重庆华林天美印务有限公司印刷

\*

开本:787mm×1092mm　1/16　印张:23　字数:439千
2023 年 3 月第 1 版　2023 年 3 月第 1 次印刷
ISBN 978-7-5689-3779-5　定价:89.00 元

# 前　言

2006 年，我有幸参加全国特殊师范教育专业规划教材的编写工作，主编《特殊儿童康复概论》一书，并于 2007 年 11 月出版。编委会主任刘全礼先生认为"从时间上看，本套教材的编写是及时的"，解决了我国高等特殊教育师资培养与培训缺乏系统教材的困难。

教材出版至今已有十五年的时间，在这期间本人多次想对其进行修订，以便跟上我国特殊教育快速发展的脚步，但都没有付诸行动，一直拖延至今，如果再不修订一定会贻笑大方。2021 年国务院办公厅转发了教育部等部门《"十四五"特殊教育发展提升行动计划》，促使我下决心修订本教材。

本次修订本着总结、借鉴、提升的原则："总结"多年使用的经验，保留优点，解决发现的问题；"借鉴"国内外优秀教材编写经验，把最新研究成果引入教材；"提升"本书的内涵，紧跟时代步伐。

修订伊始我就联系了原编者，有些编者由于各种原因已经联系不上，有些编者由于工作原因表示不再参与，因而该书的修订扩充了一些人员，在此进行说明，并表达对原编者的感谢及对新编者的欢迎。

修订后的内容由原来的三部分扩展为四部分：第一篇概述、第二篇康复评估、第三篇康复治疗方法、第四篇康复工程。参加编写的人员按章节顺序分别为：第一章徐景俊；第二章栾凯迪；第三章修云辉；第四章、第五章、第六章付泽雯；第七章张敏；第八章赵晓倩；第九章王敏；第十章第一节、第二节黄琦，第三节段为民；第十一章第一节、第二节黄晶，第三节段为民；第十二章、第十三章贾海玲；第十四章第一节、第二节、第三节曾凡林，第四节徐景俊；第十五章周姝毓；第十六章修云辉；第十七章秦萍；第十八章栾凯迪；第十九章韩伦伦；第二十章秦萍、迟成瀚；第二十一章韩伦伦；第二十二章翟海珍。此外，徐景俊、段为民负责大纲的制订及章节内容的设计，徐景俊、贾海玲负责统稿，付泽雯、王敏、栾凯迪、秦萍负责校对。

本书的修订历时一年有余，参编者付出颇多，但因水平有限，一定还有不足之处，还请各行各业同仁们指正，以便我们下次修订的时候改进。

本书的修订获得了绥化学院特殊教育专项经费的支持，以及同仁们的鼓励，在此一并感谢。

徐景俊

2023 年 3 月 11 日于绥化学院

i

# 目  录

# 第四篇　康复工程

第一篇

# 概　述

# 第一章
# 绪　论

**内容提要：**本章主要讲述康复的含义，康复的领域，康复的层次，特殊儿童康复的意义，以及特殊儿童康复的历史。

## 第一节　康复的概述

康复着眼于整个人，着眼于从生理、心理、社会及经济能力等方面进行全面的康复。康复，包括医学康复（利用医学手段促进康复）、教育康复（通过特殊教育和培训促进康复）、职业康复（恢复就业能力，取得就业机会）及社会康复（在社会层次上采取与社会生活有关的措施，促使残疾人能重返社会），其最终目标是提高残疾人生活质量，恢复独立生活、学习和工作的能力，使残疾人能在家庭中和社会上过有意义的生活。为达到全面康复，不仅涉及医学科学技术，而且涉及社会学、心理学、工程学等方面的技术和方法。

> 一、康复的含义

"康复"一词，译自英文 rehabilitation，原意是"复原"，恢复原来的权力、资格、地位等。康复不但针对疾病本身，更重视疾病所导致的功能障碍，着重于提高生活质量，恢复患者独立生活、学习和工作的能力。

由于康复的对象是具有身体、语言、心理、精神、家庭、教育、职业、社会等多方面障碍的病伤残者，要达到康复的总目标，必须通过不同的康复手段的平行介入，由此决定了康复的多学科性和综合性。这种利用一切可以利用的手段和方法使病伤残者得到整体康复的思想，称全面康复。故而康复是指综合地、协调地应用医学的、社会的、教育的、职业的措施以减轻病伤残者的身心和社会功能障碍，使其得到整体康复而重返社会。

（一）定义

康复的字面意义很好理解，就是恢复健康，达到正常的健康水平。但是世界卫生组织(WHO)对康复所做的界定却经历了三个阶段,其原因主要是随着社会的发展,人们对康复的认识在不断加深,因而康复的界定也在不断变化,从 WHO 于 1969 年提出的第一次定义康复概念,到 1981 年的第二次定义康复概念,再到最新的康复概念,康复概念的内涵从最初的改善残疾人的生理功能,到现在提高残疾人的生活质量的演进,反映了人们对康复概念认识的逐渐深入。

康复是指一个促使残疾人躯体的、感官的、智能的、精神的和/或社会的功能达到和保持在力所能及的最高水平的过程。从这个定义中我们可以看出"康复"这个概念包括的基本含义:其一是利用各种有效的手段使障碍对残疾人的影响降到最低;其二则是使残疾人得以重返社会。

(二)康复的目的

康复的目的就是使残疾人群融入社会,使他们有和正常人均等的机会参与社会,提高他们的生活质量,恢复他们独立生活、学习和工作的能力,能在家庭和社会上过有意义的生活,重返社会。

(三)康复的重点

特殊需要儿童康复的重点是学前特殊儿童和学龄期特殊儿童,针对这两个年龄段的特殊儿童采取有效的治疗方法和持续的教育及训练措施去帮助他们,改善他们已有的缺陷,同时预防他们出现新的缺陷。

> 二、康复的层次

特殊需要儿童的康复按生活、学习、就业和社会可分为四个层次:

第一层次是躯体和感官功能的康复,解决特殊儿童个人生活活动自理问题,以及与人交流等问题。

第二层次是学习和工作能力的康复,解决特殊儿童上学和就业的问题。

第三层次是精神和心理功能的康复,解决特殊儿童社会生活和人际关系的适应问题。

第四层次是社会生活功能的康复,是特殊儿童取得良好生活质量和实现自身价值的能力的康复。

> 三、康复的领域

康复按领域划分,可分为医学康复、社会康复、职业康复和教育康复。

(一)医学康复

医学康复是指通过医疗的方法和病伤残者实现全面康复的目标,包括药物、手术、物理等治疗方法。医学康复在全面康复的体系中占重要地位,是全面康复的基础和出发点,是实现康复目标的根本保证。医学康复涉及医学的各个领域,要求医学各个专业的人员都要关心病伤残者的康复问题,掌握康复医学的基本知识。要动员各种各级医疗机构的力量,开展健康医疗服务,尤其是社区康复服务,建立具有中国特色的、系统的、不同层次的康复服务网络。在我国还要发挥传统医学的优势,将中医、针灸、推拿、武术、药膳等手段合理地应用于康复治疗。

（二）社会康复

社会康复是指在社会层次上采取与社会生活有关系的措施促进其康复。社会康复是康复工作中的一个重要方面,它涉及面广内容丰富,并与地域文化、社会制度和经济发展水平有密切关系。维护残疾人的权利、尊严,帮助他们解决各种困难,改善生活、福利条件,接纳他们参加到全面的社会生活当中来,这是社会康复的中心工作。社会康复一般包括以下几个方面。

（1）建立无障碍环境。对经康复治疗后具有日常生活活动能力和工作能力的残疾者来说,一旦回到社会环境中还会遇到影响其能力发挥的物理性障碍,即所谓的环境障碍。住宅、公共建筑、工厂、学校、道路和交通工具等都是根据健全人的条件所设计的,它们都可能成为残疾人能力发挥和参加社会生活不可逾越的障碍。各级部门应针对特殊情况做出适当的安排,消除障碍,为残疾人建立一个无障碍环境。

（2）改善经济环境。采取各种方式使残疾人获得最大限度的经济能力的恢复。包括制定就业保障的特殊政策,以增加就业机会,实现自食其力;给予经济补助和制定各种经济活动中的特殊照顾政策,使其能够在社会经济活动中得到补贴,体现社会经济生活的公平原则。

（3）改善法律环境。要从法律的高度来维护和保障残疾人的基本权益。我国1990年颁布的《中华人民共和国残疾人保障法》从法律的高度对残疾人的康复、教育、劳动就业、文化生活、福利、环境和法律责任等各个方面做出了明确的规定,对于推动我国残疾人康复事业的发展起到了重要作用。总之,社会康复是实现医学康复、教育康复和职业康复目标的最终保证。

（三）教育康复

教育康复是全面康复的一个组成部分,指通过教育和训练的手段,提高残疾人的素质和能力。这些能力包括日常生活能力、职业技能,以及适应社会的能力等。教育的对象首先是障碍儿童。联合国教科文组织要求,障碍儿童与非障碍儿童应该接受同样的教育。在我国,国家规定了九年义务教育制度,其中也包括障碍儿童,并创造条件使残疾人能享受中高等教育。

在教育形式上可有专门的特殊教育机构(学校、班级、中心等),也可在普通机构、社区、家庭内以集体和个别的方式进行特殊教育。方法是在一般教育方法中,结合受损机体的特殊性采取适当的特殊方法(如听力障碍儿童的语言训练、视力障碍儿童的定向行走等)。

在内容上包括两种情况:一是对肢体功能障碍的残疾人进行的普通教育,包括"九年义务教育"及中高等教育;二是对视力障碍儿童、听力障碍儿童等各类型特殊儿童进行的特殊教育。动力来自障碍者本身、家庭、教师、社会。任务是最大限度上发挥个体的潜能和补偿能力,使受损害的机体功能达到最好的发展水平。

(四)职业康复

职业康复是实现全面康复的加速剂,是使残疾人自立于社会的根本途径。职业康复不是简单的工作安排,其中心内容应该是协助残疾人妥善选择能够充分发挥其潜在能力的最适合职业,并帮助他们切实适应和充分胜任这一工作,取得独立的经济能力并贡献于社会。职业康复是一项复杂而又系统的工作,包括职业康复评价的方法,就业心理和就业态度的指导,职业的选择和介绍以及如何进行就业后的随访。

> 四、特殊儿童康复的意义

我国是世界上人口最多的国家,也是残疾人最多的国家。我国大约有 8 000 万残疾人,如何能让这些人自食其力,过上有质量的生活,康复是基础,也是必由之路。随着人口数量的增长、人均寿命的延长,以及现代社会的飞速发展,特殊儿童、老年人和慢性病人等在社会人口中所占的比例越来越高,加之人民生活水平普遍提高,并日益重视生活质量,因此康复的作用显得越来越重要。

(一)对个体的意义

特殊儿童迫切需要通过康复训练与服务,改善功能,提高生活自理和社会适应能力,通过康复训练与服务,可解决我国特殊儿童的基本康复需求。功能的恢复,功能的补偿,相关技能的训练,使其能够尽其所能参与社会,自食其力。向特殊儿童提供就近方便、经济有效的康复训练与服务,有利于保障特殊儿童的健康和生活质量。

(二)对家庭的意义

"康复一人,造福一家。"残疾儿童的家庭都有不同程度的精神与经济负担,这种负担是正常家庭所想象不到的。有残疾儿童的家庭的家长,不但要考虑儿童眼前的困难,还要更多地考虑残疾儿童今后所面临的困难,考虑如何能使自己的孩子今后能独立生活、自食其力。如果对残疾儿童的康复达到预期的目的,使他们今后能够独立生活,甚至组成自己的家庭,过正常的生活,那么可以说是造福了一家。

（三）对社会的意义

康复是特殊儿童恢复和补偿功能,提高生存质量,增强参与社会能力的重要途径,是特殊儿童的迫切需要。做好特殊儿童的康复工作有利于减轻社会负担,促进生产力发展,有利于提高人权保障水平,促进社会文明进步,有利于经济、社会协调发展,维护社会稳定,是促进社会公平、提高社会文明程度的具体体现,对于构建社会主义和谐社会具有重要意义,也是社会主义制度优越性的具体体现。

## 第二节　康复的起源与嬗变

人的发展与社会的现代化是相辅相成的,儿童的发展关乎人类社会的绵延,特殊儿童的全面康复更是时代进步的重要表征。古代中西方便已使用康复类技术手段,但康复真正列入国际话语体系则是在 20 世纪初,在国内外康复实践经验的不断积累、康复理念的渐趋深化、康复保障的持续助推下,我国逐渐将残疾儿童、残障儿童、孤独症儿童等统称特殊儿童,而话语使用的转变也标志着观念的变革。中国化的特殊儿童康复体系正是在党和国家的制度保障下,在全社会的关爱与帮扶下逐步构建形成,并向世界书写了特殊儿童康复的中国模板。

> 　一、蕴于医疗:康复初创期

康复作为一种医疗方法,在世界范围内早已有之,中国古代便已记载了利用针灸、按摩、热疗等方法促进瘫痪、肌肉麻木等病症部位的功能康复,而古代西方自古希腊和古罗马时期便已有使用按摩、浴疗、阅读、文娱等疗法促进身体和心理功能的恢复。彼时康复作为一种医学疗法,仍处在萌芽期,但也为康复在医学领域的话语权奠定了基础。

（一）中医养生的功能恢复

考古发现北京人已经使用火,而"九针"与"灸法"也相继出现,而后以饮食、针灸、按摩、气功、运动以及熏、敷、蒸等方式促进身体康复的医疗方法渐趋丰富。譬如,名医张仲景曾以吐纳(气功疗法)、华佗曾用五禽戏(运动疗法)推进特殊人群的身心康复;文学家欧阳修曾以弹琴医治手指麻木和心理抑郁;李时珍曾在《本草纲目·水部》中阐释不同源头之水的性能及泉水疗法，后逐渐发展为种类纷繁的温泉疗养等，足见中国传统的医养康复源远流长，并历久弥新。

中国的康复一词最早出现在公元 900 年左右，《旧唐书》记载了"上以所疾康复"，意指武则天患病后恢复了健康，彼时的康复与恢复同义，并沿用上千年。但我国古代的康复主要指中医养生，或医学治疗后的身体功能恢复，与英文中的"recovery"（恢复）同义，更加强调病人通过一段时间的治疗手段后呈现的结果。

（二）西方医学的物理治疗

20 世纪初，英国的骨科医学专家罗伯特·琼斯（Robert Jones）于 1910 年便提出"rehabilitation"（康复），他强调运用非手术的物理治疗与康复训练替代手术疗法，旨在使伤兵恢复健康的身体状态，因而这一时期的康复主要是通过非手术的方法恢复伤兵的身体，并使之具备职业基本能力。其原因是一战时期，英国士兵们伤亡惨重，而战事终将结束，因而加强对伤兵的身体恢复与职业训练，使之能够在战后复归工作岗位非常必要，同时亦能够为战后的恢复与重建工作做好准备和预案。

无独有偶，康复的重要性不仅受到英国医学专家的关注，美国更将"康复"应用于军队之内，并于 1917 年率先在陆军基地设立士兵"身体功能重建与康复部"，旨在为陆军伤员提供身体恢复与训练指导。同年，纽约还成立了世界上第一所面向特殊人群的康复中心——残疾与丧失劳动能力者院。为推广康复治疗，美国又于 1920 年专门确立了从州到联邦的职业康复计划，并在此过程中积累了较为丰富的康复理论与实践经验。可见，一战后国外康复体系逐步发展，并以矫形外科之具、作业治疗、物理治疗以及相关的康复政策保障等为表征。至二战时期，伤兵人数激增客观上推动了康复医疗的发展，部分综合医院内开始设康复医学专科。1942 年，纽约市举办了"全美康复会议"，并确立了康复的首个定义，即"使残疾者最大限度地恢复其身体的、精神的、社会的、职业的和经济的能力"。且美国住院医师培训自 1949 年起，专门增加康复医学学科，世界范围内的康复学逐渐发展起来。

> 　二、医教结合：特殊儿童身心康复期

康复的核心主要包括躯体与精神两大领域，故而特殊儿童康复的核心便是解决儿童身体与心理两方面的残疾或障碍。20 世纪中叶以来，康复治疗逐步纳入康复医学，并逐渐发展为一门独立的学科，彼时的特殊教育也在逐步发展之中，更多的专家开始关注特殊教育与功能训练对于特殊儿童的身心康复作用，亦为医教融合促康复提供了必要的生命之壤。特殊儿童身体上的残疾或障碍主要通过医疗技术或医疗手段，而精神或心理方面的残疾则通过特殊教育及功能训练予以干预。在中外康复医疗理论与实践的推动下,尤其是随着特殊教育在国际领域的迅速发展,特殊人群的康复事业迎来了快速发展期。

（一）医以康复

在医疗康复方面,首个国际性质的世界康复基金会（World Rehabilitation Fund,WRF）于1955年在美国成立,为包括特殊儿童在内的所有特殊人群的身心康复提供了亟需的经济保障,国际伤残者康复协会也于1960年更名为康复国际,话语使用的变化也正是康复体系与康复观念变革的重要标志。随后,国际康复医学会（International Rehabilitation Medicine Association,IRMA）于1969年正式创立,为世界范围内的康复事业发展提供了沟通与交流的阵地。康复医学科建立后,为保障特殊人群康复治疗的有效实施,诸多国家通过政策立法实施保障举措,并有力地推动了各国康复理论与实践的深化。譬如,美国国会在1918年便已颁行了世界上首个残疾人的康复法案——《士兵康复法案》,随后,联合国下发《智障者权利宣言》（1971年）、《残疾人权利宣言》（1975年）、《盲聋者权利宣言》与《残疾人预防及残疾人康复的决议》（1977年）等,为特殊儿童的医疗康复提供了重要的制度保障。

（二）教以康复

在教育康复方面,特殊儿童教育是特殊儿童康复的主要内容,中国在1951年的《关于学制改革的决定》中便提出为生理缺陷的儿童提供教育,并为之设立特殊儿童学校,至1965年,我国（不包括港澳台地区）的盲聋学校已有266所,在校生达22 800余人,特殊教育成为特殊儿童康复的重要途径。匈牙利在1961年提出,6~16岁的特殊儿童均纳入义务教育阶段,并于特殊学校内附设特殊幼儿园作为3~6岁的学龄前特殊儿童的教育机构,因而自1961年起确立了3~16岁特殊儿童的教育制度,并分别为智力不足、听觉障碍、视觉障碍、肢体残疾、语言障碍的儿童设立专门的特殊学校,有效推动了特殊儿童康复。德国还提出康复教育旨在使特殊人群能够通过职业教育重返社会生活,并通过心理治疗适应社会生活,还在1969年于法兰克福市创办了首个全国性的"联邦康复教育协会"。随后,德联邦政府先后下发《康复教育促进计划》（1970年）、《康复教育适应法》（1974年）来保障康复教育事业。而康复教育与教育康复的本质是二者互为目的与手段,在特殊儿童康复中起着相互促进、相辅相成之作用。

彼时特殊儿童发展已受到全世界的关注和重视,但话语使用多为"残疾儿童",因而其康复也主要从医院的医学治疗和学校的特殊教育两方面共同推进特殊儿童康复,相关专项特殊政策的制定与实施,不仅标志着全社会对残疾人观念的变更,也为特殊儿童的康复提供了重要的制度保障。

> 三、综合发展:特殊儿童全面康复期

国际上通用 Rehabilitation 一词以后,康复医学也获得了更为广泛的发展,但在翻译上却有所差异,中国内地(大陆)将其译为"康复",相较于传统中医的"功能恢复"内涵更加丰富;中国香港则将其译为"复康";中国台湾将其译为"复健"。尽管话语使用略有不同,但核心始终是通过一定的技术或过程,促进身心复归健康。而特殊儿童的全面康复涉及医疗手段或技术、特殊教育、康复机构或特教机构等多个维度,其目的是促进特殊儿童身心健康发展,并使之具备未来进入社会从事职业的所需的健康的身心状态和职业能力。

现代康复体系涉及医疗、教育、职业、社会多个方面,20 世纪 80 年代引入我国后,在党和政府的正确领导下,在原有中西医康复治疗的基础上,在特殊教育与康复技术的融合中,在康复机构与特殊学校的助推下,以及全社会的广泛支持下,医疗、教育、社会及职业康复体系实现了动态耦合,我国逐步构建了具有中国特色的全面康复体系。中国残疾人康复协会于 1986 年在北京正式成立,确立了特殊儿童康复的交流场域,并逐渐获得制度保障。1990 年 12 月,《中华人民共和国残疾人保障法》的第二章标题即为"康复",在 2008 年的修订版中,首次将残疾儿童康复列入。国务院又在 2017 年初下发《残疾人教育条例(修正草案)》《残疾预防和残疾人康复条例(草案)》,旨在促进医疗康复与教育康复的有效契合。

至 2018 年 6 月,国务院印发《关于建立残疾儿童康复救助制度的意见》,提出到 2020 年建成残疾儿童康复救助制度体系,到 2025 年残疾儿童普遍享有基本康复服务之目标,随后,全国各地的特殊儿童康复计划如雨后春笋般涌现,如贵州省印发《贵州省残疾儿童康复救助办法》、陕西省发布《陕西省人民政府关于建立残疾儿童康复救助制度的实施意见》,均要求为 6 岁以下听力、视力、言语、肢体、智力残疾儿童和孤独症儿童提供康复服务。2021 年 7 月,《"十四五"残疾人保障和发展规划》将残疾儿童康复救助与残疾幼儿学前康复教育列为重点项目,要求为特殊儿童提供辅助器具适配、康复训练以及康复教育服务。同年 12 月,国家统计局公布《中国儿童发展纲要(2011—2020 年)》统计报告,呈现了十年间我国残疾儿童康复机构的发展趋势(如图 1-1),全国共 23.7 万名残疾儿童接受了基本康复服务,比 2016 年增加 8.7 万人,取得了明显的进步,而在所有残疾人康复机构服务中,特殊儿童占比 2.2%,可见,特殊儿童康复服务虽发展迅速,依然任重而道远。

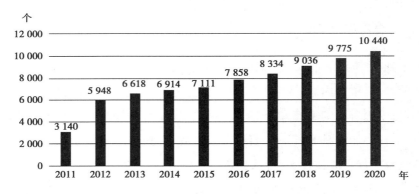

图 1-1　开展残疾儿童(0~6 岁)康复的残疾人康复机构数

　　儿童期是进行全面康复的黄金时期,能够尽早地和有效地促进特殊儿童的身心功能恢复,并能够有效减轻特殊儿童的家庭经济与精神负担。但根据第二次全国残疾人抽样调查,我国年龄在 0 至 6 岁的各类残疾儿童总数达 167.8 万人,而 6 至 14 岁的残疾儿童总数达 200 余万人。足见特殊儿童数量之大,范围之广,故而加快推进特殊儿童的全面康复,保障特殊儿童身心诸方面的全面发展成为当前乃至今后很长一段时间亟须发展之事业。

【思考题】

　　1.请叙述特殊儿童康复的领域。

　　2.康复的意义是什么?

　　3.请简述特殊儿童康复的历史。

第二章

# 康复的理论基础

**内容提要**：本章主要讲述康复的理论基础，包括中枢神经系统损伤后功能恢复的理论、残疾的基本概念以及残疾的分类。通过本章的学习，大家应了解中枢神经系统可塑性的含义及应用，理解与残疾相关的基本概念和 ICF 的理论模式，并掌握残疾的三级预防。

## 第一节　中枢神经系统的可塑性

中枢神经系统由脑和脊髓两部分构成，如果中枢神经系统发生损伤，其神经轴突会发生很多变化，如受损轴突的近端和远端肿胀、远端神经末梢退变及轴突传递消失、血-脑或血-神经屏障被不同程度破坏等，这些改变会引起一系列的炎症反应以及免疫反应，而这些反应可以促进消除损伤的细胞残屑，并且有助于受损神经的再生修复，因此中枢神经受损后存在一定程度的功能恢复能力。

> 一、中枢神经的可塑性

中枢神经可塑性的概念由 Bethe A. 于 1930 年首次提出，指中枢神经在受到损伤后会进行适当的结构重组，以保持神经系统的部分功能的特性和过程。目前，我们将中枢神经的可塑性定义为"为了主动适应和反映外界环境的各种变化，中枢神经系统能发生结构和功能的改变，并维持一定时间"。

（一）突触的可塑性

神经元是构成高等动物神经系统结构和功能的基本单位，又称神经细胞，可分为胞体和突起两部分，突起又分为轴突和树突两类。轴突较长，轴突末端的膨大部分称为突触小体，该结构可以与其他神经元的胞体或树突接触形成突触。树突较短，由细胞体向外扩张突出，且分枝较多，形成树枝状，其作用是将其他神经元轴突传来的冲动传给细胞体。

成年动物的神经系统一般无法生成新的神经元，但神经元可以通过调整其显微结构或形成新的突触连接来实现功能和形态上的改变,这个过程即为突触的可塑性,是中枢神经可塑性的基础。

（二）大脑的可塑性

大脑的可塑性是指大脑在结构和功能上为了适应改变,具有不断修饰和重组的能力,因此,脑的可塑性又可以分为结构的可塑性和功能的可塑性。大脑结构的可塑性包括树突发芽和轴突数量增多,可以建立新的突触连接,从而提高大脑对信息的处理能力。大脑功能的可塑性是指部分脑功能可以通过邻近部位的脑组织形成新的神经通路,或通过较低级的中枢神经部分代偿,实现脑功能的重组。大脑结构和功能的可塑性是中枢神经系统损伤后功能恢复的理论基础,也是中枢神经系统的重要特征。

在人体发育的过程中,大脑可塑性的能力也存在一定的差别。若中枢神经系统在发育期受到损伤,相关部位的神经元可以被其他部位神经元取代,使有关功能恢复;若中枢神经系统在成年后受到损伤,其相关部位的神经会发生适应性改变,如突触重排和突触更新等。相关研究实验表明,中枢神经的可塑性有发育关键期。人的某些能力要想得到发展,需要在特定的阶段获得特定的经验,如果在特定的阶段得不到特定经验,那么大脑的特定功能则容易造成不可逆的改变,而该阶段即为发育的关键期。

在发育关键期内,大脑的恢复功能特别强,同样程度的大脑损伤,其功能恢复情况在发育期发生要比在成年期发生好。例如语言功能,语言是区分人和其他动物的重要标志,同时也是大脑逐渐发育成熟的重要标志,语言功能的获得需要不断地学习,在语言发育的关键期,与语言功能相关的脑组织,其结构的可塑性极强,因此,儿童的语言能力在此阶段提高得特别迅速。然而,随着年龄的不断增加,语言发育的关键期逐渐度过后,这种可塑性也随之降低。也就是说,即使左脑存在先天的语言习得优势,但在青春期前,左右两侧脑部均有极大的可塑性,这将使右脑也有成为语言活动优势脑的可能性。除了一小部分天生就以右脑为语言优势脑的儿童外,如果儿童的左脑损伤后错过了语言发展的关键期,该儿童还可能将其右脑发展为语言的优势脑,从而获得语言功能。因此,即便是错过了语言发展的关键期,由于脑具有可塑性,儿童的语言能力依然存在逆转的可能,仍然可以获得一定程度的语言功能。例如,5岁前儿童的大脑无论任何一侧受伤,都不会导致永久性的语言功能丧失,其语言功能可以很快由另一侧的大脑半球代替。而成年后,大脑优势半球受损会导致言语功能障碍,其恢复的时间和效果远远不如发育期。

> 二、康复训练对大脑可塑性的影响

康复训练与改善神经功能损伤程度及大脑的可塑性存在十分密切的联系。大量的动物实验及临床试验研究均表明,重复的康复训练、强迫性训练以及运动记忆能够促进神经功能的恢复,使受损神经再次被激活。适当且持续的康复训练可以增加突触数目,使星形胶质细胞、血管内皮细胞、巨噬细胞增殖,促进轴突发芽等,从而改善受损结构。此外,康复训练还可以通过诱导血管新生、改善缺血半暗带处的血液供应、开放侧支循环等改善受损的功能。

# 第二节　残疾基本概念

> 一、残疾

残疾是指由各种原因引起的身心功能障碍,使个体不同程度地降低或丧失正常工作、生活和学习能力的状态。根据障碍存在的时间,残疾可分为永久性残疾和暂时性残疾;根据致残原因又可分为先天性残疾和后天性残疾。

> 二、残疾人

(一)概念

残疾人是指在心理、生理、人体结构上,某种组织、功能丧失或出现异常,使其全部或部分失去以正常方式从事某种活动能力的人群总称。

(二)特点

残疾人属于社会上的特殊群体,从康复的角度来看,其往往存在以下特点:

(1)一般情况下,残疾人具有不同程度的生活和工作潜力,而这些潜力可以通过积极的康复训练得到不同程度的发挥,从而改善残疾人的生活和工作能力。

(2)对于残疾人这类特殊的群体,特殊的关心和照顾可以使其克服身心活动上不同程度的障碍,为其能力的发挥创造必要的条件。

(3)残疾人应与普通人在社会中享有同等的机会和权利,不应受到任何歧视。

> 三、致残原因

常见的致残原因可以分为先天性致残原因和后天性致残原因。后天性残疾是我国残疾人致残的主要原因,并且与年龄差异、性别差异、城乡差异和地区差异有关。

（一）先天性致残原因

1.遗传因素

（1）近亲婚育

近亲婚育的夫妇两人往往遗传了相同的隐性致病基因,结合后容易形成纯合的致病基因,因此后代出现遗传病风险大大提高。研究显示,与非近亲结婚子女相比,近亲结婚生育的子女存在遗传病的概率要高8~125倍。

（2）遗传性疾病

遗传性疾病种类繁多,涉及全身各个系统,病死率和致残率高,存活者多有智力低下和体格残疾,如无脑儿、唇腭裂、猫叫综合征、先天性畸形、先天性听力障碍等。

2.孕产因素

（1）孕期营养不良与疾病。

孕期营养不良可造成低体重儿、畸胎、胎儿智力发育迟缓等先天性障碍。例如,怀孕期间如果缺乏叶酸,胎儿发声神经管畸形的概率会明显升高;如果缺乏碘元素,则会出现呆小症和克丁病。

同时,孕期疾病也与残疾密切相关,尤其是病毒感染更应引起孕妇重视,如流感病毒可使胎儿发生唇腭裂或中枢神经系统方面的异常;肝炎病毒可引起新生儿窒息、早产、死产等情况;风疹病毒可引起智力障碍、听力障碍和视力障碍等功能障碍。

（2）孕期接触有害物质。

受孕后第3周至第14周是胚胎发育期,在此期间不规范的用药很容易致残致畸,如四环素可致胎儿畸形、发育不良、骨骼发育障碍等;链霉素、卡那霉素和庆大霉素可致先天性耳聋、肾脏损害。此外,X线辐射、电磁辐射也容易造成胎儿畸形。

（3）产科疾病。

可能致残的产科疾病包括高危妊娠、异常妊娠、妊娠合并症、分娩并发症等。这些产科疾病主要造成宫内缺氧,导致不可逆的脑损伤,继而发生胎儿残疾,多为新生儿智力低下、脑瘫等。产伤也是引起新生儿致残甚至死亡原因之一,包括颅脑外伤、面神经损伤、臂丛神经损伤及新生儿骨折等。

（二）后天性致残原因

1.营养不良

蛋白质的严重缺乏可导致儿童智力发育迟缓;维生素A的严重缺乏可造成夜盲,甚至使角膜软化致盲,还可能影响骨骼的生长发育,导致长骨增长停滞;维生素K的严重缺乏可以导致儿童发生颅内出血,从而发生偏瘫;维生素 D 的严重缺乏可引起小儿骨骼畸形,即佝偻病等。

2.疾病

几乎所有的疾病都可以导致障碍的发生,最常见的几类疾病如下:

(1)传染性疾病:如流行性脑脊髓膜炎、脊髓灰质炎、乙型脑炎、沙眼、麻风病、脊椎结核等。

(2)慢性病和老年病:如肿瘤、心脑血管疾病、糖尿病并发症、慢性阻塞性肺炎等。

(3)骨关节疾病:如骨关节炎、骨质增生、类风湿性关节炎、强直性脊柱炎等。

3.理化因素

如噪声、烧烫伤、电灼伤、重金属中毒、烟酒中毒、药物中毒及各种有害的化学物质等。

4.意外事故

交通事故、工伤事故、运动损伤、溺水、跌落伤等意外事故均可能造成严重损伤而致残。

5.社会、心理因素

随着社会经济的迅速发展,人们的社会责任和生活压力逐渐增加,复杂的人际关系和紧张的工作节奏等社会环境压力往往是导致精神残疾的主要因素。

# 第三节 残疾的分类

## > 一、国际残损、残疾和残障分类

WHO 于 1980 年制订并公布了第 1 版《国际残损、残疾和残障分类》(*International Classification of Impairment,Disability and Handicap*,ICIDH)以供世界各国参考实施,它将疾病所造成的健康结果进行分类,经过近 20 多年,ICIDH 在康复医学及其他领域中起到了非常重要的作用,使医疗及康复工作者能够更好地分析患者由于身体疾病造成的日常和社会生活中的障碍。

ICIDH 将残疾划分为三个独立的类别,即根据疾病对个体生存能力的影响,将残疾分为残损、残疾和残障。ICIDH 打破了"病因→病理→表现"的传统生物学模式的局限性,并提出疾病的后果除了治愈和死亡外,还有相当一部分个体遗留或存在着残疾而存活。

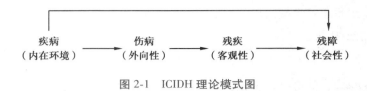

图 2-1　ICIDH 理论模式图

### （一）ICIDH 模式分类

**1.残损**

现改称为"身体结构受损"，是指心理、生理及解剖方面任何结构或功能的丧失或异常，是生物器官系统水平上的残疾。残损可分为：智力残损、心理残损、语言残损、听力残损、视力残损、内脏残损、骨骼（姿势、体格、运动）残损、畸形、多种综合的残损。在每一类残损中又有许多细分项目。

**2.残疾**

现改称为"活动受限"，是由于残损使个体的能力受限或缺乏，以至于患者无法按照正常的方式进行活动，属于个体水平上的残疾。残疾可分为：行为残疾、交流残疾、生活自理残疾、运动残疾、身体姿势和活动残疾、技能活动残疾、环境适应残疾、特殊技能残疾、其他活动方面的残疾。每一类残疾又分为多个项目。

**3.残障**

现改称为"参与限制"，是因残损或残疾，限制或阻碍患者发挥正常的社会作用，属于社会水平的残疾。残障可以分为：定向识别（时、地、人）残障，身体自主残障（生活不能自理），行动残障，就业残障，社会活动残障，经济自立残障，其他残障。

### （二）ICIDH 模式的缺点

**1.模式的单一片面性**

ICIDH 模式呈单一的线性模式，并不能完全代表残疾的整体模式结构，并且该模式的方向表现为单一性，这种单一性在阐述残损、残疾和残障三者之间的关系及相互作用时存在一定困难。

**2.忽略了主观障碍的重要性**

主观障碍直接反映了残疾人心中的苦闷、烦恼以及绝望，同时直接影响了残疾人客观障碍（生物水平、个人水平、社会水平）。因此，主观障碍占有重要地位，而 ICIDH 中没有将此因素考虑在内。

**3.忽略了环境的重要性**

当个人水平相同时，如果环境因素发生变化，社会水平也将随之发生变化。也就是说，回归社会的能力与环境水平直接相关，而 ICIDH 中没有将环境因素考虑其中。

> ## 二、国际功能、残疾、健康分类

《国际功能、残疾和健康分类》（*International Classification of Functioning*，*disability and health*，ICF）源自上述 1980 年公布的 ICIDH 分类和 1997 年进一步发展的《国际机能损伤、活动与参与分类》（*International Classification of Impairments*，*Activities and Participation*，ICIDH-2），于 2001 年 5 月第 54 届世界卫生大会上得到正式的批准和公布，并更名为《国际功能、残疾和健康分类》（ICF）。该分类补充了《国际疾病分类》（*International Classification of Diseases*，ICD）中未涉及的某些功能性状态的描述，可以与 ICD 配套使用。

ICF 鼓励使用积极、中性的词语，强调以功能为基础，并且开始重视环境与内在因素的影响。该分类方法将原来的残疾改为活动受限，残障改为参与受限，反映了残疾人对自身状态的重新认识。

（一）ICF 的结构

ICF 的结构主要包括功能和残疾、背景因素两大部分。

1.功能和残疾

包括身体结构和功能、活动、参与三个部分。

（1）身体结构和功能：身体结构和身体功能是两个相互平行但不同的部分。身体结构指的是身体的解剖结构，如身体的各个器官；而身体功能指的是身体上各个系统的生理功能。结构的损伤一般可以包括解剖结构的身体结构的显著变异、缺失或畸形。当身体出现某种损伤时，可能会发生身体功能或结构异常，但也可能与其他各种生理状态、障碍或疾病有关。如"运动功能"是一种身体功能，与之相关的身体结构是"四肢及其相关的结构"。

（2）活动：活动指的是个体执行的一项任务或行动，它属于功能的个体方面。活动受限指的是个体在完成某项活动时可能遇到的障碍。

（3）参与：参与指的是个体投入到相应的生活情景中，它属于功能的社会方面。参与受限指的是个体投入到生活情景中可能遇到的障碍。

活动与参与的区别在于：活动是指可由单独的个人执行之工作或任务；参与是指存在有两人以上的生活情境之参与。活动和参与的领域包括全部的生活领域：自理、一般任务与要求、活动、学习和应用知识、家庭生活、人际交往和联系、交流、主要生活领域，以及社区、社会和公民生活等 9 个方面，也就是从基本的观察或学习，到相对比较复杂的领域，如人际交往等。

2.背景性因素

代表个体生活和生存的全部背景,特别是能影响功能和残疾结果和功能的背景性因素,包括环境因素和个人因素。

(1)环境因素:环境因素主要包括周围的自然环境和生活的社会环境。作为一种外在因素,它可以对个体的身体功能与结构、活动表现以及活动能力产生积极或消极的影响。

环境因素的两个不同层面包括:①个体:个体所处的现实环境,如家庭、学校及工作场所。②社会:社区体制、服务机构以及社会结构均会对个体产生不同程度的影响。包括社区活动、与工作环境有关的组织、政府机构、服务机构、正式或非正式的规定、通信和交通服务部门以及法律、条例、态度和意识形态等。

(2)个人因素:包括种族、性别、年龄、习惯、其他健康状况、生活方式、教育、教养、职业、社会背景、应对方式、过去与现在的经历、个人心理优势和其他特征等,所有的这些因素均存在在任何层次的残疾中发挥作用的可能性。ICF 未对个人因素进行分类。

ICF 的分类方式是按照健康和与健康相关的情况来描述个体在当下所处的状况,并且这种状况与背景因素密切相关。在这个模式当中,各个因素都可以相互作用,整个模式相对于 ICIDH 模式来说是双向的、有联系的、立体的。

(二)ICF 的理论模式

ICF 的理论模式包括功能与残疾模式、医学和社会模式。

1.功能与残疾模式

ICF 利用功能与残疾模式提供了一种多角度的分类及分析方法。患者可能存在损伤但并没有能力受限(如:麻风病可导致患者毁容但对其个人生活能力和工作能力没有影响);患者存在活动表现和能力受限但没有显著的损伤(如:许多疾病可能降低日常活动表现);患者存在活动表现受限但没有能力受限和损伤的情况(如:HIV 阳性个体或精神病后康复出院的患者在人际交往或工作上可能会面对污名或歧视);患者在无辅助的情况下存在能力受限,但在现实环境中的活动表现中并没有问题(如:存在活动受限的个体可以通过社会提供的技术帮助而到处活动)。

2.医学和社会模式

医学模式认为残疾是有关人的问题,是直接由疾病、创伤或其他健康状况造成的结果,在应对残疾情况时,应重点治疗病损部位或进行个体的调适及行为的改变。社会模式认为残疾的主要原因在于社会引发的某些问题,并且一般都是个体融入社会较为困难的问题。残疾是多种条件下共同作用的结果,而并非某种个体的属性,其面临的很多问题均与社会环境有关。因此,在处理残疾问题时,应进行社会的集体行动,强调通过改造社会环境使残疾人充分参与到社会生活中。

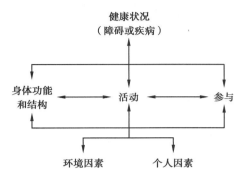

图 2-2　ICF 理论模式图

（三）ICF 的使用

ICF 通过通用尺度对三个构成成分（身体结构和功能、活动和参与、环境因素）进行量化评价。若存在问题，就以损伤、活动受限、参与受限或障碍来表述。使用者应接受并通过 WHO 或其合作中心网络的培训。

WHO 为了使应用 ICF 时更加方便，因此制定了临床检查表，目前已组织各方力量研究，对各种常见疾病的功能障碍组成"核心功能组合"，以资记录、对比。

ICF 为综合分析身体、心理、社会和环境因素提供了一个有效的系统性工具，是当代国际残疾人事业发展和康复科学研究进步的产物。随着分类体系的不断完善以及对残疾人研究的不断深入，ICF 可以广泛应用于与残疾人有关的医疗、康复、教育、就业、社会经济发展、社会保障以及残疾人统计等多个领域。

> 三、我国残疾分类方法

（一）五类残疾分类

我国在 1987 年进行的全国残疾人抽样调查时，采用的分类方式为五类残疾分类，包括肢体残疾、视力残疾、智力残疾、听力语言残疾和精神残疾。

（二）六类残疾分类

我国于 1995 年将五类残疾分类中的听力语言残疾拆分为听力残疾和语言残疾，并修订为六类残疾分类。该分类立足于我国国情，主要依据残疾部位，暂未包括内脏残疾。2006 年我国在进行第二次全国残疾人抽样调查时，使用的残疾标准就是在六类残疾分类的基础上，做了适当的修改。

（三）七类残疾分类

2011 年我国发布了《残疾人残疾分类和分级》国家标准（GB/T26341—2010），即七类残疾分类标准,该标准在六类残疾的基础上增加了多重残疾,包括肢体残疾、视力残疾、智力残疾、听力残疾、语言残疾、精神残疾和多重残疾。

# 第四节　残疾的预防

残疾的预防应由国家、地方、社区、家庭不同层次共同采取预防措施,并在胎儿、儿童、青少年、成年、老年不同时期进行预防。此外,还需要卫生、民政、教育、司法、残疾人联合会等多个部门共同努力。

> 一、残疾的三级预防

一级预防:指预防可能导致残疾的各种病理损伤,防止原发性残疾发生的过程。一级预防可以有效预防各类疾病或伤残造成的身体结构损伤,能降低70%的残疾发生率。一级预防的措施可包括加强遗传咨询、产前检查、孕期及围产期保健;宣传优生优育;积极防治老年病、慢性病,预防接种;防止意外事故;合理饮食,合理用药;加强卫生宣教,注意精神卫生。

二级预防:指病损发生后,采取积极主动的预防措施防止出现合并症及功能障碍或继发性残疾的过程。二级预防可使残疾发生率降低10%~20%。一般可采取适当的药物治疗,如治疗糖尿病、高血压病、中耳炎等;或采取一些基本的手术治疗,如白内障手术、创伤骨折等。

三级预防:指残疾发生后,通过采取一系列措施避免残疾恶化的过程,该过程是康复人员在残疾的预防中涉及最多和最深的部分。三级预防的措施一般包括运动疗法、作业治疗、心理治疗、言语治疗以及应用假肢、支具、辅助器等;教育康复,职业康复,社会康复;还包括应有的社会教育。

> 二、实施基本对策

针对 ICIDH 的三个类别,可予以不同对策。

残损:①恢复或改善存在的功能障碍;②预防和治疗并发症;③积极调整心理状态。

残疾:①最大利用并强化残存的功能,如加强截瘫患者上肢的训练,以代偿功能的不足;②学习假肢、轮椅、支具、辅助器具的安装及使用,以达到补偿功能的目的。

残障:①改善居住环境和社会环境,包括居民楼、街道、公共建筑、社区设施、交通工具等;②注重家庭环境的调整,包括家属在经济上有力支持、在心理上的关心安慰以及在护理上悉心照顾;③保障其接受教育的权利,大力促进就业,使其能过上有意义的生活;④完善无障碍设施,确保功能障碍者尽可能地和健全人一样参与社区活动。

【思考题】

1.ICF 的结构体系是怎样的?

2.残疾的三级预防的具体内容包括哪些?

# 第三章

# 康复对象

**内容提要：** 本章主要讲述康复的对象，重点研究残疾儿童和问题儿童两大类。具体包括听力障碍儿童、视力障碍儿童、智力障碍儿童、肢体残疾儿童、言语与语言障碍儿童、多重障碍儿童、病弱儿童、学习障碍儿童、孤独症谱系障碍儿童、注意缺陷多动障碍儿童、情绪与行为障碍儿童等。

特殊儿童康复的对象究竟包括哪些？大多数学者都对其进行了界定，即特殊儿童。特殊儿童是一个具有丰富内涵的术语，学术界学者持有不同的观点，大致归纳为以下两种解释，第一种是广义上的解释，即与普通儿童在各方面有显著差异的各类儿童都属于特殊儿童，通常有残疾儿童、超常儿童和问题儿童三大种类；第二种是狭义上的解释，就是指身心发展存在缺陷的儿童，也被称为"缺陷儿童""障碍儿童""残疾儿童"。本教材重点研究残疾儿童和问题儿童。

## 第一节　残疾儿童

残疾儿童是康复的主要对象之一，参照《残疾人残疾分类和分级》《中华人民共和国残疾人保护法》等不同标准，并没有完全统一的界定。我国特殊儿童分类大致包括：感官残疾儿童、智力残疾儿童、言语与语言残疾儿童、肢体残疾儿童、多重残疾儿童以及其他等，其中感官残疾儿童和智力残疾儿童在残疾儿童中占据了较大比例。

> 一、感官残疾儿童

通常，人具有不同的感觉器官，任何一个感觉器官出现问题，就会呈现各种各样的障碍。本书主要是指听力障碍儿童和视力障碍儿童。

（一）听力障碍儿童

听觉是人们接受外界刺激的渠道之一。如果儿童出现了听力障碍，尤其是学习语言之前致聋的儿童，会对他们造成一系列的困难。代表性的观点主要有以下几种，详见图 3-1 所示。

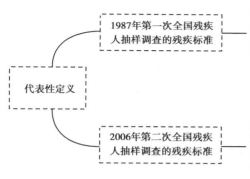

图 3-1 代表性定义

在过去,听力障碍儿童常被称为聋哑儿童,出现"十聋九哑"的说法。实际上,大部分听力障碍儿童是因为听力通道受损,缺失了获得语言经验的机会,导致他们缺乏口语的刺激而出现哑的状况,从另一个方面也证明了这些儿童的言语器官并没有出现问题。聋是因,即第一缺陷;哑是果,即第二缺陷。

根据听力损失的情况不一样,这类儿童主要分为聋童和重听儿童两类。聋童就是那些听力完全丧失的儿童;重听儿童是指听力受损,但是还存有部分残余听力的儿童。在进行听力诊断时,是以双耳中听力情况较好的一侧作为标准。假如某个儿童左侧听力正常,右侧听力为零,那么不能把该儿童界定为听力残疾儿童,而应归为正常儿童。具体详见表 3-1。

表 3-1 听力残疾标准对照表

| 听力损失程度<br>(dB,听力级) | 中国标准 | | WHO、ISO 标准 | | 伤残人奥运会<br>标准 |
|---|---|---|---|---|---|
| | 类别 | 分级 | 分级 | 程度 | |
| >110 | 聋 | 一级聋 | G | 全聋 | 可参加世界<br>聋人运动会 |
| 91-110 | | | F | 极度聋 | |
| 71-90 | | 二级聋 | E | 重度 | |
| 56-70 | 重听 | 一级重听 | D | 中重度 | |
| 41-55 | | 二级重听 | C | 中度 | |
| 26-40 | | | B | 轻度 | |
| 0-25 | | | A | 正常 | |

第二次全国残疾人抽样调查,重新对听觉障碍的程度重新给予界定,如表 3-2 所示。

表 3-2　听觉障碍程度

| 听力残疾级别 | 听觉系统结构功能损伤程度 | 较好耳平均听力损失 | 理解和交流方面受限程度 | 参与社会生活方面严重程度 |
|---|---|---|---|---|
| 一级 | 极重度损伤 | ≥91 dBHL | 极度受限 | 极严重障碍 |
| 二级 | 重度损伤 | 81~90 dBHL | 重度受限 | 严重障碍 |
| 三级 | 中重度损伤 | 61~80 dBHL | 中度受限 | 中度障碍 |
| 四级 | 中度损伤 | 41~60 dBHL | 轻度受限 | 轻度障碍 |

刘春玲、江琴娣根据听力损伤的部位,将其分为三类。具体如图 3-2 所示:

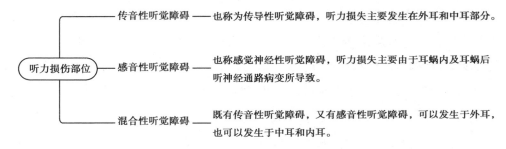

图 3-2　根据听力损伤部位分类

## (二)视力障碍儿童

人类大约 80% 的信息都来源于视觉,因此视觉是人们接受外界刺激的主要渠道之一。如果视力完全丧失或者视力受损严重,都会对社会生活、学习、工作等带来非常明显的影响。

视力障碍儿童,也称为视觉缺陷儿童或者视力残疾儿童,主要包括盲和低视力两类。有些人因为病变或者外伤,导致不能准确辨别物体的形状,称为视力损失;有的人能看清物体,但只能看到很小的范围,如果视野小到一定程度也属于视觉障碍。对于盲和低视力的辨别,医学上采用的诊断方法有视敏度检查和视野检查。我国使用《国际标准视力表》和《标准对数视力表》检查视敏度,使用时将视力表准确置于规定距离外,选择光照充足的地方或者自然光下,遮住一只眼睛,分别测试双眼的视敏度。如果人的眼睛能够辨别物体的细节越小,证明他的视敏度越高。进行视野检查时,将视野检查卡片放置于被检查人眼前33厘米处,让其遮住一只眼睛,另一只眼睛一动不动地注视卡片中心的黑点,如果眼睛不能看到卡片上的内环,就认定他的视野半径<5°;如果眼睛能够看到内环,但是看不到外环,就则认定他的视野半径<10°。

我国在参考WHO的标准后制定了一套国内的认定标准,基本上与WHO标准保持一致,详见表3-3。

表3-3 视力障碍分类标准

| 最佳矫正视力 | 中国标准(类别) | 中国标准(类别) | WHO标准(类别) | WHO标准(类别) |
|---|---|---|---|---|
| 无光感 | 盲 | 一级 | 盲 | 5 |
| 无光感<____<0.02;或视野半径<5° | 盲 | 一级 | 盲 | 4 |
| 0.02≤____<0.05;或视野半径<10° | 盲 | 二级 | 盲 | 3 |
| 0.05≤____<0.1 | 低视力 | 三级 | 低视力 | 2 |
| 0.1≤____<0.3 | 低视力 | 四级 | 低视力 | 1 |

> 二、智力障碍儿童

智力障碍儿童是智力水平明显低于普通儿童平均发展的水平,并伴有适应性行为缺陷的儿童。这类儿童的康复工作是整个康复体系中的重要组成部分。智力障碍儿童,在不同领域有不同的称呼,医学界多用精神发育迟滞的来称呼他们,而学术界多使用智力障碍、残疾、落后、智能不足或低下的等来称呼他们。到目前为止没有统一公认的定义,最具影响性的是下面几种定义,具体详见图3-3所示。

在特殊儿童中,智力障碍的发生率最高、绝对人数多,再加上障碍程度不一,所以智力障碍儿童的康复工作面临严峻的挑战。

智力障碍呈现出智能低下、发展滞后、心理年龄低于生理年龄等特征,它的鉴定主要包括智力功能的评估和适应性行为的评估。较为常见的智力障碍分类如下所示:

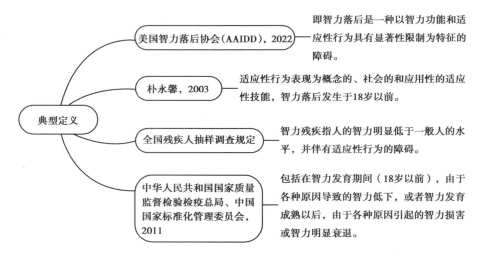

图 3-3　典型定义

1.按智力受损程度和适应性行为障碍程度进行分类

（1）世界卫生组织（WHO）的分类

1993 年出版的《国际疾病分类》（ICD-10）将智力障碍分为六类,详见表 3-4 所示。

表 3-4　WHO 对智力障碍的分类

| 等级 | 智商 | 智龄（对于成人而言） | 表现 |
| --- | --- | --- | --- |
| 轻度智力障碍 | 50~69 | 9 岁≤智龄<12 岁 | 入学后存在一些学习困难,许多成人能够参加工作,能够维持较好的社会关系并对社会有所贡献。 |
| 中度智力障碍 | 35~49 | 6 岁<智龄<9 岁 | 儿童期即表现出显著发展落后,大多数能够通过学习提高自我照顾的能力,并获得一定的沟通与职业技能。成人后生活与工作都需要不同程度的支持。 |
| 重度智力障碍 | 20~34 | 3 岁≤智龄<6 岁 | 需要持续不断的支持性服务。 |
| 极重度智力障碍 | <20 | 智龄<3 岁 | 在自我照顾、自制、沟通和移动方面存在严重障碍。 |
| 其他智力障碍 | 因伴有其他缺陷导致极为困难或根本不可能使用正常手段来进行评定。 | | |
| 非特异性的智力障碍 | 因资料不足,无法划入任何类别。 | | |

（2）我国的分类

2011 年第二次全国残疾人抽样调查规定的分级标准，见表3-5。

表 3-5　智力障碍的分级标准

| 级别 | 发展商（0~6 岁） | 智商（7 岁及以上） | 适应行为 | WHO-DAS Ⅱ分值（18 岁以上） |
|---|---|---|---|---|
| 一级 | ≤25 | <20 | 极重度 | ≥116 |
| 二级 | 26~39 | 20~34 | 重度 | 106~115 |
| 三级 | 40~54 | 35~49 | 中度 | 96~105 |
| 四级 | 55~45 | 50~69 | 轻度 | 52~95 |

2.按照支持程度分类

1992 年，美国智力与发展障碍学会，提出按个体所需要的支持程度进行分类，详见表3-6。

表 3-6　按支持程度分类

| 类别 | 支持程度 |
|---|---|
| 间歇的 | 支持服务是零星的，视需要而定，如失业或生病时。 |
| 有限的 | 支持服务是经常性的、短时间的，如短期的就业康复训练或从学校到就业的衔接支持。 |
| 广泛的 | 至少在某种环境中有持续性的、经常性的需要，并且没有时间上的限制，如需要在工作中或居家生活中得到长期的支持服务。 |
| 全面的 | 支持服务是持久的，并且需求度高，在各种环境中都需要提供，可能终身需要。 |

3.按照临床表现分类

根据临床表现，分为基本型、兴奋型、抑制型、严重个性障碍型和语言障碍型，详见表3-7 所示。

表 3-7　按照临床表现分类

| 类型 | 表现 |
|---|---|
| 基本型 | 由于神经过程灵活性差、惰性强,一般存在学习困难的现象。但注意力比较容易集中,也比较遵守纪律。 |
| 兴奋型 | 伴有活动能力障碍,易激动、冲动,容易与别人争执,常常好动,无礼貌;动作不协调,精细动作发展欠缺;注意力集中时间较短,缺乏兴趣。 |
| 抑制型 | 伴有活动能力障碍,一般表现为萎靡、孤僻、被动、执拗、易发脾气。学习上存在困难、常出错,当受到鼓励、表扬时错误较少。 |
| 严重个性障碍型 | 需要和动机系统方面存在严重病理变化,缺乏动机、愿望和意图,情感活动失常。常伴有明显的运动障碍,手足无力,生活不能自理。 |
| 语言障碍型 | 由于脑损伤造成听觉和言语发展方面存在异常,临床上表现出明显的语言障碍。 |

> ## 三、肢体残疾儿童

对于肢体残疾的定义及分级,我国在 2006 年已作了明确规定:肢体残疾,就是人体运动系统的结构异常、功能损伤所导致的躯体残缺或麻痹、畸形等,使人体不同程度地丧失运动功能,或者降低活动参与能力的一种障碍。主要包括以下几种情况:第一种情况,上肢或下肢因各种原因导致的畸形、缺损或功能障碍;第二种情况,脊柱因各种原因导致的畸形或者功能障碍;第三种情况,中枢神经、周围神经因各种原因造成的躯体功能障碍。根据此定义标准,肢体残疾主要分为四级,详见表 3-8。

肢体残疾儿童是指四肢残缺或四肢、躯干麻痹、畸形,致使运动系统功能不同程度丧失的儿童。这些儿童因为肢体缺损或者功能缺陷,从而导致肢体活动受限。比如下肢截肢者,他们的行走能力明显降低,进而影响个人日常生活和参与社会活动等,这时可以佩戴假肢、义肢,并配合功能训练,在一定程度上可以克服或减轻障碍带来的困难。

> ## 四、言语与语言障碍儿童

语言是一种工具,在人类交往过程中发挥着重要作用,与人们的生活、工作、学习密切相关。对于大部分儿童而言,如果成人能够给他们提供较好的语言学习环境,他们就能够获得语言的正常发展。相反,由于各种原因的影响,出现了言语与语言障碍的问题,这些障碍不但影响了他们的身心健康发展,也阻碍了这些儿童与社会进行沟通交流。

表 3-8 肢体残疾分级

| 级别 | 日常生活活动情况 | 具体分类及表现 |
|---|---|---|
| 一级 | 不能独立实现 | ①四肢瘫:四肢运动功能重度丧失;②截瘫:双下肢运动功能完全丧失;③偏瘫:一侧肢体运动功能完全丧失;④单全上肢和双小腿缺失;⑤单全下肢和双前臂缺失;⑥双上臂和单大腿(或单小腿)缺失;⑦双全上肢或双全下肢缺失;⑧四肢在不同部位缺失;⑨双上肢功能极重度障碍或三肢功能重度障碍。 |
| 二级 | 基本上不能独立实现 | ①偏瘫或截瘫,残肢保留少许功能(不能独立行走);②双上臂或双前臂缺失;③双大腿缺失;④单全上肢和单大腿缺失;⑤单全下肢和单上臂缺失;⑥三肢在不同部位缺失(一级中的情况除外);⑦二肢功能重度障碍或三肢功能重度障碍。 |
| 三级 | 能部分独立实现 | ①双小腿缺失;②单前臂及其以上缺失;③单大腿及其以上缺失;④双手拇指或双手拇指以外其他手指全缺失;⑤二肢在不同部位缺失(二级中的情况除外);⑥一肢功能重度障碍或二肢功能重度障碍。 |
| 四级 | 基本上能独立实现 | ①单小腿缺失;②双下肢不等长,差距≥5厘米;③脊柱强直;④脊柱畸形,驼背畸形>70度或侧凸>45度;⑤单手拇指以外其他四指全缺失;⑥单侧拇指全缺失;⑦大足跗跖关节以上缺失;⑧双足趾完全缺失或失去功能;⑨侏儒症(成年人身高不超过130厘米);⑩一肢功能中度障碍,两肢功能轻度障碍;⑪类似上述的其他肢体功能障碍。 |

言语与语言是两个相互联系又不对等的概念,所有的言语活动都把语言作为一种工具,而语言本身在不同环境下所指也不完全一样。综合不同学者的观点,语言是一种符号系统,比如汉语、德语等,更注重全民性和共同性;而言语则是某一个体在特定环境中对某一语言系统的具体应用,具有更明显的个体特征和个性风格。相对而言,言语与语言障碍的概念也呈现多样化的趋势,一般有言语障碍、言语残疾、言语缺陷、语言障碍、语言残疾、语言缺陷等不同称呼。美国言语语言听力协会的分类常用言语障碍和语言障碍,我国的残疾分类中常采用言语残疾,言语残疾的概念相对来说涵盖

比较宽泛,包括了传统分类中的言语障碍和语言障碍。

语言障碍又被称为语言残疾、语言缺陷等,因为语言本身具有复杂性、语言运用者的障碍具有多样性,目前对于语言障碍还没有完全统一的认识。学界比较有代表性的是朴永馨在特殊教育辞典中所作的定义,语言障碍专指语言符号的理解或运用发生障碍;语言残疾即由各种原因导致难与他人进行正常语言交往活动的言语或语言障碍,可分为言语异常和语言缺陷两大类。另一具有代表性的就是1987年全国残疾人抽样调查残疾标准规定:语言障碍是指由于各种原因导致不能说话或说话困难,从而很难与正常人进行语言交往活动的一种障碍。

言语障碍又被称为"言语异常""言语缺陷"等,包括发声、构音以及语流方面的异常。如果某人出现了下列情况之一,通常被认为具有言语障碍:①音量太小不易听到;②不易理解;③听起来或看上去使人不愉快;④某些语音成分发不准;⑤说话费力;⑥韵律不合常规;⑦词汇、语法等方面有缺陷;⑧言语特点背离了说话人的年龄、性别等。言语残疾一般分为四个等级,详见表3-9。

表 3-9 言语残疾等级

| 等级 | 表现 |
| --- | --- |
| 一级 | 无任何言语功能或语音清晰度≤10%,言语表达能力未达到一级测验水平,不能进行任何言语交流。 |
| 二级 | 具有一定的发声及言语能力,语音清晰度在11%~25%,言语表达能力未达到二级测验水平。 |
| 三级 | 可以进行部分言语交流,语音清晰度在26%~45%,言语表达能力未达到三级测验水平。 |
| 四级 | 能进行简单会话,使用较长句或长篇表达困难,语音清晰度在46%~65%,言语表达能力未达到四级测验水平。 |

> 五、多重障碍儿童

多重障碍儿童出现的时间较早,但术语却出现得相对较晚,而且学者对此的解释也大多不一致。综合不同观点,多重障碍儿童一般是指同时具有两种障碍或两种以上障碍的儿童。

美国是最早使用这一术语的国家,自1977年提出之后,就正式给予了定义;我国台湾地区第一次使用多重障碍这一术语是在 1984 年,但是到 1992 年才对多重障碍进行了一定的解释;《特殊教育辞典》中对其解释为:在生理、心理或感官上同时存在两种或两种以上障碍的情况就称为多重障碍,比如听力障碍兼智力障碍、肢体障碍兼言语语言障碍等。但是要注意区分,不能把某一典型的障碍儿童与多重障碍儿童相混淆。台湾地区学者对其解释值得大家参考,认为多重障碍不是由于一种原因为主导因素所致的,而是指具有两种或两种以上障碍,这些障碍不是同一原因造成的,又不具连带关系,从而对个体造成影响的一种异常现象。多重障碍的分级标准,按照最重类别残疾分级标准进行。

> ### 六、病弱儿童

病弱儿童,又称为身体孱弱儿童或者虚弱儿童,是指具有慢性疾病或体质虚弱的儿童,主要包括慢性疾病、急性病初愈、严重贫血、营养不良、发育落后、体质差、缺乏活力而影响正常的学习,需要特别的医疗保护、治疗和特殊教育的儿童。病弱儿童通常分为三类:第一类是严重慢性病;第二类是严重营养不良;第三类是癫痫儿童。病弱、虚弱这两个术语只是用于社会教育方面,并不是真正的医学上的定义。病弱儿童的健康问题都会对他们的教育产生不利的影响。

## 第二节　问题儿童

问题儿童一般主要是某些具有严重的情绪障碍或行为障碍的儿童,他们的康复问题是特殊教育领域的一个重要方面。

> ### 一、学习障碍儿童

学习障碍是一个世界性的问题,在每一个国家都普遍存在,是涉及生理与病理学、心理学、教育学等诸多学科的一个领域。正因如此,学术界出现了很多相近术语,如特殊学习障碍、学习困难、学业不良、学习不能等。1963 年它作为一个独立的概念由美国特殊教育专家 S.A.柯克(S.A.Kilk)提出,自此他被誉为"学习障碍之父"。

对于学习障碍的定义,有以下比较有代表性的定义,具体详见表 3-10 所示。

学习障碍儿童,又称为学习不能或学习缺陷儿童,具体表现在听、说、读、写、拼字、推理和数学计算能力方面存在缺陷,分为发展性学习障碍和学业性学习障碍两类。学习障碍儿童是一个异质的群体,除了学业不良外,他们在情绪行为、社会适应等方面都有独特的表现。

表 3-10 学习障碍定义

| 代表 | 定义 |
| --- | --- |
| IDEA<br>(美国残疾人教育法) | 指在涉及理解或使用语言、说话或写作的基本心理过程中存在一种或多种障碍,表现为听、说、读、拼写,或数学运算能力的受损,包括知觉障碍、脑损伤、轻微脑功能障碍、阅读障碍和发展性失语症。不包括因视觉、听觉,或运动障碍以及智力障碍、情绪障碍或环境、文化、经济不利等因素所造成的学业问题。 |
| DSM-5<br>(美国精神疾病诊断与统计状手册第5版) | 学龄阶段在阅读、书写、计算或数学推理技能上持续出现困难,其症状可能包括阅读不准确、速度慢、费力,书写表达不佳,对数字内容记忆差,数学推理不准确。当前的学业技能远低于其文化和语言要求的阅读、书写或数学的平均水平,个体的困难不是源于发育、神经、感官(视或听),或运动障碍,并对学业成就、职业能力或日常生活产生显著影响。 |
| NJCLD<br>(全美学习障碍联合委员会) | 是指听、说、读、写、推理、数学运算及社会技能等方面表现出明显困难的异质性群体。学习障碍源于个体内部,可能由中枢神经系统功能失调所致,它可能发生在人生的各个阶段。 |
| ICD-10<br>(国际疾病分类第10版) | 从发育的早期阶段起,儿童获得学习技能的正常方式受到损害。这种损害并非因为缺乏学习动机、智力障碍,也不是后天的脑外伤或疾病所致。这种障碍源于认知过程的异常,由一组障碍所构成,表现在阅读、拼写、计算或运动功能等方面有特殊和明显的损伤。 |
| 中国相关专业领域 | 通常以学业成绩低下为主要表现,也称为差生或低成就学生。有代表性的定义是:有适当学习机会的学龄期儿童,由于环境、心理、素质等方面的问题,致使学习技能的获得或发展中存在障碍,表现为经常性的学业不良。这类儿童没有智力障碍,智商>70。 |

## ＞ 二、孤独症谱系障碍儿童

孤独症被发现和命名到现在已有七十多年了,诸多研究者都进行了相关探索与研究,加深了大众对孤独症的了解。对于它的概念目前还不统一,每个学者都有自己的侧重点。美国精神病医生坎纳于1943年首次报告了这一群体,这些儿童与社会隔绝、行为僵化、存在交流障碍,坎纳把他们命名为婴幼儿孤独症。朴永馨于2006也对其进行了界定,是一种发生于3岁前儿童的较严重的发育障碍。核心障碍为社交困难、言语发育迟缓、刻板或仪式性行为。2006年美国对孤独症谱系障碍的官方定义为:是一种发展性障碍,一般在3岁前出现症状。它深刻影响着儿童的交流与社会沟通等方面。我国CCMD-3中对其进行的定义是:儿童孤独症,也称为自闭症,是广泛性发育障碍的一种亚型,一般起病于婴幼儿时期,男孩多于女孩,比例为4∶1~5∶1,核心特征为人际交往障碍、兴趣狭窄和行为刻板。目前,其病因尚不明确,但研究者更多倾向于遗传因素及胎儿宫内环境因素。

由于孤独症的概念不断变化更新,它的分类也不断的在进行调整。《美国精神障碍诊断与统计手册》(第四版),把它归属于广泛性发展障碍。具体分为婴幼儿孤独症、瑞特综合征、儿童期分裂障碍、阿斯伯格综合征、待分类的广泛性发展障碍等。"典型的孤独症"儿童,3岁前出现社会交往障碍、刻板的行为模式、语言交流的质的损伤,行为上出现缺失或行为过渡等。阿斯伯格综合征是整个征候群中程度比较轻的,一般没有明显的语言迟缓,而且大多数儿童的智力正常或者超常,主要障碍在于社会互动方面。瑞特综合征是一种特殊的神经疾患,主要出现在女孩中,在5~30个月的时候脑部发育开始减慢,刻板运动逐渐明显,语言和认知方面的障碍逐渐形成。儿童期分裂障碍一般2岁后发生,个别也会发生于10岁以后,干预训练后一般不会产生显著进步。不确定的广泛性发展障碍,又称为非典型的孤独症,症状与孤独症相似,但一般比较轻微,而且并不是所有必要特征都存在。

《美国精神障碍诊断与统计手册》(第五版),从分类上把孤独症归属于精神发育障碍领域,并单独列为孤独症谱系障碍。瑞特和阿斯伯格综合征被划出,不再作为诊断项目。诊断标准也变成2个,即社会交往障碍和刻板行为,言语障碍不再作为判定依据。同时,诊断的时候需要具体列出是否与其他残疾相关联等。

我国CCMD-3孤独症诊断标准如表3-11所示。

孤独症谱系障碍儿童是特殊儿童中增长最快的一类,也是在教育康复方面最具挑战性的一类,至今有些内容都没有定论,需要研究者不断深入了解这类儿童,进行深入的研究,从而找到适合而有效的方法。

表 3-11　我国 CCMD-3 孤独症诊断标准

| 症状标准 | 严重标准 | 病程标准 | 排除标准 |
|---|---|---|---|
| 在下列 1、2、3 项中,至少有 7 条,且 1 项中至少有 2 条,2、3 项中至少各有 1 条:<br>1.人际交往存在质的损害,至少 2 条:<br>(1)对集体游戏缺乏兴趣,孤独,不能对集体的欢乐产生共鸣;<br>(2)缺乏与他人进行交往的技巧,不能以适合其智龄的方式与同龄人建立伙伴关系,如仅以拉人、推人、搂抱作为与同伴的交往方式;<br>(3)自娱自乐,与周围环境缺少交往,缺乏相应的观察和应有的情感反应(包括对父母的存在与否亦无相应反应);<br>(4)不会恰当地运用眼对眼的注视,以及用面部表情、手势、姿势与他人交流;<br>(5)不会做扮演性游戏和模仿社会的游戏(如不会玩过家家等);<br>(6)当身体不适或不愉快时,不会寻求同情和安慰;对别人的身体不适或不愉快也不会表示关心和安慰。<br>2.言语交流存在质的损害,主要为语言运用功能的损害:<br>(1)口语发育延迟或不会使用语言表达,也不会用手势、模仿等与他人沟通;<br>(2)语言理解能力明显受损,常听不懂指令,不会表达自己的需要和痛苦,很少提问,对别人的话也缺乏反应;<br>(3)学习语言有困难,但常有无意义的模仿言语或反响式言语,应用代词混乱;<br>(4)经常重复使用与环境无关的言辞或不时发出怪声;<br>(5)有言语能力的患儿,不能主动与人交谈、维持交谈,应对简单;<br>(6)言语的声调、重音、速度、节奏等方面异常,如说话缺乏抑扬顿挫,言语刻板。<br>3.兴趣狭窄和活动刻板、重复,坚持环境和生活方式不变:<br>(1)兴趣局限,常专注于某种或多种模式,如旋转的电扇、固定的乐曲、广告词、天气预报等;<br>(2)活动过度,来回踱步、奔跑、转圈等;<br>(3)拒绝改变刻板重复的动作和姿势,否则会出现明显的烦躁和不安;<br>(4)过分依恋某些气味、物品或玩具的一部分,如特殊的气味、一张纸片、光滑的衣料、汽车玩具的轮子等,并从中得到极大的满足;<br>(5)强迫性地固着于特殊而无用的常规或仪式性动作或活动。 | 社会交往功能受损 | 通常起病于 3 岁以内 | 排除 Asperger 综合征、Heller 综合征、Rett 综合征、特定感受性语言障碍、儿童分裂症。 |

> ### 三、注意缺陷多动障碍儿童

注意缺陷多动障碍(简称 ADHD),涵盖注意力缺失症和过度活跃症,主要见于学龄期。何侃将这种障碍分为注意力缺陷型、多动/冲动型和复合型三种,他们的核心症状是注意力不足、多动、冲动,进而影响学习、适应等。如果这些儿童没有得到适当的治疗和帮助,会造成多方面的问题,对教师、家长、社会工作者带来很大的挑战,因此,注意缺陷多动障碍儿童的康复逐渐进入专业康复人员的视野。

关于注意缺陷多动障碍经历了一系列的演变,人们普遍认为是 George Still 最先对其症状进行了描述,George Still 在《柳叶刀》外科医学杂志上中谈到,他在临床实践过程中,将那些表现出注意力缺陷和活动过度的称为"道德控制缺陷"。发展到 20 世纪60 年代,人们注意到活动过度是多动症的主要行为表现。在 60 年代末,《精神疾病诊断与统计手册》第二版中,将多动症描述为"……特别在幼儿期,多动症会呈现过动、不安、注意涣散和注意广度窄化;在青少年这个阶段,这些行为特征渐渐减少"。在 70 年代,注意缺陷障碍(ADD)出现在了 DSM-Ⅲ 中。在 DSM-Ⅲ 修订版中,正式更名为"注意缺陷多动障碍"。1994 年 DSM-Ⅳ 和 2000 年 DSM-Ⅳ-TR 中,指出注意缺陷多动障碍的主要症状是与实际年龄不相符的注意缺陷、冲动和多动。

在 DSM-5 中,对注意缺陷多动障碍做了比较详细的阐述,详见表 3-12。

表 3-12 DSM-5 有关 ADHD 诊断标准

| 项目 | 要求 |
|---|---|
| A | 一种持续的注意缺陷和/或多动-冲动状态,影响功能或发育,具有以下 1 和/或 2 特征:必需≥下列症状中的 6 条,持续时间>6 个月,症状与发育水平不相称并对社会和学业/职业活动带来直接的不良影响。这些症状不只是对立行为、违抗、敌意、或不理解任务和指令。对于青年和成人(≥17 岁)至少应有 5 条症状。<br><br>**1.注意缺陷症状**<br>(1)经常不能注意细节或经常在学校、在工作或在其他活动中犯粗心的错误(如,忽视或漏掉细节,工作不精确)。<br>(2)在完成任务或活动中,经常维持注意困难(如,在演讲、谈话或长篇阅读)。<br>(3)当和别人直接交谈时,经常似乎没有倾听(如,即使环境并没有明显干扰也经常走神)。<br>(4)经常不能遵守指令,并且不能完成功课、家务或工作(如,刚开始工作很快就分心并且容易转移目标)。 |

续表

| 项目 | 要求 |
|------|------|
| A | (5)组织任务和活动经常有困难(如,维持任务顺序困难:乱放物品、材料;工作组织混乱:时间管理无序;不能按时完成任务。 <br><br> (6)经常回避不喜欢或者勉强从事需要维持脑力的活动(如,学校活动或家务;对于青年或成人来说:准备报告、完成表格、阅读长篇文章)。 <br><br> (7)经常丢失完成任务或活动必需的物品(如,学习材料、铅笔、书本、工具、钱包、钥匙、书面作业、眼镜、手机)。 <br><br> (8)无关刺激经常容易引起分心(对于青年和成人可以包括无关想法)。 <br><br> (9)经常忘记日常活动(如,家务、跑腿;对青年和成人包括回电话、付账单、赴约会)。 <br><br> **2.多动/冲动症状** <br><br> (1)经常扭动不安、坐卧不宁。 <br><br> (2)常在需要安坐的场合难以控制(例如,在教室、办公室或其他工作环境或需要坚守的环境经常擅离职守)。 <br><br> (3)在不适宜的场所经常奔跑和攀爬(注,青年或成人可限于不安感)。 <br><br> (4)经常不能安静地玩耍或从事休闲活动。 <br><br> (5)经常不停地"活动",似"有发动机驱动"(如,在餐馆、会议场所,时间稍有延长就坐立不安,不能与大家同步)。 <br><br> (6)经常说话过多。 <br><br> (7)经常他人问题还未说完,就急着回答(如,接话茬、插话)。 <br><br> (8)经常不能等候(如,排队)。 <br><br> (9)经常打断或干扰别人(如,粗暴插手于谈话、游戏或其他活动;未经许可随便使用他人物品;对于青年和成人包括干扰或插手别人正在做的事)。 |
| B | 症状出现在12岁之前。 |
| C | 症状出现在两个以上的环境。 |
| D | 症状明显地影响了社会、学业和职业功能。 |
| E | 症状不是由精神分裂症或其他精神病性障碍引起,也不能由其他精神障碍来解释(心境障碍、焦虑障碍、分离性障碍、人格障碍、物质依赖或戒断)。 |
| ADHD 分型 | 注意不集中为主型:满足注意不集中的标准,而不满足;冲动/多动者:多动-冲动为主型,满足冲动/多动标准,而不满足注意不集中者;混合型:同时满足注意不集中和冲动/多动标准。 |

> ### 四、情绪与行为障碍儿童

界定情绪与行为是否正常是一项艰难的工作,学术界到目前为止还没有统一的界定,这一种类型的障碍在特殊教育领域中争议颇多。情绪与行为障碍,也称情绪或行为障碍、情绪障碍或行为障碍,可能还伴有智力障碍、学习障碍等其他障碍。

关于情绪与行为障碍的概念,主要有以下比较有代表性的定义,详见表 3-13 所示。

表 3-13　情绪与行为障碍定义

| 代表 | | 定义 |
|---|---|---|
| 中国 | | 指行为表现与一般学生应有的行为明显偏离,具有以下一种或多种影响教育的、明显而持续的行为特点的学生:<br>(1)学习能力不足,但不能用智力、感觉和身体的原因加以解释;<br>(2)不能与同龄人和教师建立或保持良好的关系;<br>(3)对正常环境缺乏适当的情绪和行为反应;<br>(4)弥漫性不愉快心境或抑郁;<br>(5)容易出现与个人学习困难有关的生理症状或恐惧反应。 |
| 美国 | IDEA<br>(美国残疾人教育法) | 情绪障碍是指在很长一段时间内明显表现出下述一种或多种特征,并对儿童的学习产生不利影响:<br>(1)无法用智力、感觉或健康因素来解释的学习能力失调;<br>(2)不能与同伴和教师建立或保持良好的人际关系;<br>(3)在正常情境下表现出不当的情绪或行为;<br>(4)经常表现出苦闷、沮丧的情绪;<br>(5)有衍生出与个人或学校问题有关的生理病症或恐怖反应的倾向。该定义包括精神分裂,但不包括社会适应不良儿童,除非已经确诊他们有某种情绪上的困扰。 |
| | NMHSEC<br>(美国心理健康与特殊教育联合会) | 指在学校的情绪或行为表现与其年龄、文化或种族的规范不符,对教育成就产生不利影响。教育成就包括学业、社会、职业及人际技能。这种障碍表现为:<br>(1)对环境中的压力事件产生更持久的反应;<br>(2)在两种不同情境中有相同的行为问题,其中至少一个情境与学校有关;<br>(3)仅采用一般的教育干预难以奏效。情绪与行为障碍常与其他障碍共存,包括儿童或青少年精神分裂症、情感性精神障碍、焦虑症或其他对教育成就产生不利影响的持续行为紊乱。 |

鉴于上面所述,没有统一的界定标准,通常参考以下方面:第一,情绪或行为表现与同龄人差别明显;第二,除了在学校中出现适应问题,至少在其他任何一个情境中出现适应问题;第三,在学业、人际、生活适应方面出现了明显困难,并且经过评估教育后没有明显改善。对于这类儿童的鉴别一般包括儿童个人信息的收集、筛查测验、心理与教育测验(智力测验、个性测验、其他相关测验)、行为的直接观察和测量、排除其他可能因素等步骤。

由于情绪与行为障碍的复杂性,分类也存在不同的标准,详见表 3-14 所示。

表 3-14　情绪与行为障碍分类

| 代表 | | 分类 |
|---|---|---|
| 世界卫生组织国际疾病分类（ICD-10） | | 多动性障碍、品行障碍、品行与情绪混合障碍、特发于童年的情绪障碍、特发于童年与少年期的社会功能障碍、抽动障碍、其他行为与情绪障碍 |
| 《中国精神障碍分类与诊断标准》第 3 版（CCMD-3） | | 儿童情绪障碍、多动综合征、品行障碍、特殊功能发育障碍、其他行为障碍 |
| 行为分类法 | 奎伊（Quay）的分类 | 行为失调型、焦虑退缩型、社会性攻击型、不成熟型 |
| | 谢夫（Schiff）和米尔迈（Millman）的分类 | 不成熟行为、缺乏安全感行为、不良习惯、与伙伴有关的问题、反社会行为、其他问题 |
| | 史密斯（Smith）的分类 | 外化行为、内化行为、低发生率障碍（精神分裂症） |

【思考题】

1.康复的对象包括哪些?

2.如何区分不同种类的特殊儿童?

第二篇

# 康复评估

# 第四章
# 听觉障碍儿童的评估

**内容提要**:本章主要讲述听觉障碍评估的目的、评估工具和方法、新生儿听力筛检的方法、听觉障碍的诊断方法、听觉障碍儿童评估流程。

## 第一节 评估目的

国外研究表明,在重症监护病房抢救的新生儿,听力障碍的发生率可达 2%~4%,其中有 10% 为新生儿缺氧缺血性脑损伤引起的。新生儿缺氧缺血性脑损伤的病损部位主要位于大脑和小脑皮质神经元、基底神经节丘脑、失状旁区皮质以及脑室周围白质。由此可见,新生儿缺氧缺血性脑损伤引起的听力障碍主要是中枢性的,而且位置可能偏高。因此,早期发现新生儿缺氧缺血性脑损伤所引起的听力损失、早期进行听力矫正、声刺激干预,不但对减少听力残疾发病率起着重要作用,而且声刺激还可促进患儿的脑发育。通过听力筛选,早期发现、早期诊断、早期干预,以达到早期听力语言康复。此外,对听力筛选出来的听力障碍儿童作进一步听力损失的程度和性质的诊断,可以为听力障碍婴幼儿选配合适的助听器。

## 第二节 评估工具与方法

### 一、评估工具

听觉障碍学生的鉴定工作主要在医疗单位,常使用的工具有听力检查器,例如,纯音听力检查仪、听阻听力检查仪及脑干听力检查仪等。教育单位的主要工作则在为听觉障碍学生评估其在学习上可能遇到的问题,即发现可以提供的教育服务。

(一)智力测验

由于听力障碍者常受到听力不良的影响,而导致语言发展受到限制,因此在评估中其智力时常以操作性和非语言的形式进行。例如,韦氏智力量表中的操作测验部分,瑞文氏彩色图形推理测验(CPM)、托尼非语言智力测验、综合性非语文智力测验等。

（二）语言表达测验

对听障儿童的构音及说话问题进行诊断,以便予以语言复健训练。例如:皮博迪图片词汇测验、语言发展测验、学前障碍儿童语言障碍评估表。

（三）听力检查

听觉障碍学生的鉴定工作主要在医疗单位,常使用的工具有听力检查器,例如,脑干诱发电位(ABR)、耳声发射(OAE)、声阻抗、内耳CT、纯音听力检查仪等。

（四）其他评量策略

例如,检视作业、作品、访问重要他人等。借由非正式的评估,可发现疑似的障碍个案及个别学习需求。

> 二、评估方法

（一）新生儿两阶段筛检

医生最常负责婴幼儿筛检和评估的任务。虽然筛检和评估使用相同的程序,在医院和临床情境上的护士也可能担任这项任务。但本质上,婴幼儿的筛检程序是生理的,且包括某些形式的"耳声传射检查"(otoacoustic emissions,OAEs),测量耳蜗的状况或"脑干诱发反射检查"(auditory brainstern response,ABR)。

幼儿听力联合委员会(Joint Committee on Infant Hearing,JCIH)曾提出所谓的两阶段筛检:先运用客观的"耳声传射检查"筛检幼儿,若失败,再进行"脑干诱发反射检查"。为了全国性筛检新生儿,将听力损失界定为永久性双侧或单侧,平均30~40分贝或500~4000赫兹频率外的感音性或传音性听力损失。

（二）听觉障碍的诊断方法

1.纯音听力检查

纯音听力检查的原理是以单一频率为刺激音,所测得的受试者所能听到的最小音量结果,并以听力图呈现所测试的纯音,以作为语言辨识最重要的频率范围。在检查时,应该在加强隔音效果的听力室进行。为测得两耳听力,受测者需戴上耳机(气导测试),并用振动器进行骨导测试(置于乳突上方),同时根据其年龄与认知发展使用不同的测试方法(如0~6个月的行为观察法,6~24个月的视觉增强法、24个月以上的游戏法)。这种检查可以提供听力损失类型(感音神经性、传导性和混合性)、严重程度(轻度、中度、重度),以及听力图的形态(平坦型、陡降型、上升型等)。

2.行为观察听力检查

当纯音听力阈限因年龄、发展水平或其他儿童变项无法达成时,可通过听力测验程序获得听力敏锐度的设计。基本上,选择最适当的行为取向会受到儿童发展年龄的限制,但其他因素(如生理或感官障碍)也应予以考量。行为观察听力测验(BOA)最典型用于五六个月大的婴儿,该测验是最少认知要求听力取向,它依靠婴幼儿对于结构脉络内所呈现的各种密度和频率声音的自然发生的反应进行测量,例如说话、音乐或医生的声音。行为反应包括回应性的反应(如惊吓的反应或大哭)、警觉和激励行为(如呼吸或活动水准、睁眼、眨眼的增强或降低),以及局部化的反应(如定位、看、指向或朝向声源)。BOA 成效的关键在于确认回应声音行为的一致性。

这种程序主要缺点在于当两耳同时测试时,至少有一耳的听力算是无法判定的。不管如何,行为测试最具决定性的范围,是听力学家在有关听力成熟的顺序上每个发展阶段,正常听力反应特征的品质及范围的专业知识。儿童对于每一个测定的音或声响刺激的最小反应水准形成听力图,这种听力图仅代表儿童最优耳对于声音整个明显的反应。

运用操作增强原理来发展可靠的听觉输入反应的技术,包括视觉增强听力检查(VRA)、具体增强操作性制约听力测验(TROCA),以及制约游戏听力测验(CPA)。VRA 对于 6~24 个月的幼儿最为有效,儿童转向声源的自然倾向会受到视觉增强的强化,这些视觉增强包括闪光和机械性玩具或电脑产生影片的活化。通过说话者导入声音,一旦儿童被制约转向说话者,声音就开始逐渐降低来侦测儿童的 VRA 阈限。TROCA 则要求儿童在出现听觉刺激时压钮或控制杆,以求收到实物或小装饰物,其程序可以在声音领域或耳机下使用,是一种有效替代性行为听觉测验取向,可供视觉障碍儿童使用。

18 个月的婴儿可以通过 CPA 来回应在声音领域或耳机下所产生的纯音听觉讯息。在 CPA 中,发展适当的游戏任务,例如插洞板,将积木或其他小玩具放入容器中,这样一来即可用来制约儿童回应所察觉的讯号。CPA 的主要优点是能获得耳朵特定的、真正的听觉阈限。

3.生理测量

当幼儿无法可靠地回应行为观察听觉技术时,就可以使用客观的生理测量(如耳声发射检查和脑干诱发反射检查)。这些测量不必幼儿合作,只要不乱动或睡觉即可。

耳声传射检查(OAE)的原理是检测由内蜗所产生的,经由听小骨、骨膜向外传出,再借由精细的麦克风,可由外耳道记录到的微小声音,它可以反映内耳外侧毛细胞的功能状况。外侧毛细胞对于噪声、耳毒药物或缺氧状况相当敏感,可以借由耳声传射观察或追踪耳蜗或外侧毛细胞的生理及病理状态。

表 4-1 幼儿听力检查方法

| 听力检查方法 | 内涵 |
| --- | --- |
| 耳声传射(OAE) | 正常听力阈值在三十到四十分贝,可产生耳声传射。反之有轻度听障,耳声传射消失。特点是客观、迅速、不具侵犯性,适用于大量的婴幼儿听力筛检。 |
| 听阻听力检查 | 婴幼儿需在六个月以上才能做。实施时令其不要乱动,只将耳塞置入耳道加压,数分钟即可完成。一般在纯音听力阈值加上七十分贝,即有镫骨肌反射。若有反射存在,表示听力尚可;若消失,表示听力可能不好。若最高音量可调至一百一十分贝,反射仍未出现,其纯音听力阈值推估已达五十分贝以上。 |
| 脑干诱发反射检查(ABR) | 主要是测试听神经传导路径是否正常,是目前最主要的客观听力检查。一般可从六十分贝开始测试,若有第五波的反应,则往下至三十分贝,若仍可见第五波的反应,则认为听力应该正常。若六十分贝并无第五波反应时,则其纯音听力阈值约在四十至五十分贝。ABR 仍需和其他临床资料做整体评估,以免出现假阳性的可能。 |

4.语音听力检查

语音听力检查在于测量认知和对语音的敏感度,可以获得"语音辨识率阈值""语音觉察阈值"或"语音知觉阈值",是指正常率达 50% 的最小刺激量。代替纯音,听力师可通过头戴式二级或扩音机导入语音。"语音觉察值"可用来测量幼儿与无法模仿单字的儿童。依据儿童的年龄,听力师可发出再见、摸你的鼻子、妈妈在哪里或其他符合年龄的指令。语音知觉阈值(SRT)对于许多二至三岁幼儿可在声音领域情境上,以及三至四岁儿童可在耳机下建立。

# 第三节　评估流程

> 一、转介

转介个案的决定乃是决定有关于其他学校人员寻找额外支持的需求,虽然任何人都可以转介个案(如父母、学生本人或他人),不过教师和家长通常是主要的转介者。根据教师、教师或其他有关人员的观察结果,将被怀疑有听觉障碍的儿童送往专门医院门诊或者诊断机构,请求获得进一步的鉴定和诊断。

> ## 二、筛选

筛选是由专科医生或专门的诊断人员进行的。在筛查阶段不能正式确认听觉障碍,筛选的结论只能是这个个案没有听觉障碍或有可能为听觉障碍。在正式判断前还需要做进一步的评估。

筛选的工作有三方面:

(1)检查被转介儿童的出生史、成长发育史、病史等。

(2)对怀疑是或者已经是听觉障碍的儿童做筛查。

(3)听力检查。听觉检查主要包括耳声发射检查、脑干诱发电位检查、内耳 CT、声阻抗、纯音测听等检查方法。

美国国家卫生院(National Institutes of Health,NIH)曾提出下列婴幼儿听力筛检的重要准则:

- 所有加护病房中的幼儿均需接受听力筛检。
- 正常出生的婴幼儿要在 3 个月大之前接受听力筛检。
- 筛检工具宜用诱发耳声传射;若有问题,再以听性脑干反应评估。
- 需有完善的幼儿听障治疗计划,并与听力筛检计划相结合。
- 婴幼儿听力筛检不可取代其他筛检计划(例如,学龄前的听力检查)。
- 教给父母及第一线的基层医疗人员早期怀疑幼儿有听障的方法。
- 所有听障幼儿宜在 3 个月大前诊断,并准备于 6 个月大时开始治疗及复建计划。

> ## 三、临床评估

专科医师将疑似个案进一步转介到耳鼻喉门诊(或联合门诊),由专家对儿童进行诊断性测验。这种评估应该包括听神经检查、脑干听觉反应检查、耳声波检查、行为听力评估等。通过综合评定,以确定该个案是否有听觉障碍,以及障碍类别和等级。

> ## 四、专业团队评估

专业团队由心理师、语言治疗师、社工师、职能治疗师、物理治疗师等人员组成。诊断出儿童具有听觉障碍后,特殊教育工作者和治疗师还应进一步使用儿童身心发展量表来评估儿童身心各方面的实际情况,以便提供一个合适有效的个别化教学方案。

> ## 五、制订教育和训练方案

由教师、学校领导、家长、心理学专家、社会工作者和其他有关人员参加的决策会议确认评估的准确性、公正性,解释和分析评估的结果,评估儿童的特殊需要,做出教育安置决定,并制订出具体的教育和训练方案。

【思考题】

　　1.听力障碍的诊断方法有哪些? 试简述之。

　　2.听觉障碍儿童的评估流程是怎样的? 有哪些评估内容?

# 第五章
# 视觉障碍儿童的评估

**内容提要：**评估对于视觉障碍学生的学习与教学适应都提供了决定性的参考咨询。本章主要讲述视觉障碍评估的目的、视觉障碍的评估工具和方法、视觉障碍儿童的评估流程。

## 第一节　评估目的

人类的学习百分之八十依赖视觉，且并非一出生就具备 1.0 的视力。而是随着外界的刺激才慢慢发育出各种视觉机能。出生后到三岁期间是视力发育最重要的阶段。一岁幼儿的视力约有 0.2，两岁起逐渐进步，三岁时视力约可达 0.6，大致在四岁前后，视力才会达到 1.0。三到六岁期间其视力逐渐发展到成人阶段，到了十岁左右，视力则发育成熟。

视力在统合其他感觉形式的知觉上扮演着重要的角色。低视力、慢性视力波动和全盲对于儿童发展的形式、品质和比率会有广泛性的影响，会严重阻碍到自主、沟通和社会互动的发展。当孩子很小或刚刚受外伤时，医学检查可以帮助发现严重的视觉损伤。诊断后通常要寻求医学方法来矫正视力以达到正常的视觉功能。可见，对损伤的视力进行医学检查和评估具有重要意义。

除医学检查外，决定学生是否能够从其他视觉或非视觉的低视力服务获益的临床低视力评估也是必要的。通过低视力检查，可以了解该学生愿意参与何种工作、学习或休闲活动。如果低视力辅具无法协助学生阅读、书写或产生有距离的视力，那么有关听觉或触觉的个别化教育方案就会被提出来。例如，预备的点子法或聆听技巧训练。

每位儿童运用视觉的能力都是独特的，而且可以通过特定的教育计划来增进其运用本身视觉的能力。在为视觉障碍学生拟订一份教育计划时，评定学生目前的功能性视觉是必要的。功能性评估有利于全面真实地发展和挖掘视觉障碍儿童视觉能力表现水平；有利于帮助视觉障碍儿童的教师、同学和家长树立积极正确的障碍观；有利于为视觉障碍儿童创造适宜的教学环境,设计有效的教学策略;有利于确立视觉障碍儿童相关干预方案目标并评定其有效性。

评估对于视觉障碍学生的学习与教学适应都提供了决定性的参考咨询。很多视觉障碍学生与其他学生有相同的教育目标,而且常能成功地融合在普通班级中。为视觉障碍儿童制订教育计划时,也需考虑其他评量。不过,教育评估需要调整,才能客观真实地显现出学生学业功能性方面的面貌。

## 第二节 评估工具与方法

> 一、评估工具

(一)医学检查工具

视觉检查表,通常在学校或医院都有提供视觉敏锐度的检测。国内常见的测试和描述的视力间表是 E 型或 C 型。使用时,需将视力检查表放置于眼睛正前方 5 米( E 字表)的位置,左右眼轮流测量视力。视力检查表上左边的小数点,代表所测得的远距视力。

(二)智力评估工具

选择适合视力障碍儿童的评估工具,如果是标准化智力测验工具,需要调整工具以适应其特点。常见的评估工具主要有学前儿童 50 项智能筛查测验、中国比内智力测验(BS)、韦氏学龄前儿童智力量表(WPPSI-Ⅳ)、韦氏儿童智力测验(WISC-Ⅳ)。

(三)感知—动作能力评估工具

视觉障碍中的盲童认知空间能力差,常常难以活动,一直出现一种"盲相"。定向行动会受到显著的限制。对视觉障碍儿童进行感知觉—动作能力评估可以了解视觉障碍儿童的感知觉—动作能力现状。评估工具包括视觉—动作统合发展测验、听觉辨别测验、简明知觉动作测验(QNST)、儿童感觉统合能力发展评定量表等。

(四)学业成就评估工具

评量对于视觉障碍学生的学习与教学适应都提供了决定性的参考咨询。很多视觉障碍学生与其他一般学生有相同的教育目标,而且常能成功地融合在普通班级中。在为视觉障碍儿童计划教育性方案时,也需要考量其他评量。不过,一般的学业成就测验需要做调整,才能使得在评估视觉障碍学生时,不论是点字、书面印刷、口头报告或省略视觉技巧测验的项目,都应该具有可接近性,从而体现出学生学业功能性的面貌。可使用的适用于视觉儿童学业成就评价工具有盲童数学能力测验、盲童语文能力测验等相关测验进行评估。

（五）适应行为方面的评估工具

对适应行为的评估一般采用结构化访谈法。对视觉障碍儿童进行适应行为方面的评估，可通过访谈儿童的父母或者熟悉儿童的老师获得评估资料。可使用的评估适应行为的工具包括 AAMR 适应行为量表、文兰社会成熟量表、文兰适应行为量表、婴儿—初中生社会生活能力量表、生活适应能力检核手册。

> 二、评估方法

我国在鉴定视觉障碍者方面，仍以医学体系的医学检查为主，如眼底镜、网膜镜、眼压针、电脑视野机等。教育学界评估仅有一些简单的检测方法，包括视力检查表，而一些标准化测验的使用较为有限。

（一）视力检查

视觉障碍学生若未适时保养视力，视力退化的速度会比一般人快，因此需要市场评估个案的视力，以监督了解其视力维持和退化情形。目前我国一般常用的有斯奈伦视力检查表（Snellen vision screen chart，采用 E 字母）。

（二）视野检查

视觉是指当眼球不动，注视前方某一定点时，所看得见的空间范围。视野若太窄，则对个人日常生活将造成不便。在教学情境中，教师可借由人工的方式粗略测量学生的视野，方法是与学生距离 60 厘米，双方眼睛同高度面对面站立（检视者的视野需正常）。若要检查右眼时，学生用纸片遮住左眼，以右眼直视检查者。检查者也拿一张纸片遮住右眼，拿一支笔当目标，在和学生之间中线的地方，从周边的地方，慢慢往眼睛位置移动。当学生一看到目标时，要求他说"看到了"。此应该也正是检视者看到物体的低档。当检视者能看到物体，而被检视者仍不能看到物体时，表示其视野缺损，则应该转介到医疗单位，用切线筛检做更精确的检查。

（三）视能评估

视能评估即视觉质的评估，是评估儿童在日常生活情境中如何利用剩余视力进行日常生活的活动。通过视能评估，可以了解儿童在日常生活情境中使用残余视力的情况，以帮助视障儿童选择适宜的学习媒介，拟订适宜的个别化教育计划，设计适宜的教学活动等。

（四）标准化测验

一般而言，视觉障碍者是由生理因素限制，在接受测验时顶多能以点子测验进行，但是目前国内并无这方面的工具。因此只能借由可以问答形式进行的测验，了解障碍者的状况。例如韦氏智力量表中有一些口头形式问答的分测验。而一些辅导方面的评估工具若可以问答的形式进行，而取得不偏离测验项目的的信息，则可适用，例如身心障碍者转衔服务评估量表。

# 第三节 评估流程

> 一、转介

转介个案的决定表示学校其他人员有寻找额外支持的需求，虽然任何人都可以转介个案（如父母、学生本人或他人），不过教师和家长通常是主要的转介者，由家长或教师转介个案到医院门诊。根据教师、家长或其他有关人员的观察结果，应该把有可能存在视觉障碍的儿童送去相关机构进行评估，请求得到进一步的鉴定和诊断。

> 二、筛选

由专科医师或专门的诊断人员进行。筛选儿童的目的在于决定成就或行为的一般层次。让所有被学校转介出来的学生接受粗略的测试，以确定学生是否需要进一步更为密集的评量。比如，定期检查视力，以确认视力是否有问题。筛选的工具包括各种视力测验、评估量表、检核表（见下表）及直接观察。

筛选工作有三个方面：

（1）史料分析：检查被转介儿童的出生史、生长发育史、疾病诊疗史等。

（2）眼科评估：医生通过医学手段进行视力检查，包括视力表检查、手指检查、视野检查。通过医学步骤证明显示障碍或视觉功能降低的存在，且不能通过手术或医学干预手段提高到正常水平。

（3）功能性视觉评估：功能性视觉评估是一个教育团体规划教育方案协同合作的目标。在学生所处环境中，能具体建议、适应、调整和提供互动策略，建立全面性评估，在教育和社区环境提供一系列适当的策略。功能性视觉评估的目的在于了解视觉障碍是否妨碍了儿童在环境中进行伴随学习的能力，以及明确儿童在完成任务时的视觉使用情况。

视觉检查表

| | |
|---|---|
| 眼球经常颤动、眨眼或斜视现象。<br>头经常往前倾、眯眼、接近目标物看。<br>视线无法正确对准目标物。<br>经常揉眼睛。<br>在需要手眼协调的作业或游戏时,表现笨拙。<br>无法清楚描述远方的物体。 | 有畏光现象。<br>走路行动战战兢兢,非常谨慎小心。<br>对图画实际不感兴趣。<br>阅读时容易疲劳,无法长久持续。<br>朗读时速度慢,经常跳字和跳行。<br>对字形相似的字常念错或误认。<br>常无法正确书写字体笔画较多的字。 |

> 三、临床评估

专科医师将疑似个案进一步转介到眼科门诊,由低视力专家对儿童进行诊断性测验,确认其视觉功能不能通过使用透镜(眼镜)或其他医学手段改善到正常水平。这种评估应当包括视神经检查、脑干点位检查等。通过专家的综合评估,确认个案是否有视觉障碍,以及障碍的类别和等级。

> 四、专业团队评估

如果医学检查确认儿童存在视觉障碍或视力降低的事实,而且不能通过眼部手术或医学干预将其提高到正常水平,则由心理学家、特教专家、医疗护理人员以及家长组成综合评估团队,使用主、客观的方法和工具,在学校环境中对该儿童的视觉适应及身心发展状况,有针对性地对教育策略、方法及安置环境进行综合评估,预测其发展水平。

> 五、制订评估方案

由家长、教师、学校领导、心理学、社会工作者和其他有关人员参加的决策会议,确认评估的准确性、公正性,解释和分析评估的结果,评估儿童的特殊需要,做出教育安置决定,并制订出具体的教育和训练方案。

【思考题】

1.为什么要对视觉障碍儿童进行评估?请说明理由。

2.视觉障碍的评估方法有哪些?试简述之。

3.视觉障碍儿童的评估流程是怎样的?有哪些评估内容?

# 第六章

# 智力障碍儿童的评估

**内容提要**：本章主要介绍三部分内容：首先阐述智力评估的目的，然后介绍信效度较高、使用比较广泛的国内外的各种智力评估工具及智力评估方法，最后介绍智力评估的流程。

## 第一节　评估目的

智力测验是人类希望了解自身、认识自己的重要途径。距今1400多年前，我国北齐时代的刘昼就提出了"使左手画方，右手画圆，令一时俱成"的双手并用的分心测验。这可以说是世界上有记载的最早的单项特殊能力测验。在西方，英国生物学家高尔顿于19世纪80年代进行的行为个别差异研究可以看作智力测验的开端。

智力评估在特殊儿童的教育诊断评估中非常重要。智力障碍儿童在智能方面或生理结构方面存在本质上的缺陷。如果试图鉴别智力障碍儿童，必须使用可靠的智力测验工具，以确定其是不是真正的智能障碍儿童以及障碍的程度。智力障碍儿童有心理缺陷，在心理和行为特征方面，智力障碍儿童之间还存在着较大的差异。程度较重的智力障碍儿童可能无法与正常儿童正常上课，必须接受特殊教育。

在特殊教育方面，对智力障碍儿童进行智力评估主要有以下几种目的。

> 一、鉴定与分类接受特殊教育的对象

美国《残疾儿童教育法》规定，评估必须涵盖相关领域，包括健康、视觉、听觉、行为、智力、行动能力、学业表现及语言。在我国对智力障碍儿童的鉴别，要符合三条标准，即智力功能显著低下，在个别施测的标准化智力测验中，其智商（IQ）在70分以下；有适应行为方面的缺损或障碍；在18岁之前发病。因此，智力障碍儿童的鉴别需要符合以上标准，而一般智能优异的智力测验评估结果则必须不满足"在个别施测的标准化智力测验中，其智商（IQ）在70分以下"的条件。

## ＞ 二、一般心智功能的评估

虽然视觉障碍、听觉障碍等特殊教育的对象并未要求评估其心智能力，但是在做教育上的决定时，通常会使用言语或非言语智力测验来了解这类学生的心智状况。因为同样是视觉障碍或者听觉障碍的儿童，心智能力不同也会影响到学习的情形。换句话说，心智能力表现得越好，通常学习情形也越好。通常情况下，如果要对视觉障碍、听觉障碍、孤独症儿童进行鉴定或安置，需要测量这些学生的一般心智功能，以增进对学生目前能力状况的了解，有利于个别化教育方案的制订。

# 第二节　评估工具与方法

## ＞ 一、评估工具

（一）智力评估工具

1.韦氏儿童智力量表第四版（WISC-Ⅳ）中文版

（1）测验目的：提供超常、智能障碍等特殊儿童的鉴定，研拟临床治疗计划及决定教育安置和养护方案的指南。

（2）适用范围：6 岁~16 岁 11 个月的儿童和青少年。

（3）实施时间：约 60 分钟~90 分钟。

（4）内容：本量表包括五个言语测验（类同、记忆广度、词汇、数字序列、理解）及两个言语替换测验（常识、算数）、五个作业分测验（图形设计、图画概念、符号替代、矩阵推理、符号寻找）及两个作业交替测验（图画补充、删除动物）。

（5）信度：折半信度为 0.85~0.96；重测信度（二十至三十五天）为 0.83~0.94。

（6）效度：本量表与"韦氏儿童智力量表（第三版）"的相关为 0.58~0.89。

（7）评价：韦氏儿童智力量表第四版是韦氏儿童智力量表的最新修订本，不仅所依据的理论新，而且其编制技术也更加成熟。1979 年，我国的林传鼎、张厚粲教授将 WISC—R 译成中文，并组织全国 22 家协作单位对该量表进行了修订，制定了中国城市常模。2008 年，张厚粲教授主持修订中国的 WISC-Ⅳ，目前已在全国推广使用。多年来，该测验在我国的特殊儿童诊断及教育研究中发挥了积极的作用。

2.韦氏学龄前儿童智力量表第四版（WPPSI-Ⅳ）中文版

（1）目的：鉴定超常、智障、认知发展迟缓等特殊儿童的认知强弱项，其结果可作为研拟临床治疗计划及决定教育安置和养护方案的指南。

（2）修订时间：2014 年 8 月。

（3）适用范围：2 岁 6 个月~6 岁 11 个月的幼儿。

（4）实施时间：60~90 分钟。

（5）测验内容：本测验分两个年段施测，不同年龄需施测不同分测验组合。即 2 岁 6 个月~3 岁 11 个月、4 岁 0 个月~6 岁 11 个月。2 岁 6 个月~3 岁 11 个月年龄段的测验领域包括言语理解、视觉空间、工作记忆。4 岁 0 个月至 6 岁 11 个月年龄段的测验领域包括言语理解、视觉空间、流体智力、加工速度、工作记忆。

（6）信度：折半信度为 0.86~0.96；重测信度（平均重测间隔 27 天）为 0.72~0.89。

3.斯坦福—比内智力量表

（1）测验目的：测量儿童、成人的智力。

（2）修订时间：2003 年。

斯坦福—比奈智力量表是美国斯坦福大学教授推孟（特尔曼）于 1916 年对"比奈—西蒙智力量表"修订而成的，其后又进行了三次修订。其测验以个别方式进行，通常幼儿不超过 30~40 分钟，成人不多于 90 分钟。

（3）适用范围：2 岁至成人。

（4）测验形式：个别测验的标准化智力测验。

（5）测验内容：整个测验分为言语领域和非言语领域两个部分，每个部分包括五个分测验，分别测量人的流体推理、知识（晶体智力）、数量推理、视觉—空间信息加工和工作记忆 5 个因子。

测验程序是以稍低于被试实际年龄组开始，如果在这组内有任何一项目未通过则降到低一级的年龄组继续进行，直至某组全部项目都通过，这一年龄组就作为该被试智龄分数的"基础年龄"；然后再依次实施较大的各年龄组，直至某组的项目全部失败为止，此年龄组作为该被试的"上限年龄"。

（7）测验的信效度：测验修订者用多种方法检验了斯坦福—比奈智力量表的信度和效度。研究结果表明，该测验有很高的内部一致性信度和效标关联效度。

4.中国比内智力测验

1924 年，我国心理学界老前辈陆志韦对比奈—西蒙智力量表、斯坦福—比奈智力量表进行了修订，叫中国比奈—西蒙智力测验，适用于江浙一带。1936 年，陆志韦和吴天敏教授对中国比奈—西蒙智力测验进行了第二次修订，使其适用于北方。1979 年，吴天敏主持第三次修订，1982 年完成"中国比奈测验"。为了节约测验时间，吴天敏在"中国比奈测验"的基础上又编制了"中国比奈测验简编"，由 8 个项目组成，一般只需

20 分钟即可测定。

中国比奈智力测验的指导手册对每道测试题有明确的标准答案,每道测试题均有时限要求,答对一题得一分,未答对不得分;连续五题不能通过时停止测验。中国比内测验的总分由两个部分组成:一部分是被试答对若干试题的分数和,另一部分是根据测验手册要求,各年龄有不同的开始测验试题,如 6 岁组,从第六题开始;9 岁组从第十四题开始。对于这些被试要"补加分",即对前面的题目算通过。最后根据被试实际年龄(岁、月)和测验总分,在手册的智商表上查出对应的 IQ 值。

5.瑞文标准推理测验(SPM)

(1)测验目的:测量个体解决问题、观察、知觉和思维,发现和利用自己所需的信息的能力。

(2)修订时间:1985 年中国修订。

(3)适用范围:5 岁半~70 岁的普通人群。

(4)测验形式:可团体施测,也可个别施测。

(5)测验构成:瑞文标准推理测验按逐步增加难度的顺序分成 A、B、C、D、E 五组,每组都有一定的主题,题目的类型略有不同。从直观上看,A 组主要测知觉辨别力,图形比较,图形想象力等;B 组主要测类同比较,图形组合等;C 组主要测比较推理和图形组合;D 组主要测系列关系,图形套合,比拟等;E 组主要测互换、交错等抽象推理能力。可见,各组要求的思维操作水平也是不同的。测验通过评价被测者这些思维活动来研究他的智力活动能力。每一组中包含有 12 道题目,也按逐渐增加难度的方式排列。每个题目由一幅缺少一小部分的大图案和作为选项的 6~8 张小图片组成。测验中要求被测者根据大图案内图形间的某种关系——这正是需要被测者去思考,去发现的,看小图片中的哪一张填入(在头脑中想象)大图案中缺少的部分最合适,主要用于智力的了解和筛选。

通过五个方面得分的结构,一定程度上有助于了解被测者智力结构。

(6)施测时间:40 分钟左右。

(7)评价:测验适用于智力障碍儿童的筛查,但不适用于对特殊儿童进行精确的诊断和分类。使用简便,施测和记分程序简便,结果容易解释。适用的年龄范围广,测验对象不受文化、语言、种族,以及听力、语言、肢体障碍的限制。信效度较高,分半信度为 0.95,再测信度为 0.79~0.82。

6.希—内学习能力测验中国修订本

(1)测验目的:评估听觉障碍儿童的智力。

(2)修订单位和时间:1989 年,曲成毅等人发表了《希—内学习能力测验》在我国山西省修订的研究报告。自 1991 年起,由山西医学院和中国聋儿康复中心牵头,组织了全国协作组在全国抽样,1997 年发表了基于全国样本所做的修订报告,并将修订本命名为希—内学习能力测验中国修订本,简称 H-NTLA-CR。

(3)测验构成:希—内学习能力测验共包括 12 个分测验,有 166 道题。所有的题目全部用操作的方式施测。12 个分测验包括串珠、记颜色、辨认图画、看图联想、折纸、短视觉记忆力、摆方木、完成图画、记数字、迷方、图画推理、空间推理。

(4)测试时间:30~45 分钟。

(5)测验说明:听力正常儿童的测验结果一般用离差智商表示,聋童的测验结果则用学习年龄(learning age)或者学习商数(learning quotient)表示。

(6)评分标准及结果解释:小年龄组(3~8 岁)和大年龄组(9~17 岁)聋儿有不同计分方法。小年龄组聋儿测查前 8 个分测验,通过常模将每一分测验得分转换成智力年龄(MA)。聋儿特称学习年龄(LA)。8 个分测验所得学习年龄的中位数为平均智龄(学习年龄)LA。求出比率智商,称学习能力商(LQ)。并可通过 LA 和 CA(实际年龄)从表中查出离差智商,以便不同年龄组间相互比较。

(7)评价:希—内学习能力倾向测验是国内第一套专门为聋人修订的智力测验。该测验已经在全国范围内抽样,并制定了标准化的聋童常模,并且从测量学性能来看已达到要求,因此适合在我国聋童中使用。

7.学龄前儿童 50 项智能筛查量表

(1)测验对象:4~7 岁(3 岁 10 个月~7 岁 3 个月)。

(2)量表特点:50 项量表方法简便易行,不需特殊设备,评分方法明确,易于掌握。

(3)量表内容:50 个项目考察自我认知能力、运动能力、记忆能力、观察能力、思维能力、常识。

(4)测查方法:本量表为个别测验,对每一个儿童按 50 题顺序逐题进行。

(5)评分:评分采取两分法计分,即答对一题记 1 分,答错或部分答对不计分。满分 50 分。

8.盲人学习能力倾向测验

(1)测验目的:评估盲人的学习能力或智力。

(2)适用范围:6~20 岁的盲人。

(3)测验特点:题目以浅浮雕形式出现;测验中的点和线比盲文读物更容易辨别;除了导语,所有测验材料都是非言语的;不要求受测者口头回答;题目基本上都是由点和线构成。

9.古迪纳夫—哈里斯绘人测验

古迪纳夫—哈里斯绘人测验是由美国明尼苏达大学的古迪纳夫编制的,最早的版本发表于 1926 年。

(1)测验目的:评估儿童的智能。

(2)适用范围:适用于 4~12 岁的儿童。

(3)测验形式:既可以个别施测,也可以团体施测。

(4)测验方法:画人测验是一种投射测验。在这种测验中,只要求受试者画一张全身的人像,一般要求在 10~20 分钟之内完成。

迄今为止,没有任何单一测验能测量出智力的全貌。因此,智力测验能够产生各种衍生性分数,并运用在特殊教育学生的评估上。但它们仅仅应该被视为有价值的信息,而非绝对的。虽然智力测验的简历是严谨的,但它们还是不够完美。

(二)适应行为评估工具

适应行为评估是经由面试父母、老师与直接观察学生的第三人所完成,其目的在获得有关学生在学校、家庭与社会的技能表现。国外常用的评估工具之一是适应行为量表(AAMR Adaptive Behavior Scale)(第二版),这份工具适用于学生在学校、家庭及社会的情景,包含学生在每天生活中的独立表现是否符合该年级及情景该有的行为,同时也评估学生的不适当行为;该工具由老师和专业人士完成,并对学生的适应行为进行评分。

另外一种测量适应行为的工具是"文兰适应行为量表"(Vineland Adaptive Behavior Scales),国内目前有中文修订版。这份工具采用访谈方式,由受过训练的专业人士进行,内容包含沟通、日常生活、社会化及动作技能,在这些适应行为评估工具上,学生目前的能力水平会与一般儿童相比较,即可知学生能力是否在预期水平中。

适应行为评量系统(第二版)(ABAS-Ⅱ)的内容分为父母和教师评量表,均含九个分量表,分别为沟通、社区应用、学习功能、家庭/学校生活、健康与安全、休闲、自我照顾、自我引导与社交。

修订中华适应行为量表可用来评量并描述 4 至 18 周岁儿童的生活与适应行为发展状况,评估结果可以评估儿童及青少年的生活与适应行为发展程度。这份量表分为两种:中小学版及幼儿园版。依据居家、学校、社区、工作等 4 个生活环境,分类为生活自理、家务技能、沟通能力、实用知识、独立自主、安全生活、社区活动、消费技能、社交技能、休闲活动、动作发展状况、工作活动,以及社会-工作行为等 13 项适应行为。幼儿园版省略了消费技能分量表,只有 12 个分量表。

## 第三节　评估流程

> 一、转介

转介是指根据教师、家长或其他有关人员的观察和学业考核的结果,将被怀疑为有缺陷的儿童送往专门的诊断机构请求进一步的鉴定诊断。一般而言,中度以上智力障碍儿童在学龄前由家长或医生就可以很容易发现,而轻智力障碍儿童则往往要到入学后,由于学业成绩显著落后,才能由教师发现。因为这类儿童仅仅从他们的外表和行为表现上很难判断。

> 二、筛选

由专科医师或专门的诊断人员进行。筛选是在各领域对个案的状况做出初步判断一种快速、经济的方法。在筛选阶段不能正式确认智力障碍,筛选的结论只能是这个个案不是智力障碍或者可能是智力障碍,在正式判断前还需做进一步的评估。

这一阶段的工作包括 3 个方面:

(1)检查被筛选出的学生的出生史、成长发育史、病史、各科成绩和有关文字记录;

(2)和有关教师、家长、看护者等进行谈话,了解儿童各方面的实际表现;

(3)有目的、有计划地观察儿童的日常行为表现,看看他的适应性行为水平。如果通过实地观察和一般性测试,发现被筛选出的儿童不存在智力障碍症状,那么,评估过程结束。如果智力障碍症状被肯定,则进入下一个步骤。

> 三、临床评估

专科医师将疑似个案进一步转介到智力障碍门诊(或联合门诊),由专业人员对儿童进行诊断性测验,这种评估应包括神经检查、言语语言评估、听力检查、智力测验、社会适应能力检查等,这是临床评估的一个重要方面。通过综合评定,以确定该个案是否存在智力障碍,若是,应确定智力障碍的性质、程度及造成智力障碍的原因等。

> 四、专业团队评估

智力障碍儿童的评估是包含智力、心理和行为等多方面的综合评估。其初衷是通过综合分析医学诊断、心理和行为测量、学业测试的结果和家长及学校提供的相关信息对儿童的发展水平、教育需要和教育措施做出一定的解释与判断。一般由医院专家、心理专家、特殊教育老师以及家长组成综合评估团队,使用主、客观的方法和工具,对诊断出的智力障碍儿童身心各方面发展的实际状况进行各种诊断性测验,包括各种智力测验和适应性行为测验等,以便提供一个合理而有效的个别化教学方案。

> 五、决策

由教师、学校领导、家长、心理学工作者、社会工作者和其他有关人员参加的决策会议,确认评估的合法性、公正性,解释和分析评估的结果,评估儿童的特殊需要,做出教育安置决定,并制订出具体的教育和训练方案。

智力障碍儿童的评估工作是一项非常严肃和复杂的工作,不但要求诊断人员有熟练的专业技能,而且要求有科学的态度和高度的责任心。因为不适当或不正确的评估,不仅无益于智力障碍儿童的教育与训练,而且会贻害无穷。所以,评估工作必须严格按程序进行。

【思考题】

1.为什么要对智力障碍儿童进行评估? 请说明理由。

2.智力障碍评估常用的评估工具有哪些?

3.智力障碍儿童的评估流程是怎样的?

# 第七章

# 言语障碍儿童的评估

**内容提要:** 言语与语言障碍是最常出现的问题,特殊教育者必须对言语与语言障碍有所了解并且知道评估特殊儿童言语与语言问题的策略,同时必须具备发展及使用评估介入计划的技巧。本章主要讲述言语障碍儿童评估的工具、使用方法及评估的流程。

## 第一节　评估目的

　　语言是人们进行沟通交流的各种表达符号。语言是既是人类思维的工具,同时也是人际沟通的工具。在特殊教育领域中,各类不同障碍儿童,由于其生理机制的限制,或环境不利的问题,导致其言语与语言的发展明显落后于其他同龄的儿童。要对这方面有障碍的人提供适当的教育或处理,评估是重要的一环。

　　许多有障碍的儿童会表现出很明显的言语与语言障碍。事实上,对学龄儿童而言,语言问题是最明显常见的障碍,一些问题也许会同时出现在语言的接收能力以及表达能力上。最常见的言语障碍就是儿童在说话时发音不正确。

　　特殊教育者认为特殊的言语与语言障碍和某些障碍有关。聋童障碍的程度同听力障碍出现的形式、严重性及年龄相关,通常会同时出现言语及语言表达的障碍。同样的,脑瘫会导致语言机能性障碍。而智力障碍的儿童通常也会出现语言能力发展上的迟缓,迟缓的程度和障碍的严重性有关。语言障碍是各类障碍的学生最常出现的问题,特殊教育者必须对语言障碍有所了解并且知道评估特殊儿童语言问题的评量策略,同时必须具备发展及使用评估介入计划的技巧。

　　评估的主要目的是确定特殊儿童语言能力存在的问题:相比正常儿童,患儿的语言发展处于哪一个阶段?需要判断患儿不能发的音和哪些音出现歪曲音、置换音等现象,并要掌握其问题是否为发音器官的运动障碍造成的,特别是发声时间、音量、音调的变化,另外还要评估患儿的口腔感觉能力等。语言评估的结果将作为制订患儿语言康复训练计划的依据。在训练的过程中,患儿的语言会发生变化或取得不同程度的改善,因此,必须进行再评估为进一步的训练提供调整计划的依据。言语(语言)评估是一个循环反复的动态的过程,语言康复训练也是循序渐进、螺旋上升的。特殊儿童言语康复以言语(语言)评估为起点,在言语康复的过程中或进行言语康复一个阶段以后,应再次进行言语(语言)评估,从而监控言语干预方案的有效性,调整言语干预方案,或提出更高的言语干预目标。

## 第二节 评估工具与方法

言语(语言)评估工作是一种专业性很强的工作,也是贯穿于特殊儿童整个语言康复过程的一项重要工作,它不仅能为语言-言语障碍儿童鉴别、安置提供依据,而且还被广泛应用于个别化教育计划的制订、教育效果的评价,以及教育质量的监控中。当发现儿童有语言方面的障碍存在时,需要获取儿童语言表现样本的相关信息,对特殊儿童的语言能力评估,需要以儿童语言发展规律为基础,对儿童的语音状况和语言运用等能力进行评估。为了满足言语(语言)异常评估的需求,国内外研究者研发了大量针对不同的言语(语言)评估目的的材料和工具。

> **一、构音功能评定法**

构音功能评定法对患者构音器官的运动功能进行全面的评估,由华东师范大学黄昭鸣教授设计。当患者出现构音错误等情况时,如果排除器质性病变,应考虑构音运动是否存在异常。构音功能评定法分为主观评估和客观评估两部分,主观评估部分主要是指对构音器官结构和运动功能的主观评估,能够评估出构音器官结构和运动功能是否异常;其中客观评估又分为口腔轮替运动速率和构音运动功能的测量。通过评估,判断出患者是否存在构音异常及其异常程度,为患者的阶段性语言康复设立适当的目标。

(一)构音功能评定法的内容

1.口部运动功能评估

主观评估:言语治疗师主观观察,评价患者下颌、唇、舌在自然放松状态,以及模仿口部运动状态下的生理运动是否正确,并分析运动异常的原因,判断出运动异常的类型,为下一步治疗提供依据。根据构音器官运动障碍的程度不同,每个评估的子项目都按由重到轻的顺序分成0~4级。

客观测量:言语治疗师在准备好设备后,向患者说明并示范将要进行的测试内容,再向患者说明如何配合。主要检测构音器官间交替运动灵活性的参数,口腔轮替运动速率反映舌和口部肌群的运动状态和协同水平。每 4 秒钟能发出最多/pɑ/音节的总数就是口腔轮替运动/pɑ/的速率。发音时主要考察唇、舌以及下颌的交替运动灵活度。例如,口腔轮替运动速率的测量如下:

言语治疗师提示患者先深呼吸,然后比赛以最快的速度说 pa pa pa,数量多者赢。言语治疗师将大拇指指向自己的嘴巴提示先深吸气,然后快速地说 pa pa pa,患者将大拇指指向自己的嘴巴先深吸气,然后快速地说 pa pa pa。

2.构音语音能力评估

当患者出现构音错误的现象,应该明确构音异常的位置及其问题所在。构音语音能力评估以汉语构音能力测验词表为评估工具。汉语构音能力测验词表,由黄昭鸣和韩知娟共同设计的。该词表由 50 个单音节词组成,这些词包含 21 个声母、13 个韵母和 4 个声调。每一个词都有配套的图片。它通过音位对比和音位习得情况的分析,测评患者声母音位习得的能力。声母音位对比的能力以及构音清晰度在评估言语障碍患者的言语错误方面具有较高的效度,为诊断构音异常病因和制订矫治方案提供了科学依据。

(二)构音功能评定法的评估表及用法

1.构音器官结构与运动功能主观评估表

表 7-1　构音器官结构与运动功能主观评估表

| | 结构 | 运动功能 |
|---|---|---|
| 下颌 | | |
| 唇部 | | |
| 舌部 | | |
| 牙齿 | | |
| 硬腭 | | |
| 软腭悬雍垂 | | |

用法:构音器官结构与运动功能主观评估表用来记录构音器官和运动功能的观察结果,如果结构和功能正确的,就在相应的栏目中打上一个"√";如果存在异常现象,应根据下表的内容进行检查描述。

**2.构音运动功能客观评估表**

表 7-2　构音运动功能客观评估表一

| 日期 | DR(pa) | DR(ta) | DR(ka) | DR(pata) | DR(paka) | DR(kata) | DR(pataka) |
|---|---|---|---|---|---|---|---|
| | | | | | | | |
| | | | | | | | |
| | | | | | | | |

表 7-3　构音运动功能客观评估表二

| 日期 | 下颌距 | 舌距 | 舌域图 | 解释 |
|---|---|---|---|---|
| | | | | |
| | | | | |
| | | | | |

用法:测试时,首先要求患者深吸气,然后一口气连续发指定音节,持续 4 秒钟,音调与响度适中,各个音节必须完整。要求患者尽可能快地发音,可将其发音过程录制下来,以便在回放时仔细确定患者每 4 秒钟发的音节数量。每一特定音节测两次,记录其较大值作为口腔轮替运动速率(DR)。

**3.汉语构音能力测验词表**

表 7-4　汉语构音能力测验词表

| 编号 | 词 | 拼音 | 提问 | 提示 |
|---|---|---|---|---|
| 例1 | 桌 | zhuō | 这是什么 | 老师指向桌子问:"这是什么" |
| 例2 | 象 | xiàng | 这是什么 | 什么动物的鼻子是长长的 |
| 1 | 包 | bāo | 这是什么 | 小朋友背什么上学 |
| 2 | 抛 | pāo | 他做什么 | 他把球怎么样 |
| 3 | 猫 | māo | 这是什么 | 什么"喵喵"叫 |

续表

| 编号 | 词 | 拼音 | 提问 | 提示 |
|------|-----|------|------|------|
| 4 | 飞 | fēi | 它做什么 | 蝴蝶做什么 |
| 5 | 刀 | dāo | 这是什么 | 拿什么切东西 |
| 6 | 套 | tào | 这是什么 | 天冷了,手戴什么 |
| 7 | 闹 | nào | 这是什么钟 | 什么钟叫你起床 |
| 8 | 鹿 | lù | 这是什么 | 什么动物的脖子长长的 |
| 9 | 高 | gāo | 哥哥的个子比妹妹怎么样 | 妹妹个子矮,哥哥比妹妹_____ |
| 10 | 铐 | kào | 这是什么 | 他的手被警察怎么了 |
| 11 | 河 | hé | 这是什么 | 这是一条小_____ |
| 12 | 鸡 | jī | 这是什么 | 什么动物会喔喔叫 |
| 13 | 七 | qī | 这是几 | 图上有几个苹果 |
| 14 | 吸 | xī | 这是什么 | 小朋友用什么喝牛奶 |
| 15 | 猪 | zhū | 这是什么 | 什么动物的耳朵很大 |
| 16 | 出 | chū | 她在做什么 | 她不是进去,是____去 |
| 17 | 书 | shū | 这是什么 | 小朋友看什么 |
| 18 | 肉 | ròu | 这是什么 | 老虎爱吃什么 |
| 19 | 紫 | zǐ | 这是什么颜色 | 球是什么颜色的 |
| 20 | 粗 | cū | 这根黄瓜怎么样 | 那根黄瓜细,这根怎么样 |
| 21 | 四 | sì | 这是几 | 图上有几个苹果 |
| 22 | 杯 | bēi | 这是什么 | 用什么喝水 |
| 23 | 泡 | pào | 这是什么 | 小朋友吹什么 |
| 24 | 倒 | dào | 做什么 | 怎样让开水进杯子 |

续表

| 编号 | 词 | 拼音 | 提问 | 提示 |
|---|---|---|---|---|
| 25 | 菇 | gū | 这是什么 | 这是蘑____ |
| 26 | 哭 | kū | 小朋友怎么了 | 找不到妈妈,他会怎么样 |
| 27 | 壳 | ké | 这是什么 | 这是贝____ |
| 28 | 纸 | zhǐ | 这是什么 | 老师在哪里写字 |
| 29 | 室 | shì | 这是什么 | 老师在哪里上课 |
| 30 | 字 | zì | 他在做什么 | 老师拿笔做什么 |
| 31 | 刺 | cì | 花上有什么 | _____碰在手上会流血 |
| 32 | 蓝 | lán | 这是什么颜色 | 天空是什么颜色的 |
| 33 | 狼 | láng | 这是什么 | 什么动物长得像狗 |
| 34 | 心 | xīn | 这是什么 | 指着自己的心问:"这里有什么" |
| 35 | 星 | xīng | 这是什么 | 夜晚天上什么会一闪一闪的 |
| 36 | 船 | chuán | 这是什么 | 可以乘什么过海 |
| 37 | 床 | chuáng | 这是什么 | 你晚上睡在什么上面 |
| 38 | 拔 | bá | 做什么 | 怎样让萝卜出来 |
| 39 | 鹅 | é | 这是什么 | 这不是鸭,这是____ |
| 40 | 一 | yī | 这是几 | 图上有几只苹果 |
| 41 | 家 | jiā | 这是哪里 | 你放学后回哪里 |
| 42 | 浇 | jiāo | 做什么 | 阿姨拿水壶做什么 |
| 43 | 乌 | wū | 这是什么云 | 快下雨了,天上飘什么云 |
| 44 | 雨 | yǔ | 天上在下什么 | 小朋友身上穿的是什么衣服 |
| 45 | 椅 | yǐ | 这是什么 | 老师指向旁边的椅子问:"这是什么" |

| 编号 | 词 | 拼音 | 提问 | 提示 |
|---|---|---|---|---|
| 46 | 鼻 | bí | 这是什么 | 老师指自己的鼻子问:"这是什么" |
| 47 | 蛙 | wā | 这是什么 | 它是青_____ |
| 48 | 娃 | wá | 这是什么 | 你喜欢抱什么 |
| 49 | 瓦 | wǎ | 这是什么 | 屋顶上有什么 |
| 50 | 袜 | wà | 这是什么 | 指着小朋友的袜子问:"这是什么" |

**4.汉语构音能力测验—听觉感知分析记录表**

记录说明:正确"√";歪曲"⊗";遗漏"□";替代:实发音的拼音。

表7-5　听觉感知分析记录表

| 序号 | 词 | 目标音 | 序号 | 词 | 目标音 | 序号 | 词 | 目标音 | 序号 | 词 | 目标音 |
|---|---|---|---|---|---|---|---|---|---|---|---|
| S1 | 桌 | zh | 12 | 鸡 | j | 25 | 菇 | g | 38 | 拔 | a |
| | zhuō | √ | | jī | | | gū | | | bá | |
| S2 | 象 | iang | 13 | 七 | q | 26 | 哭 | k | 39 | 鹅 | e |
| | xiàng | | | qī | | | kū | | | é | |
| 1 | 包 | b | 14 | 吸 | x | 27 | 壳 | k | 40 | 一 | i |
| | bāo | | | xī | | | kē | | | yī | |
| 2 | 抛 | p | 15 | 猪 | zh | 28 | 纸 | zh | 41 | 家 | ia |
| | pāo | | | zhū | | | zhǐ | | | jiā | |
| 3 | 猫 | m | 16 | 出 | ch | 29 | 室 | sh | 42 | 浇 | iao |
| | māo | | | chū | | | shì | | | jiāo | |
| 4 | 飞 | f | 17 | 书 | sh | 30 | 自 | z | 43 | 乌 | u |
| | fēi | | | shū | | | zì | | | wū | |
| 5 | 刀 | d | 18 | 肉 | r | 31 | 刺 | c | 44 | 雨 | ü |
| | dāo | | | ròu | | | cì | | | yǔ | |

续表

| 序号 | 词 | 目标音 | 序号 | 词 | 目标音 | 序号 | 词 | 目标音 | 序号 | 词 | 目标音 |
|---|---|---|---|---|---|---|---|---|---|---|---|
| 6 | 套 tào | t | 19 | 紫 zǐ | z | 32 | 蓝 Lán | ɑn | 45 | 椅 yǐ | I |
| 7 | 闹 nào | n | 20 | 粗 cū | c | 33 | 狼 láng | ɑng | 46 | 鼻 bí | i |
| 8 | 鹿 lù | l | 21 | 四 sì | s | 34 | 心 xīn | in | 47 | 蛙 wā | 1 |
| 9 | 高 gāo | g | 22 | 杯 bēi | b | 35 | 星 xīng | ing | 48 | 娃 wá | 2 |
| 10 | 铐 kào | k | 23 | 泡 pào | p | 36 | 船 chuán | uan | 49 | 瓦 wǎ | 3 |
| 11 | 河 hé | h | 24 | 稻 dào | d | 37 | 床 chuáng | uɑng | 50 | 袜 wà | 4 |

> ## 二、S-S 儿童语言发育迟缓检查法

S-S 儿童语言发育迟缓检查法主要用于评估受测者建立符号与指示内容关系 (sign-significant relation) 的能力,所以又称为 S-S 法。这个方法是日本音声言语医学会以语言障碍儿童为对象研制的,中国康复研究中心按照汉语的语言特点和文化习惯研制了汉语版 S-S 评价法。S-S 法适用于因各种原因而导致语言发育障碍的儿童,适合 1 岁半至 6 岁半的语言发育迟缓儿童,也可以应用于年龄已经超出此年龄段,但其语言发展的现状未超出此年龄段水平的儿童,不适合听力障碍引起的语言障碍儿童。

### (一)S-S 法的检查内容

S-S 法的检查内容包括符号形式与指示内容关系、基础性过程、交流态度三个方面。基础性过程的检查包括模仿和听觉记忆广度等项目。日常生活交流态度的检查包括对他人行动的注视,视线交流,对他人的指示、问候、招呼的反应,向他人表达意愿,感情起伏的表现,提问—回答关系,特征性言语等项目。符号形式与指示内容关系是整个评价法的核心内容,分为 5 个阶段。

表 7-6　符号形式与指示内容关系的阶段

| 阶段 | 内容 |
|---|---|
| 阶段 1 | 事物、事态理解困难 |
| 阶段 2 | 事物的基础概念 |
| 2-1 | 功能性动作 |
| 2-2 | 匹配 |
| 2-3 | 选择 |
| 阶段 3 | 事物的符号 |
| 3-1 | 手势符号 |
| 3-2 | 言语符号 |
| 阶段 4 | 词句、主要句子成分 |
| 4-1 | 两词句 |
| 4-2 | 三词句 |
| 阶段 5 | 词句、语法规则 |
| 5-1 | 语序 |
| 5-2 | 被动语态 |

　　符号与指示内容关系的检查具体内容包括第二阶段的功能性操作、匹配和选择，第三阶段的手势符号和言语符号，第四阶段的前预备检查、二词句和三词句，第五阶段的语序和"被"字句型的检查。

　　1.阶段 1：事物、事物状态理解困难阶段

　　此阶段儿童尚未掌握语言，一般为 0~1 岁，对周围的事物及其状态难以理解。他们对物品的抓握、舐咬、摇头、敲打等行为大多数为无目的性的。

　　2.阶段 2：事物的基础概念阶段

　　此阶段儿童一般为 1~1.5 岁，仍未掌握语言，但是与阶段 1 不同的是：他们开始了解常用物品的功能和事物的某些状态，能够根据常用物品的用途大致进行操作。此时

能将他人领到物品面前出示物品,或向他人表示自己的要求。此阶段又可以细分成以下三个发育阶段。

(1)阶段2-1 事物功能性操作:此阶段儿童开始能根据事物的功能进行操作。例如,能将电话听筒放到耳边假装打电话,能用鼓槌敲鼓。

(2)阶段2-2 匹配:此阶段儿童能辨别若干成对事物之间的联系和区别,并在规定的范围内进行比较和配对。如茶壶-茶杯、电话-听筒、鞋子-袜子等。先出示电话、鼓和茶杯,然后给受测者一个听筒,让他将听筒与其中的某个物品配成一对。

(3)阶段2-3 选择:此阶段儿童能够从几个选择项中将与示范项有关的成对事物选择出来。例如,将听筒、鼓槌和茶杯给受测者,然后出示茶壶,让受测者选择与之配对的那个物品来。检查用具同阶段2-2。

3.阶段3:事物的符号阶段

此阶段儿童一般为1.5~2.5岁,开始建立符号与指示内容之间的联系。这个阶段又可以细分成以下两个发育阶段。

(1)阶段3-1 手势符号:此阶段儿童开始理解手势符号的意思,学会运用手势符号来表达事物。例如,给受测者一顶帽子,然后拍拍玩具娃娃的头,看他是否会将帽子戴在玩具娃娃的头上。

(2)阶段3-2 言语符号:此阶段儿童能够将言语符号与事物联系起来,开始理解言语符号,并学会用言语符号表达事物。例如,给他出示"鞋""面包""象"和"汽车"4张图片,问他:"哪一个是面包?"

4.阶段4:组句、语言规则(非可逆态)

此阶段儿童一般为2.5~3.5岁,能够用2~3个词组成句子来描述事物和事物的状态。这个阶段又可以细分成以下两个发育阶段。

(1)阶段4-1 两词句:此阶段儿童开始学习把两个词组合成句子,用来描述事物和事物的状态。例如,他们能理解什么是"大的帽子""红色的鞋"等等,也会用这样的句子来表达。

(2)阶段4-2 三词句:此阶段儿童能够理解三个词组成的句子,例如,他们能理解什么是"大的黄色的帽子"等等,也能用这样的句子来描述事物和事物的状态。

5.阶段5:语法规则

此阶段儿童一般为3.5~6.5岁,能够理解和使用一些结构更为复杂的句子。阶段4的句子是非可逆的,如"弟弟洗香蕉"不能变为"香蕉洗弟弟",两个句子的主语和宾语不能调换。阶段5的句子是可逆的,例如:"猫追鸡"可以变为"鸡追猫",但意思完全不同。这个阶段也可以细分成两个发育阶段。

（1）阶段 5-1 主动语态：此阶段儿童能够理解和使用具有可逆性的句子，即能够把主语和宾语颠倒一下位置表示不同的意思，例如，能够把"乌龟追鸡"这句话改说成"鸡追乌龟"。

（2）阶段 5-2 被动语态：此阶段儿童能够理解"被"字句型所表达的意思，例如，能理解"乌龟被猫追赶着"这句话的含义。

（3）检查工具

表 7-7 检查用具及图片目录

| 分类 | | 检查用具及图片目录 | 数量 |
|---|---|---|---|
| 实物 | | 帽子、鞋、牙刷、玩具娃娃 | 4 |
| | | 电话-听筒、鼓-鼓槌、茶壶-茶杯 | 3 |
| 镶嵌板 | | 鞋、剪刀、牙刷 | 3 |
| 操作性课题用品 | | 小毛巾、小玩具、小球、积木 6 块、装小球容器 1 个、三种图形镶嵌板、六种图形镶嵌板、十种拼图 | 6 |
| 图片 | 日常用品 | 鞋、帽子、眼镜、手表、剪子、电话 | 6 |
| | 动物 | 象、猫、狗 | 3 |
| | 食物 | 面包、香蕉、苹果、米饭 | 4 |
| | 交通工具 | 飞机、火车、汽车 | 3 |
| | 身体部位 | 眼、嘴、手、耳、鼻、脚 | 6 |
| | 动词 | 睡觉、洗、吃、哭、切 | 5 |
| | 大小 | 帽子（大、小） | 2 |
| | 颜色 | 红、黄、绿、蓝 | 4 |
| | 词句 | 妈、弟+（吃、洗）+香蕉、苹果 | 8 |
| | 大小+颜色+食物 | 大小+红黄+鞋、帽 | 8 |
| | 语言规则 | 小鸡、乌龟、猫+（小鸡、乌龟、猫）+追 | 6 |

（三）评估方法

该检查法需要使用语言发育迟缓检查工具,包括鞋子、剪子、几何图形等日常用品的嵌板;小娃娃、帽子、茶壶、茶杯、电话等用品。检查大约45分钟至一个半小时,进入检查室(5~10分钟)—检查:基础、动作性课题(5~10分钟)—检查:符号形式和指示内容关系(15~30分钟)—游戏(5~10分钟)—面接、问诊(15~30分钟)。S-S检查法设定了各项目的合格标准,并提供各年龄正常儿童应该通过项目的参考标准。受测者的各项检查的结果与这些标准作对照,就可以诊断他的语言发育属于正常,还是属于迟缓。根据交流态度良好与否的情况,可以分为Ⅰ群和Ⅱ群。根据言语符号的掌握和言语符号与动作性操作的关系可以分为A群:言语符号尚未掌握,目标为获得言语符号与建立初步的交流关系;B群:言语表达困难,目标为掌握与理解水平相一致的言语表达能力;C群:发育水平低于实际年龄,目标为扩大理解与表达的范围。根据评价的结果找出差距,制订相应的训练计划和目标。

> 三、汉语构音障碍评定法(CRRC版)

是由中国康复研究中心李胜利等依据日本构音障碍检查法和其他发达国家构音障碍评定方法的理论,按照汉语普通话语音的发音特点在1991年研制的,包含两大项目:构音器官检查和构音检查。

（一）构音器官检查

包含肺(呼吸情况)、喉、面部、口部肌肉、硬腭、腭咽机制、下颌、反射。

（二）构音检查

一共分为六项,包含会话观察、单词检查、音节复述检查、文章检查、构音类似运动检查以及结果分析。

1.检查用具

单词检查用图卡50张、记录表、压舌板、卫生纸、消毒纱布、吸管、录音机。

2.检查方法

(1)一般会话:观察是否可以说;音量音调变化;是否清晰、气息声、粗糙声、鼻音化、震颤等。

(2)单词检查:50个常用单词图卡,包含了汉语拼音的所有声母、韵母,记录读音(正确、置换、省略、歪曲、鼻音化,还是无法判断)。

表 7-8　单词检查表

| 踢足球 | 穿衣 | 背心 | 布鞋 | 草帽 |
|---|---|---|---|---|
| 人头 | 围巾 | 脸盆 | 热水瓶 | 牙刷 |
| 茶杯 | 火车 | 碗筷 | 小草 | 大蒜 |
| 衣柜 | 沙发 | 手电筒 | 自行车 | 照相 |
| 天安门 | 耳朵 | 台灯 | 缝纫机 | 电冰箱 |
| 书架 | 太阳 | 月亮 | 钟表 | 母鸡 |
| 歌唱 | 女孩 | 熊猫 | 白菜 | 皮带 |
| 短裤 | 划船 | 下雨 | 摩托车 | 擦桌子 |
| 知了 | 绿色 | 黄瓜 | 牛奶 | 西红柿 |
| 菠萝 | 扫地 | 开车 | 圆圈 | 解放军 |

（3）音节复述检查：按照普通话发音方法设计，共常用 140 个音节，观察发音的同时，注意异常的构音运动，发现患者构音特点及规律。如 ba、bo、bi、bu、bei、bai，pa、po、pi、pu、pen、ping、pan。

（4）文章水平检查：通过在连续的语言活动中，观察患者的音调、音量、韵律和呼吸运动。

如：冬天到，冬天到，北风吹，雪花飘，

小朋友们不怕冷，排起队来做早操，

伸伸臂，弯弯腰，锻炼锻炼身体好。

（5）构音类似运动检查：根据普通话特点，选用 15 个构音类似运动。发现构音异常的运动基础，指导今后的训练。例如，X——舌和齿的摩擦，其构音类似动作为：

①舌平伸于上下颚及前齿之间，从中间出气；

②舌平伸出上下齿之间；

③正中部放吸管，用牙咬住呼气，看是否从正中出气。

（6）结果分析和总结：最后将前面单词、音节、文章、构音类似运动检查发现分别记录并结合构音器官检查结果加以分析，确定构音异常的类型和基础。

> **四、其他评估方法**

**（一）皮博迪图片词汇测验**

皮博迪图片词汇测验（PPVT）最初由美国夏威夷大学的邓恩夫妇于1959年发表，之后逐年进行修订，于2018年12月发表皮博迪图片词汇测验第五版（PPVT-5）。这套测试适用于2~90岁的视听健全的个体。这套工具作为语言能力或者认知能力的筛查量表，可以用来筛查儿童的语言能力和一般智力状况，测试所得分数还可以用来衡量学生的成就水平。

测试项目是一系列由易到难顺序排列的黑白卡片，总共有150张。每张卡片上有4个图片，还有与之对应的词汇。测验有A和B两个平行版本，这样就可以实施前后测，词汇很好地囊括了从20种内容类别中挑选的动词、名词和形容词。测试时，施测者拿出一张卡片呈现四张图片，并说出一个目标词，要求受试者指出四张图片中最符合词义的图片。施测者必须发音准确，受试者可以说出图片的号码，也可以用手指出来；或是当施测者指着某张图片时回答"是"或"否"，受试者指对一个词得1分，记录下测试的反应结果，连续8个词中错6个，停止测试。一般在10~15分钟内完成测试，最后测试结果转化成智龄，可以比较测试者与同龄普通儿童之间的语言水平发育情况。

**（二）语言障碍评量表**

"语言障碍评量表"是由林宝贵、林美秀1993年编制的，用于测量学前儿童的口语理解能力、表达能力及构音、声音、语言流畅性等情况，可用来筛选沟通障碍或语言障碍儿童。

该量表由语言理解和口语表达两个分测验组成。第一个分测验共有30题，用来了解儿童的语言理解和语法能力；第二个分测验共有30题，分别用来了解儿童的声音状态、构音、声调情形、表达能力及语畅和语调是否正常。前5题用来测试学生的语言流畅度与声音状态；第6题至第18题用来分析学生构音是否正确；第6题至第30题用来测试学生的语言表达能力。

施测过程前施测者准备好材料，材料包括语言障碍评量表画册、语言障碍评量表记录纸、笔、码表或手表。该测验采用个别实测的方法，实施时先做分测验二的第一、二、三题，再依分测验一、二的次序实施，每一分测验均由第一题做到最后一题为止。每个学生所需的全部测验时间大约为10~20分钟，对于年龄较小或容易分心、疲倦的受试者，可分段实施。施测时要注意让受试者保持轻松自然的态度，以免造成紧张的情绪;测验环境保持安静,最好在个别测验室实施;与受试者建立良好的关系(分测验二的一、二、三题有助于关系的建立),使测验能够顺利进行。计分方法:在记录纸上计分,完全正确圈选1,答错圈选0,未作反应圈选NR。

该测验使用图画直观形象,易于受试者参与,而且不受普通话、方言和教育背景的限制,省时简便,容易操作。本测验可在短时间内筛选、评量普通和特殊儿童的语言理解能力、语言表达能力,并了解儿童的声音、构音、语畅发展情况,信效度相当高。

（三）语言行为里程碑评估及安置计划

语言行为里程碑评估及安置计划简称为VB-MAPP,由马克·桑德伯格博士编写,于2008年发行第一版。VB-MAPP的理论基础是应用行为分析和斯金纳的语言行为分析,是以斯金纳的言语功能分析以及语言病理学家、儿科医生和心理学家认可的以典型儿童语言发展里程碑为基础的一套适用于发育障碍儿童的能力评估工具。语言行为里程碑评估把ABA程序和教导方法以及斯金纳的语言行为分析结合起来,呈现学生语言和其他相关技能的实际情况,跟踪学习进度,进行目标调整,提供效果量度,以便为所有语言发育迟缓的儿童提供一个以行为为基础的语言评估程序。与正常发展儿童的语言发展进行比较,从而找出患儿语言习得和学习存在的障碍,从而确定个别化训练计划的目标。

VB-MAPP包括"语言行为里程碑评估及安置程序指南"和"语言行为里程碑评估及安置程序概况"两部分。"语言行为里程碑评估及安置程序指南"包括五个部分。VB-MAPP里程碑评估、VB-MAPP障碍评估、VB-MAPP转衔评估是评估内容;VB-MAPP任务分析和支持性能力和安置和个别化教育目标用于辅助制订IEP目标。

VB-MAPP可以用于学龄前儿童、孤独症及其他发展障碍的语言障碍的个体评估。只要儿童的语言功能尚未达到4岁普通儿童的水平,都可使用VB-MAPP评估。若青少年和成年需要VB-MAPP进行评估,对其中的部分内容调整后即可使用。

VB-MAPP对测试者的要求比较严格,必须由具备ABA理论与实践经验、且经过培训的专业评估师操作,一般是1位主评估师、1~2名专业评估师全程参与,每次只为一个孩子评估。

除了以上列举的评估工具,用于特殊儿童语言能力评估的工具还有很多,各个评估工具各有特色,康复教师等可根据儿童特点、测试目的、测试条件等具体情况灵活选择。

## 第三节　评估流程

语言评估的目的在于收集有关个人语言能力的资料。由于儿童都是在自己的文化、经验和环境中学会说话和沟通的,所以他们形成了使用语言的独特方式。因此,语言评估最好在自然环境下进行。

表 7-9　儿童言语与语言治疗转介表

| 儿童姓名:_____ | 性别:____男____女 | 出生日期:_____年____月____日 |
|---|---|---|
| 学校(园):_____ | 年级:_____ | 填表日期:_____年____月____日 |
| 就读班级:　普通班　　资源班　　特殊班　　在家教育 | | |
| 填表人:　班主任　　特教教师　　父母 | | 联系电话:_____ |

说明:本表的目的是协助教师找出需要言语与语言治疗的特殊儿童。请逐题填写,如有题中描述的问题,请在括号里打"√"。填写完后,可以为儿童提出言语与语言治疗服务的申请。

1.目前配助听器或已植入人工电子耳蜗。　　　　　　　　　　　　　　（　　）

2.对声音没有反应,或常要别人大声说话、靠近说话才有反应。　　　（　　）

3.别人碰触身体、脸部或口腔时,会排斥、躲闪或没有反应。　　　　（　　）

4.吃东西时,口中食物常掉出嘴外,或常流口水。　　　　　　　　　（　　）

5.咀嚼食物或吞咽食物有困难。　　　　　　　　　　　　　　　　　（　　）

6.吃东西或喝水时,容易呛到。　　　　　　　　　　　　　　　　　（　　）

7.只吃某一型食物(如流质状物或饭等)。　　　　　　　　　　　　（　　）

8.吃饭后噪音变得混浊,饭后有呼吸费力的现象。　　　　　　　　　（　　）

9.对声音反应迟钝,不会追踪声音来源或无法分辨生活中的声音。　　（　　）

10.听不懂别人说的话,有时需要加上手势或动作提示才了解。　　　（　　）

11.无法完成连续两个步骤以上的指令(如拍手后摸头)。　　　　　（　　）

12.日常对话有明显困难。　　　　　　　　　　　　　　　　　　　（　　）

13.无法理解别人说的抽象语汇(如"不慌不忙""感激"等)。　　　（　　）

14.上课时听不懂老师讲课的内容或无法回答题。　　　　　　　　　（　　）

15.大部分时间使用非口语方式和别人沟通(如手语、笔谈、手势、动作、图片、沟通板、发脾气或哭叫等)。　　　　　　　　　　　　　　　　　　　　　　　（　　）

16.无法理解或只能部分理解其说的话。　　　　　　　　　　　　　（　　）

17.说时漏掉一些音或发音不标准(如将"鸡"念成"一",将"飞机"说成"灰机"等)。（　　）

18.喜欢大叫或声音严重沙哑。　　　　　　　　　　　　　　　　　（　　）

> 一、收集资料

家长根据自己、教师或其他有关人员的观察,将疑似言语、语言障碍的儿童送往专门的诊断机构,请求进一步的鉴定和诊断。在填写儿童言语与语言治疗转介表的过程中,教师可以了解儿童言语与语言能力的一般情况,搜集儿童可能会出现的问题的资料。从教师提供的转介表数据,语言治疗师可以很快地了解儿童大致的问题,从而有助于语言治疗专业评估的进行。

> 二、系统筛选

筛选由专科医师或言语治疗师进行。筛选是用各种方法对个案的言语与语言状况作出初步判断的一种快速、经济的方法,对可能具有不同言语语言障碍的儿童做进一步的诊断检查。筛选时并不涉及言语、语言障碍的详细情况和病因。检查内容一般可包括:

(1)说出图片所示物体、玩具或者身体不同部分的名称,也可以让儿童数数、说出月份或季节的名称;

(2)看图叙述、回答问题;

(3)重复言语治疗师的词语,听写或抄写等。

当然,如果有专门的筛查工具,操作会更方便。

> 三、临床评估

言语治疗师对筛选出的疑似对象进行进一步的诊断性测验。这种评估通常包括以下几方面的内容:神经检查、听力检查、言语及语言评估、智力测验等。通过上面的综合评定,确定该儿童是否言语与语言障碍;确定障碍的性质和程度如何,造成言语与语言障碍的原因是什么。

评估言语、语言障碍儿童往往需要言语治疗师对儿童的言语与语言进行全面的检查评估,以便确定:①儿童的言语与语言发展状况如何;②儿童是否存在言语与语言障碍,是什么性质的障碍,能否矫治;③造成其言语与语言障碍的原因是什么,如何克服。

> 四、专业团队评估

专业团队由医生、心理学工作者、言语治疗师、特殊教育教师等有关人员组成。诊断出言语与语言障碍儿童后,特殊教育工作者或言语治疗师要根据查到的症状或问题,按实际需要寻求耳鼻喉科医生、矫形外科医生或心理学者的支援,对儿童的病史、发育史、测查结果、言语样本和行为观察记录进行综合评定,最后提出处理儿童语言问题的最佳方案。

> ## 五、制订康复方案

由家长、学校领导、教师、言语治疗师、心理专家和其他相关人员参加的决策会议,确认评估的科学性和公正性,解释并分析说明评估的结果,指出儿童的特殊需要,作出教育安置决定,并根据评估所提供的资料制订出具体的教育教学及康复训练方案。

【思考题】

1.言语评估的目的是什么?

2.言语障碍的诊断工具有哪些?

3.S-S语言发育迟缓评价法中符号形式与指示内容分为几个阶段? 都有哪些内容?

4.语言评估的具体流程有哪些?

# 第八章
# 脑性瘫痪儿童的评估

**内容提要**：本章主要讲述脑性瘫痪儿童的评估，首先对脑性瘫痪进行简单的概述，再从评估目的、评估工具与方法和评估流程三个方面对脑性瘫痪儿童的评估进行具体详细的介绍。

脑性瘫痪（cerebral palsy，CP）简称脑瘫，目前国际上公认脑性瘫痪是由未发育成熟的脑，受到先天性或获得性的各种原因所导致的非进行性损伤所致。我国对脑性瘫痪定义分别为在1988年、2004年、2006年以及2014年提出过四次建议或修改，2014年第六届全国儿童康复、第十三届全国小儿脑性瘫痪康复学术会议，我国对脑瘫进行了最新修改，定义为：脑性瘫痪是一组持续存在的中枢性运动和姿势发育障碍、活动受限综合征，这种综合征是由于发育中的胎儿或婴幼儿脑部非进行性损伤所致。脑性瘫痪的运动障碍常伴有感觉、知觉、认知、交流和行为障碍，以及癫痫和继发性肌肉骨骼问题。

据报道脑性瘫痪发病率在世界范围内没有大的变化，活产儿中约为2.0‰~3.5‰。近50年随着儿科医学迅速发展，围产医学、产科技术、新生儿医学飞速进展，新生儿死亡率、死胎发生率明显下降，这种情况下，导致脑性瘫痪发病率并无减少，并且重症脑性瘫痪的比例有增多趋势，但是脑性瘫痪患儿的康复效果明显提高。专家学者们解释这种现象是由于抢救重危新生儿技术的提高，使许多过去很难存活的早产儿和极低体重儿得以存活，而这些存活下来的儿童，患有脑性瘫痪的机会明显高于足月儿和正常体重儿。国际上认为，儿童终身残疾最常见的原因之一就是脑瘫，据统计显示，每500名新生儿中大约就有1名会患有脑瘫的风险，由此估计全球大约有1700万脑瘫患者。流行病学显示，发达的高收入国家，脑瘫的患病率为2.1‰，而工业化国家患病率大概在2‰~3‰之间。由于我国疆土辽阔，人口众多，同时各地的自然条件、生活习俗、经济发展水平及医疗技术水平之间存在差异，因此脑性瘫痪的发病率及患病率在不同地域存在一定差别，目前仍没有统一定论，2015年发布的《中国脑性瘫痪康复指南》有报道，提到我国脑瘫患病率为2‰~3.5‰。2013年对我国十二个省市的1~6岁儿童脑性瘫痪流行病学调查，最终显示为我国1~6岁儿童的脑性瘫痪发病率为2.48‰，患病率为 2.46‰。男童患病率为 2.64‰,女童患病率为 2.25‰,男童患病率高于女童。脑瘫类型的分布方面,各种类型脑性瘫痪分布从高至低为(依据 2006 年我国脑性瘫痪分型标准):痉挛型 58.85%,混合型 13.17%,不随意运动型 9.79%,肌张力低下型 8.28%,共济失调型 6.25%,强直型 3.39%。

# 第一节　评估目的

脑性瘫痪的评估是脑瘫整个康复过程的重要环节,通过全面评估可以充分了解脑瘫患儿的生理、心理以及社会功能,可以综合分析个人因素和环境因素,以及环境之间的关系对脑瘫患儿病情的影响,可以为设计康复治疗方案的合理性以及康复治疗效果的判定提供充分依据。

脑瘫康复治疗的目的就是利用各种有益的手段,对脑瘫儿童进行全面、多样化的康复治疗和训练,促使他们在运动能力、智力、语言能力、社会适应能力等诸方面得到最大的改善和充分发挥残存功能的作用;最大程度地提高他们的日常生活、心理应变、社会交往、娱乐以及将来接受教育和从事某一适当职业的能力,改善生活质量。康复评估则是对脑瘫患儿的整体功能状况及其水平进行全面的定量和(或)定性描述,并对其患儿整体状态做出合理解释的过程。康复评估是通过收集患儿的病史及其相关信息,使用客观和有效的方法准确地评估功能障碍的种类、性质、部位、范围、严重程度、预后,并通过评估结果,为患儿制订康复治疗计划和评估康复疗效的过程。脑性瘫痪儿童康复评估的目的具体如下:

> 一、判断功能障碍的状况

了解功能障碍的性质、范围、程度。明确引起身体功能和结构损伤是先天性、后天性,还是继发性的。儿童康复科收治的病人大多与先天性因素相关,如脑性瘫痪、孤独症谱系障碍、智力发育障碍、遗传代谢性疾病等;脑炎后遗症、脊髓炎后遗症是后天性的;骨折后制动造成的肌肉失用性萎缩和关节挛缩是继发性的。需要明确并发损害有哪些,是否合并认知、语言言语、行为障碍等。

需要对功能障碍进行全面描述,例如需要明确影响患儿关节活动度变小的原因是痉挛或挛缩,或是由于肌力不足引起的。功能障碍涉及的肢体范围是一侧肢体还是双侧肢体。痉挛和肌力都可以采用标准化评估量表进行评估,确定功能水平和程度。

## 二、制订康复治疗计划

不同性质的功能障碍需要选择不同的治疗措施和方法,因此需要寻找和分析导致功能障碍的原因、限制患儿活动和参与能力的具体因素。不同疾病的功能障碍特点不同,需要选择不同的康复治疗策略和计划。小儿脑性瘫痪以运动障碍为主,孤独症谱系障碍以社会交往障碍为主,智力发育障碍以认知障碍为主。一种疾病的不同亚型,也需要选择不同的康复治疗策略和计划。注意缺陷多动障碍(ADHD)中以注意力缺陷为主型、多动/冲动为主型或混合型的患儿,康复治疗的重点是不同的。选择适当的治疗手段,可以促进功能恢复。在考虑进行自身功能代偿的基础上,强调使用康复辅助器具改变环境因素,进行补偿以提高功能是十分重要的。

## 三、评估康复治疗效果

一个康复治疗的过程至少包括入院后的初期评估、中期评估,出院时的末期评估,有时根据病情、病程等原因可能会有多次中期评估。通过初期评估,找出影响活动和参与能力的主要障碍因素,制订出适宜的康复治疗方案,进行有针对性的康复治疗。中期评估确定康复治疗效果,并根据需要调整康复治疗方案以进行针对性的康复治疗。末期评估对康复治疗进行整体疗效评估,并对社区康复和家庭康复提出具体目标和康复治疗方案。

## 四、帮助判断预后

对功能障碍的动态评估,对结果有一定的预见性,对预后的科学评估可给患儿和家长一定心理准备,可使制订的治疗计划更合理,以便充分地利用各种资源,避免患儿及其家长对康复期望值过高或过低。例如在小儿脑性瘫痪康复中,粗大运动功能分级(GMFCS)应用广泛,GMFCS中Ⅰ~Ⅲ级可独立行走,或在康复辅具帮助下完成功能性行走;Ⅳ~Ⅴ级不能独立行走,仅可在帮助下维持坐位或卧位。

## 五、分析卫生资源的使用效率

如何科学使用现有的康复医疗资源,节省康复治疗费用和达到理想康复治疗效果,是患儿、社会以及医疗保险管理部门共同追寻的目标。功能独立性测量量表(FIM)的临床应用,达到了上述目标,但由于各种原因,FIM在我国尚未得到广泛应用。

## 第二节 评估工具与方法

> **一、身体结构与功能的评估**

身体功能与结构评估包括肌肉、骨骼、神经反射、感知觉、认知觉、运动功能、言语功能,以及精神功能的评估。

**(一)肌张力评估**

肌张力就是肌细胞相互牵引而产生的一种力量,肌肉在静止松弛的状态下呈现的一种紧张的状态叫作肌张力,它是平衡和维持身体各种姿态以及完成各种正常运动的基础,可以表现为很多形式,主要的表现形式有静息性肌张力、姿势性肌张力和运动性肌张力。只有这三种肌张力有机结合、相互协调,才能维持与保证人的正常姿势与运动。肌张力的变化可反映神经系统的成熟程度和损伤程度,一般脑性瘫痪患儿均存在肌张力的异常。肌张力评估的指标量化比较困难,目前评估多从以下几个方面进行(表 8-1)。

表 8-1 肌张力评定分类表

| 检查方法 | | | 评定 | |
|---|---|---|---|---|
| | | | 肌张力亢进 | 肌张力低下 |
| 安静时 | 肌肉形态 | 望诊:肌肉的外观 | 丰满 | 平坦 |
| | 肌肉硬度 | 触诊:肌肉的硬度 | 硬 | 软 |
| | 伸张性 | 过伸展检查、被动检查 | 活动受限 | 关节过展 |
| 活动时 | | | 抗阻力增加 | 抗阻力降低 |
| | 摆动度 | 摆动运动检查 | 振幅减少 | 振幅增加 |
| | 姿势变化 | 姿势性肌张力检查 | 肌紧张 | 无肌紧张变化 |
| | 主动运动 | 主动运动检查 | 过度抵抗 | 关节过度伸展 |

1.静息性肌张力评估

静息性肌张力评估是指肌肉处于安静状态的肌张力评估。检查时患儿保持安静、不活动、精神不紧张,临床多取仰卧位。检查包括肌肉形态、肌肉硬度、肢体运动幅度的改变以及关节伸展度。①通过观察可以判定肌肉形态。②通过触诊可以了解肌肉硬度。③用手固定肢体的近位端关节,被动摆动远位端关节,观察摆动幅度大小,判定肌张力状况。④关节伸展度的检查可通过以下检查和测量进行判断:头部侧向转动试验、头背屈角、臂弹回试验、围巾征、手掌屈角、腘窝角、足背屈角、跟耳试验、股角等。

2.姿势性肌张力评估

姿势性肌张力是在主动运动或被动运动时,姿势变化产生的肌张力,在姿势变化时出现,安静时消失。可以利用四肢的各种姿势变化,观察四肢肌张力的变化;利用各种平衡反应观察躯干肌张力,也可转动小儿头部,发生姿势改变时观察肌张力的变化。不随意运动型脑性瘫痪患儿,姿势变化时肌张力变化明显。

3.运动性肌张力评估

运动性肌张力评估多在身体运动时,观察主动肌与拮抗肌之间的肌张力变化。利用主动或被动伸展四肢时,检查肌张力的变化。

4.异常肌张力的几种主要表现

主要包括以下几种表现:

(1)肌张力低下的典型表现:蛙位姿势,W字姿势,对折姿势,倒U字姿势,外翻或内翻扁平足,站立时腰椎前弯,骨盆固定差而走路左右摇摆似鸭步,翼状肩,膝反张等。

(2)肌张力增高的典型表现:头背屈,角弓反张,下肢交叉,尖足,特殊的坐位姿势,非对称性姿势等。对肌张力增高的传统分级是分为轻度、中度和重度三个等级,比较粗略。目前较为通用的评估标准多采用Ashworth痉挛量表或改良Ashworth痉挛量表,二者都将肌张力分为0-4级,改良Ash-worth量表较Ashworth量表分得更细(表8-2)。

(二)肌力评估

肌力是指肌肉主动运动时的力量、幅度和速度,在全身各个部位,通过一定的动作姿势,分别对各个肌群的肌力作出评估。

1.评估注意事项

(1)局部或全身不同程度的肌力降低:可表现为不能实现抗重力伸展,抗阻力运动差,从而影响运动发育。

(2)对不同肌群的评估:可在全身各个部位,通过一定的动作姿势,分别对各个肌群的肌力作出评估。

(3)评估中所检查的运动方向:主要为屈-伸、内收-外展、内旋-外旋、旋前-旋后。

表 8-2  改良 Ashworth 痉挛量表

| 级别 | 评级标准 |
|---|---|
| 0 | 无肌张力增高 |
| 1 | 肌张力轻度增高:被动运动患侧肢体在 ROM 终末呈现最小阻力或突然卡住 |
| 1+ | 肌张力轻度增高:被动运动患侧肢体在 ROM 后 50% 内突然卡住,然后出现较小的阻力 |
| 2 | 肌张力较明显地增高:被动运动患侧肢体在大部分 ROM 内均有阻力,但仍能比较容易地进行被动运动 |
| 3 | 肌张力显著增高:被动运动患侧肢体在整个 ROM 内均有阻力,被动运动困难 |
| 4 | 僵直:患侧肢体呈僵直状态,不能完成被动运动 |

(4)通常检查的肌群:关节周围肌群以及躯干的肌群。

2.检查方法

肌力检查常用徒手肌力评估和器械肌力评估。

(1)徒手肌力检查(manual muscle testing,MMT):分级标准通常采用六级分级法(表 8-3),也可采用 MMT 肌力检查的详细分级标准,即在六级分级法的基础上以加、减号进行细化的标准。

表 8-3  MMT 肌力分级标准

| 级别 | 名称 | 标准 | 相当正常肌力的% |
|---|---|---|---|
| 0 | 零(Zero,O) | 无可测知的肌肉收缩 | 0 |
| 1 | 微缩(Trace,T) | 有轻微收缩,但不能引起关节活动 | 10 |
| 2 | 差(Poor,P) | 在减重状态下能做关节全范围运动 | 25 |
| 3 | 尚可(Fair,F) | 能抗重力做关节全范围运动,但不能抗阻力 | 50 |
| 4 | 良好(Good,G) | 能抗重力,抗一定阻力运动 | 75 |
| 5 | 正常(Normal,N) | 能抗重力,抗充分阻力运动 | 100 |

(2)器械评估:①等长肌力评估:采用握力计测试握力,用捏压力计或捏力计测试

捏力,用拉力计测试背部肌肉肌力;②等张肌力评估:采用运动负荷方法测定一组肌群在做等张收缩时,能使关节做全幅度运动的最大阻力;③等速肌力测定:采用等速测试仪测定肌肉在进行等速运动时的肌力;④功能肌力评估:采用功能性肌力测试、肌力冲刺测试等测试方法或仪器进行功能性动作时的肌力。

（三）肌耐力评估

肌耐力指人体长时间进行持续肌肉工作的能力,有以下几种评估方法:

（1）运动性肌肉疲劳度测定:最大主动收缩力量和最大做功功率检测;最大刺激肌力检测;表面肌电检测;主观疲劳感检测。

（2）负重抗阻强度测定:是指负重时抗阻力的大小,根据竭尽全力时能做的次数,分为大、中、小三个强度。大强度为 1~3 次,中强度为 6~12 次,小强度为 15 次以上。

（3）动作重复次数测定:是指一组当中动作重复的次数,以组数多少分为三个级别。多组数为 8 组以上,中组数为 4~8 组,少组数为 4 组以下。

（四）关节和骨骼功能评估

1.关节活动度评估

关节活动度（range of motion,ROM）评估是在被动运动下对关节活动范围的测定。当关节活动受限时,还应同时测定主动运动的关节活动范围,并注意被动 ROM 与主动 ROM 的比较。对小年龄组脑性瘫痪患儿通常采用以下评估方法:

（1）头部侧向转动试验:正常时下颌可达肩峰,左右对称,肌张力增高时阻力增大,下颌难以达肩峰。

（2）臂弹回试验:使小儿上肢伸展后,突然松手,正常时在伸展上肢时有抵抗,松手后马上恢复原来的屈曲位置。

（3）围巾征:将小儿手通过前胸拉向对侧肩部,使上臂围绕颈部,尽可能向后拉,观察肘关节是否过中线,新生儿不过中线,4~6 个月小儿过中线。肌张力低下时,手臂会像围巾一样紧紧围在脖子上,无间隙;肌张力增高时肘不过中线。

（4）腘窝角:小儿仰卧位,屈曲大腿使其紧贴到胸腹部,然后伸直小腿,观察大腿与小腿之间的角度。肌张力增高时角度减小,降低时角度增大。正常 4 月龄后应大于90°（1~3 个月 80°~100°、4~6 个月 90°~120°、7~9 个月 110°~160°、10~12 个月150°~170°）。

（5）足背屈角:小儿仰卧位,检查者一手固定小腿远端,另一手托住足底向背推,观察足从中立位开始背屈的角度。肌张力增高时足背屈角减小,降低时足背屈角增大。正常 4~12 月龄为 0°~20°（1~3 个月 60°、3~6 个月 30°~45°、7~12 个月 0~20°）。

（6）跟耳试验：小儿仰卧位，检查者牵拉足部尽量靠向同侧耳部，骨盆不离开床面，观察足跟与髋关节的连线与桌面的角度。正常4月龄后应大于90°，或足跟可触及耳垂。

（7）股角（又称内收肌角）：小儿仰卧位，检查者握住小儿膝部使下肢伸直并缓缓拉向两侧，尽可能达到最大角度，观察两大腿之间的角度，左右两侧不对称时应分别记录。肌张力增高时角度减小，降低时角度增大。正常4月龄后应大于90°（1～3个月40°～80°、4～6个月70°～110°、7～9个月100～140、10～12个月130°～150°）。

（8）牵拉试验：小儿呈仰卧位，检查者握住小儿双手向小儿前上方牵拉，正常小儿5个月时头不再后垂，上肢主动屈肘用力。肌张力低时头后垂，不能主动屈肘。

（9）对于变形与挛缩的评估：脑性瘫痪患儿易发生挛缩，容易出现关节的变形，如斜颈、脊柱侧弯、骨盆的前倾或侧倾、髋关节的脱白或半脱白、膝关节屈曲或过伸展、足的内外翻等。通过被动屈伸及在不同体位下进行关节活动度的检测，通常可以较好地辨别关节是否存在挛缩。变形后容易造成肢体的形态变化，因此，还要注意测量肢体的长度以及肢体的周径等。

2.关节稳定功能评估

（1）关节稳定性评估：应用运动解剖学知识对身体各关节的稳定性进行评估。

（2）髋关节脱位评估：进行X线检查，应用头臼指数（acetabular head index，AHI）评估髋关节脱位的程度，AHI值表示股骨头的大小与髋臼深度相称的状态，头臼指数随着年龄增长而下降，正常值在84～85左右。

（3）髋关节脱位预测：进行X线检查，通过定期观测股骨头偏移百分比（migration percentage，MP）动态预测脑性瘫痪儿童髋关节脱位与半脱位的风险，MP值小于33%为正常，33%～50%为髋关节半脱位，大于50%为全脱位。

（4）骨骼活动功能评估：脑性瘫痪儿童可能存在脊柱、肩胛骨、骨盆带、肢体长骨、腕骨等的活动功能障碍。

（五）反射发育评估

小儿反射发育十分准确地反映中枢神经系统发育情况，是脑性瘫痪诊断与评估的重要手段之一。按神经成熟度，可分为原始反射、姿势反射、平衡反应以及正常情况下诱导不出来的病理反射。

（1）原始反射：脑性瘫痪患儿往往表现为原始反射不出现、亢进或延迟消失，临床常检查觅食反射、吸吮反射、手与足握持反射、拥抱反射、张口反射、跨步反射、踏步反射、侧弯反射等。

（2）姿势反射：人出生后就有抗重力维持立位和能够立位移动的基本能力，这种抗重力维持姿势的平衡、修正姿势的反射总称为姿势反射,大多是无意识的反射活动。人在活动中保持姿势是多个反射协调的结果,所以姿势反射可以反映神经系统的成熟度,是评估运动障碍的根据。根据神经系统发育状况,不同的姿势反射应在不同时期出现、消失或终生存在。姿势反射主要包括原始反射的 ATNR、STNR、TLR,以及各类立直反射、降落伞反射(保护性伸展反射)等。

(3)平衡反应:是最高层次(皮质水平)的反应。当倾斜小儿身体支持面,移动其身体重心时,小儿为了保持平衡,四肢代偿运动,调节肌张力以保持整体的正常姿势。平衡反应的成熟发展,可以使人维持正常姿势。不同体位的平衡反应出现时间不同,终生存在。临床通常检查卧位、坐位、跪立位、立位平衡反应。脑性瘫痪患儿平衡反应出现延迟或异常。

(4)背屈反应:从背后拉立位的小儿使之向后方倾斜,则踝关节和足趾出现背屈,对于无支持的站立和行走十分重要。正常小儿出生后 15~18 个月出现,不出现或出现延迟为异常。

(5)病理反射及牵张反射:锥体系受到损伤时可以诱发出病理反射、牵张反射亢进、踝阵挛、髌阵挛及联合反应等。此外,锥体系及锥体外系损伤都有可能出现联合反应,如主动用力、张口、闭嘴时发生姿势的改变等。在检查评估和治疗中,要尽力避免和减少患儿的联合反应。

(六)步态分析

步态分析是利用力学的原理和人体解剖学知识、生理学知识等对一个人行走的功能状态进行分析的研究方法,用以评估步行的异常,确定治疗方案和判断治疗前后的疗效,评估肢体的伤残程度等。小儿的步行方式与成人基本相似的时期大约是在 2 岁,完全与成人相同则需到 5 岁左右。

儿童步态分析有多种方法,如观察法、足印法、三维步态分析、视觉步态分析等,其中观察法最常用。主要观察踝、膝、髋、骨盆、躯干等在步行周期的表现。

步态分析中常用的基本参数包括:

(1)步长:行走时一侧足跟着地到紧接着的对侧足跟着地的距离;

(2)步幅:行走时一侧足跟着地到该侧足跟再次着地的距离,通常是步长的两倍;

(3)步宽:行走中左、右两足间的距离,通常以足跟中点为测量参考点;

(4)步频:行走中每分钟迈出的步数;

(5)步速:行走时单位时间内在行进的方向上整体移动的直线距离;

(6)步行周期:行走时一侧足跟着地到该侧足跟再次着地的过程为一个步行周期,包含一个支撑相和一个摆动相。

正常情况下,儿童长到1~1.5岁时就可以从扶物行走逐渐发展到独立平稳行走。但是有些儿童由于中枢神经系统、周围神经系统、骨骼肌肉等原因会出现明显的异常步态。儿童常见异常步态有:

(1)臀大肌步态:表现为挺胸、凸腹,躯干后仰,过度伸髋,膝关节绷直或微屈,重力线落在髋关节后方。

(2)臀中肌步态:表现为摆动侧骨盆下降,躯干向支撑腿侧弯。当一侧臀中肌受损者行走时,其处于摆动相的健侧骨盆下降,躯干向患侧弯曲,同时患侧肩关节下掣来代偿;双侧臀中肌无力时,其步态特征为行走时上身左右交替摇摆,状如鸭子,故称为鸭步。

(3)股四头肌步态:表现为避免膝关节过度屈曲,在患侧足跟着地时,臀大肌和小腿三头肌代偿性收缩,使髋关节伸展并将膝关节锁定在过伸展位,支撑相膝关节呈反张状态。

(4)剪刀步态:行走时骨盆前倾,因髋关节内收肌肌张力过高,行走时下肢向前内侧迈出,呈剪刀步或交叉步,双膝内侧常摩擦碰撞,由于腘绳肌张力过高,支撑相膝关节仍保持屈曲,足尖着地,小腿三头肌痉挛则使下肢相对延长,下肢向前摆动时足趾拖地,并以足尖着地方式行走。多见于痉挛性脑瘫患儿。

(七)感知觉评估

感知觉评估包括感觉处理、视觉、听觉、触觉、平衡觉、本体感觉、左右分辨、空间位置与关系、视觉整合、图形背景分辨、深度分辨、形状分辨、地点定向、感觉统合发展能力等评估。

(八)认知觉评估

认知觉评估包括记忆力、理解力、定向能力、分辨能力、注意力、判断力、活动主动性、终止活动能力、排列能力、分类能力、概念形成、空间运用、问题解决能力、学习能力、醒觉层次等评估。

(九)言语功能评估

言语功能评估包括语言发育迟缓、构音障碍的评估。

语言发育迟缓评估:脑性瘫痪语言发育迟缓的评估主要应用"S-S语言发育迟缓评估法",其检查内容包括符号形式与内容指示关系、基础性过程、交流态度三个方面。

运动性构音障碍评估:应用中国康复研究中心运动性构音障碍评估法进行评估,该评估法由李胜利等依据日本运动性构音障碍检查评估法和其他发达国家运动性构音障碍评估理论形成。该评估法包括两项:构音器官检查和构音检查。通过此方法的评估不仅可以检查出脑性瘫痪患儿是否存在运动性构音障碍及程度,而且对治疗计划的制订具有重要的指导作用。

（十）精神功能评估

精神功能评估包括对患儿智力和气质的评估。常用的量表有韦氏智力测验、中国比奈智力量表、皮博迪图片词汇测验、瑞文标准推理测验等。韦氏智力测验是世界上应用最广泛的智力测验诊断量表,我国已进行了修订。对于 3 岁以上的儿童要根据其年龄选用适当的韦氏量表。

（1）韦氏儿童智力量表（Wechasler Intelligence Scale for Children,WISC）:适用于 6 ~16 岁,目前使用的是第Ⅳ版（WISC-Ⅳ）,包括 14 个分测验,分 10 个核心分测验和 4 个补充分测验。

（2）韦氏学龄前儿童智力量表第 4 版中文版（Wechsler Preschool and Primary Scale of Intelligence-Fourth edition-Chinese version,WPPSI-V-CN）适用于 2 岁 6 个月 ~6 岁 11 个月。可用于评估一般智力功能,也可用于评估资优儿童、认知发育迟缓和智力残疾。使用 WPPSI-V-VN 能为早期教育干预提供有价值的信息,如评估入学预备或学习前的问题,或者为存在学习障碍的儿童提供专门的课程。共 13 个分测验,反映五大方面的问题,包括言语理解、视觉空间、流体推理、工作记忆、加工速度,可得出总智商。

（3）中国比奈智力量表:适用于 2 ~18 岁。内容涉及儿童的运动、词汇、记忆、空间知觉等能力,包括言语推理分量表、抽象/视觉推理分量表、数量推理分量表及短时记忆分量表 4 个分量表、15 个分测验,共 51 个项目。

> 二、活动与参与的评估

活动与参与的评估包括粗大运动功能、精细运动功能、日常生活活动功能、交流能力、主要生活领域、社会交往技能的评估。

（一）粗大运动功能发育评估

粗大运动功能发育是指抬头、翻身、坐、爬、站、走、跳等运动发育,是人类最基本的姿势和移动等运动功能的发育。粗大运动功能发育评估主要包括以下几方面:

1.患儿目前的运动发育龄

根据正常小儿的平均运动发育规律判断患儿的运动发育水平,由于患儿在各种体位上的发育未必是平行的,所以要对各种体位的发育分别进行评估与分析,应评估仰卧位、俯卧位、坐位、四点支持位、膝立位、单膝立位、扶持立位、独自立位等各体位上的发育水平,计算出发育商。

2.常用的粗大运动功能评估量表:包括以下量表。

(1)丹佛发育筛查测验(Denver Development Screening Test,DDST)进行筛查测试,Gesell发育诊断量表(Gesell Development Diagnosis Schedules,GDDS)进行发育商检测。上述两量表是对运动发育、社会性发育以及语言发育的全面评估方法,反映儿童,特别是婴幼儿整体发育状况。

(2)新生儿20项行为神经测定(Neonatal Behavioral Neurological Assessment,NBNA):采用NBNA检测新生儿行为能力(6项)、被动肌张力(4项)、主动肌张力(4项)、原始反射(3项)和一般评估(3项),从而早期发现异常,早期干预。

(3)Gm Trust全身运动评估(General Movements Assessment,GMs):采用GMs进行婴儿神经学评估,通过直接评估法或录像评估法对婴儿自发性运动模式进行观察和评估,从而预测高危新生儿后期发展趋势。

(4)Alberta婴儿运动量表(Alberta Infant Motor Scale,AIMS):采用AIMS对正常运动发育、运动发育迟缓及可疑异常运动模式进行监测。

(5)粗大运动功能评估(Gross Motor Function Measure,GMFM):该量表将不同体位的反射、姿势和运动模式分为88项评估指标,共分5个功能区,最后得出原始分(5个能区原始分)、各能区百分比(原始分/总分×100%)、总百分比(各能区百分比相加/5)、目标区分值(选定能区百分比相加/所选能区数),全面评估粗大运动功能状况,被广泛采用。该量表还被修订为66项评估指标。

(6)粗大运动功能分级系统(GMFCS):以自发运动为依据,侧重于坐(躯干控制)和行走功能,按照不同年龄段粗大运动功能特点,分为Ⅰ~Ⅴ级别,级别越高,功能越差。

(7)皮博迪运动发育量表2(Peabody Developmental Motor Scale-Ⅱ,PDMS-2):是目前国内外康复界和儿童康复领域中被广泛应用的一个全面的运动功能评估量表,适用于0~72个月儿童,是一种定量和定性功能评估量表,包括2个相对独立的部分、6个分测试、3个给分等级,最后得出原始分、相当年龄、百分比、标准分(量表分)、综合得来的发育商和总运动商。

(二)精细运动功能评估

精细运动功能(按精细动作发育顺序进行评估协调性、灵巧性、眼球运动、手眼协调功能发育)、肌张力、姿势及反射等的评估。注意:对小年龄组儿童进行肌力评估比较困难,可以将评估融入游戏中,在游戏中进行评估。常用的精细运动评估量表包括:

(1)儿童手功能分级系统(Manual Ability Classification System for children with cerebral palsy,MACS):适用于4~18岁脑性瘫痪儿童,是针对脑性瘫痪儿童在日常生活中操作物品的能力进行分级的系统。旨在描述哪一个级别能够很好地反映儿童在家庭、学校和社区中的日常表现,评估日常活动中的双手参与能力,并非单独评估每一只手。

（2）Peabody 运动发育量表 2（Peabody Developmental Motor Scales-Ⅲ, PDMS-2）：适用于评估 0~72 个月的所有儿童（包括各种原因导致的运动发育障碍儿童）的运动发育水平。用于精细运动功能评估的分测验包括：①抓握分测试：26 项,共 52 分,评估儿童应用手的能力。评估从单手抓握物体开始,逐渐发展到用双手手指的动作。②视觉-运动整合分测试：共 72 项,共 144 分,评估儿童应用视觉感知技能完成一些复杂的手眼协调任务的能力,如伸手抓住一些物体、搭积木、模仿绘画等。可以得出精细运动发育商。

（3）精细运动功能评估量表（Fine Motor Function Measure Scale, FMFM）：属于等距量表,适用于 0~3 岁脑性瘫痪儿童,可判断脑性瘫痪儿童的精细运动功能水平,并且具有良好的信度和效度。量表分为 5 个方面,共有 45 个项目,包括视觉追踪、上肢关节活动能力、抓握能力、操作能力、手眼协调能力,每项为 0~3 分,4 个等级。

（4）Carroll 上肢功能评估（Carroll Upper Extremity Function Test, UEFT）：又称手功能测试,将与日常生活活动有关的上肢动作分成 6 大类,分别为抓、握、侧捏、捏、放置、旋前和旋后,共 33 项,较全面评估手的整体功能。

（5）Melbourne 单侧上肢评估量表（Melbourne Unilateral Upper Limb Assessment）：适用于 2.5~18 岁患有先天性或获得性神经系统疾病儿童的上肢运动功能,脑性瘫痪儿童是其最主要的应用人群,具有良好的信度和效度。量表包括 14 个测试项、30 个评分项,共测试关节活动度、准确度、灵巧性、流畅性四个运动质量要素分测试。

（6）上肢技巧质量评估量表（Quality Of Upper Extremity Skills Test, QUEST）：加拿大人制订,适用于 18 月~8 岁痉挛型脑性瘫痪,主要对儿童手技巧质量进行评估,多用于肉毒素注射的疗效评估。

（7）偏瘫儿童手功能评估：包括抓握评估、双手活动时患手功能的评估、实体觉的评估等。

（8）AHA 量表（Development of the Assisting Hand Assessment）：专门针对 18 月~12 岁偏瘫和臂丛神经损伤儿童的评估量表。该量表测试瘫痪侧上肢对双手活动的影响,在轻松的状态下观察患儿双手间传递玩具的情况。

（9）House 上肢实用功能分级法：九个级别的分类方法能判断上肢功能的水平和功能基线。

（10）参照粗大运动功能分级系统而制定的 Bimanual 精细运动分级方法：适用于各个年龄段的脑性瘫痪儿童,主要特点是可以同时判断单手和双手的功能。

（11）Mital Sakellarides 分级系统：用于评估拇指内收和屈曲肌群的痉挛和挛缩状态。

（三）日常生活活动功能评估

日常生活活动能力评估包括自理、功能性活动、家务及认知与交流等方面的评估：①自理活动：包括进食、穿衣、个人卫生（刷牙、洗脸、洗澡、洗头、梳头、化妆、剃须、剪指甲等）、如厕（进出厕所、穿脱衣裤、大小便的控制、便后清洁、厕所冲洗等）；②功能性活动：包括床上运动、转移、行走、交通工具的使用；③家务方面：包括购物、炊事、洗衣、打扫卫生、使用家具及家用电器、安排家庭财务等；④交流与认知方面：包括理解、表达、阅读、书写、听广播、看电视、打电话、使用电脑、记忆、解决问题、社会交往等。常用的评估量表包括：

（1）儿童功能独立性评估量表（Wee Function Independent Measurement，WeeFIM）：可评估儿童功能障碍的程度以及看护者对儿童进行辅助的种类和数量。广泛应用于特殊需求儿童功能水平评估、康复计划制订以及疗效评估。

（2）儿童能力评估量表（Pediatric Evaluation of Disability Inventory，PEDI）：是针对儿童功能障碍开发的量表，目前在美国、荷兰、德国、日本、瑞典、澳大利亚等国家被广泛应用于评估自理能力、移动及社会功能三方面活动受限的程度及功能变化与年龄间的关系，可有效检测功能障碍儿童每个领域或能区的损伤情况、判断康复疗效、制订康复计划和指导康复训练。适用于 6 个月~7.5 岁的儿童及其能力低于 7.5 岁水平的儿童。量表由功能性技巧（197 项）、照顾者援助（20 项）及调整项目（20 项）三大部分组成。评估者可通过观察儿童的实际操作能力以及询问家长、看护者有关儿童的能力情况来获得 PEDI 得分。

（3）日常生活活动能力评估量表：包括个人卫生动作、进食动作、更衣动作、排便动作、器具使用、认识交流动作、床上动作、移动动作、步行动作共 9 部分,50 项内容。

（四）交流能力评估

交流能力评估包括理解能力和表达能力的评估。可依据格塞尔发育诊断量表、贝利婴幼儿发展量表中智力量表、S-S 语言发育迟缓评估、构音障碍评估量表中有关交流能力部分的得分做出评估。

（五）主要生活领域的评估

生活领域的评估包括教育和经济生活的评估。教育评估是指评估患儿接受教育的情况。经济生活的评估是指评估患儿独自或同他人一起时,有目的、持续地参与活动,使用物品、玩具、材料或游戏程序的能力,主要是对患儿游戏能力的评估。

（六）社会交往技能评估

社会交往技能包括适应行为、两人之间的关系、集体中的人际关系、规则的遵守等评估。其中心理行为评估包括情绪、自制力、自我概念、行为等评估。常用的量表包括：

（1）文兰德适应能力量表（VIneland Adaptive Behavior Scales，VABS）：适用于0~18岁。包括交流沟通、生活能力、社会交往、动作能力及问题行为5个分测验。评估时可根据特定的目的选择全部或其中某个分测验。

（2）婴儿—初中生社会生活能力评估：适用于6个月至14岁的儿童，包括独立生活、运动能力、作业能力、交往能力、参加集体活动、自我管理能力六部分的132个项目。由家长或每天照料人根据相应年龄逐项填写，≥10分为正常。

（3）儿童适应行为评估：用于评估儿童适应行为发展水平，适用于3~12岁低智力儿童或正常儿童。包括独立功能因子（感觉运动、生活自理、劳动技能和经济活动4个分量表）、认知功能因子（语言发展和时空定向2个分量表）、社会/自制因子（个人取向和社会责任2个分量表）。5岁以下儿童可免评劳动技能和经济活动分量表，此量表做零分处理。7岁以上正常儿童可免评感觉运动分量表，此分量表按满分计算。对有躯体或怀疑智力障碍儿童则不能免去该分量表的评估。适应行为离差商（Adaptive Development Quotient，ADQ）大于等于85为适应行为正常，70~84为适应行为边界，小于等于69为适应行为缺损。

> 三、环境评估

环境评估包括针对脑性瘫痪儿童矫形器和辅助用具的评估，医院或康复机构、家庭环境评估以及社区人工环境评估，康复治疗人员、学校老师及同学、社区人员、家长及家庭成员等的态度的评估。重点针对脑性瘫痪儿童的功能水平，对其即将回归的环境进行实地考察、分析，以了解儿童在实际生活环境中活动完成情况、舒适程度及安全性，准确找出影响其活动的因素，向儿童所在的家庭、社区（包括幼儿园、学校）及政府机构提供环境改造的适当建议和科学依据，最大限度地提高其功能水平和独立性。

（一）辅助器具评估

辅助器具评估应结合儿童的身体功能与结构，根据活动、参与等需求目标，对预选的辅助器具进行评估；评估辅助器具对儿童身体功能的要求，平衡辅助器具作用与儿童的需求之间的差异。先进行试用以了解辅助器具能不能满足儿童的需要。使用辅助器具进行训练后需再次评估，以了解是否达到了预期的作用，儿童能否正常使用，是否需要改良,有无安全方面的顾虑等,如存在问题应及时进行处理。

（二）家庭环境评估

家庭环境是儿童主要的活动环境,几乎大部分设施都与儿童的活动有关。障碍儿童回归家庭后,或多或少存在不同的功能障碍,因此,家庭环境必须有针对性地设计和改造,符合无障碍要求,达到使儿童在室内的活动安全、高效和舒适的目的,才能方便其生活。评估可以根据调查问卷和儿童及其家长交谈,必要时进行家访,家访时儿童及其家长应在现场。观察的主要内容包括两大部分,即住宅的外部结构和内部结构,主要考察人口、楼梯、地面、家用电器的安全性、浴室安全性、电源插座的位置、电话及紧急出口等。

（三）社区环境评估

在社区环境评估中,障碍者能否利用交通工具以及各种社区服务是两个重点。人行道、斜坡、扶手、路边石、台阶、人口、走廊、洗手间、公用电话使用等都必须符合无障碍原则,便于特殊需要儿童使用。

（四）人文环境评估

主要包括脑性瘫痪儿童接受康复、教育、社会交往及生活环境中的人文环境,如康复机构、幼儿园、学校、社区、家庭以及社会各类人员的态度,政府及相关机构的法律、法规及政策等。

> 四、其他方面的评估

脑性瘫痪患儿还可伴有言语语言障碍、听力障碍、视觉障碍、智力障碍、心理行为异常等,因此,应根据患儿临床表现和需求,进行言语语言、听觉、视觉、智力、心理行为评估和步态分析等,同时进行日常生活活动能力及独立生活能力、学习能力、交流能力、辅助器具使用情况、家庭及学校环境等的评估。可以根据儿童发育不同阶段的关键年龄所应具备的标准,参考和应用各类量表以及相关设备进行评估。

> 五、ICF-CY 评估

国际功能、残疾与健康评估青少年版（International Classification of Functioning, disability and health：Children and Youth version：ICF-CY）,ICF-CY 是世界卫生组织所倡导的,广泛适用的评估系统及康复理念的框架模式。目前,世界卫生组织已编制出脑性瘫痪的 ICF-CY 核心分类组合,包括 5 个版本:综合版核心分类组合类目 135 条类目。简明通用版核心分类组合类目 25 条类目。3 个年龄段简明版核心分类组合为:小于 6 岁组 31 条类目;6~14 岁组 35 条类目;14~18 岁组 37 条类目。提倡应用 ICF-CY 的理念认识小儿脑性瘫痪及其相关因素,采取全面、正确的康复措施。

# 第三节 评估流程

评估一般从家长的主诉开始,根据收集的病史资料和对患儿的观察,全面地获得患儿身体功能与结构、活动和参与、家庭和社会环境相关信息,综合地掌握患儿运动、语言、社交、个性方面的能力。根据患儿的具体情况选择相应的检查方法和评估工具。脑性瘫痪的临床症状复杂,不可能通过一次评估就能全面了解其障碍的全部情况,也不能凭借一次评估就决定长期治疗方案。一个疗程或治疗周期,评估应分如下三个步骤:

> **一、初期评估**

初期评估是在刚刚接触患儿时对其进行的评估,在接触之前应先与患儿建立良好的关系,可使用吹泡泡、拨浪鼓等简单有效地吸引患儿并同时进行视觉注意、够取、抓握等能力的测试。由于患儿的恐惧感和紧张感,在进行评估的过程中往往不能表现出其实际的运动发育水平,评估的结果可能不会十分准确,初期评估着重于评估功能和能力障碍,制订相应的康复训练计划,康复治疗师要注意在治疗中详细观察患儿对治疗的反应,判断治疗的方法和手段正确与否,找出不当之处,为中期评估作准备。

> **二、中期评估**

在经过初期评估的一段治疗时间后,一般一个月后,要对患儿进行再次评估。此次评估重点是评估在前一段时间治疗中患儿的反应和变化,检验治疗的有效性。根据患儿的反应和变化及治疗的效果决定原来的治疗方法和手段中有哪些是可以保留的,哪些是需要改变的,据此调整治疗方案。

中期评估要根据患儿治疗过程中的状况,采取多次评估的方式,一般每 3~4 周进行一次。中期评估要以团队的形式进行,包括康复医师、治疗师、护士、家属等,共同讨论评估结果、治疗的有效性和实施的障碍,结合患儿本身的感受和家长的诉求,制订治疗目标以及康复治疗方案。在治疗过程中如有特殊情况或大的病情变化等要进行即时评估。

> ## 三、末期评估

其目的是掌握患儿一个康复治疗周期的效果,以及目前仍存在的问题,对患儿今后的治疗和社区及家庭康复提出具体建议,并指导家长如何进行家庭疗育。

【思考题】

1.脑瘫儿童肌力和肌张力之间如何互相影响的?

2.脑瘫儿童肌张力和关节活动度之间处于一种什么样的平衡状态?在治疗中有什么启发?

3.脑瘫儿童的步态分析过程与正常儿童的步态分析过程有什么不同?

# 第九章

# 孤独症谱系障碍儿童的评估

**内容提要:**本章主要讲述孤独症谱系障碍儿童的评估目的、评估工具与方法,以及评估流程。

20 世纪 80 年代末期孤独症在我国被普遍认识,从 1985 年起,我国对孤独症的研究逐渐增多,如从生物学、行为学、认知水平和教育康复等方面,但大部分的研究是在医学、孤独症儿童诊断、直接干预的案例等方面的研究。

孤独症是一种发展性残障。对于发展性残障的诊断,一般包括医学测试和临床观察两种模式。但至今人们还未能明确孤独症的发病机制,也还未发现其特有的生理指标,而且孤独症一般表现为儿童发展的迟缓与中断,以及与众不同的古怪行为,所以在临床诊断过程中主要使用的是发展心理学的比较方法和对孤独症个体病理症状和行为模式加以观察分析的方法。由此可见,孤独症作为一种严重的发展性残障,其诊断与评估具有相当的复杂性。世界各国的学者在近三四十年来不断地探索孤独症的诊断与评估方法,并发展出相应的工具与量表。

## 第一节 评估目的

我们要分辨诊断和评估。诊断是把儿童的共同症状归类,以让专业人士能将儿童列入某类别,如孤独症。然而,这些资料通常不足以让我们了解儿童独特的学习强项和弱项,而这个了解儿童特性的过程则称为评估。

个别化教育服务实施程序为接案—教育评估—拟订 IEP—教学—再评估,教学前评估是孤独症儿童教学的基点,是对教学效果的检验和未来教学的依据。评估对孤独症儿童作用主要有两个面向,其一是通过评估,确定教学目标;其二是通过评估确定行为功能。

## 第二节　评估工具与方法

孤独症谱系障碍儿童的评估方法日趋多元,目前,较为常用的评估方法包括:标准化测验评估、课程本位评估、生态评估、动态评估、功能性评估。

> 一、标准化测验评估

（一）定义

标准化测验评估是指借助标准化的测验工具,按照统一的程序实测、评分与解释分数,以了解儿童某项能力或学习成就水平的评估方法。一般来说,标准化测验评估对学生学过的内容或完成的任务做出终结性评价,可以回答:

（1）学生测验分数的多少。

（2）学生的表现与同龄组的学生相比较如何。

（3）学生在某学科或某领域的能力或学业成就处于何种水平。

（二）标准化测验评估的类型

1.常模参照评估

是以已建立的常模（是指某年级、某年龄或具有某种共同特征的被试团体,在某一测验上实际达到的平均水平）为标准,衡量学生在特定团体中的相对位置,并以此来解释分数的意义。常模参照评估的分数通常为导出分数,即将原始分数进行转化后的得分,如百分位数、标准分数等,这些分数可表明每个学生在常模团体中的相对位置（如:某个学生瑞文推理测验的百分位数为 90%,由此可知,他的智商高于 90% 的同龄儿童）。

2.标准参照评估

没有制定常模,但确定了一些评判的标准,如掌握/未掌握、合格/不合格,以此来解释测验结果。标准参照评估的分数呈现方式通常是学生在每个目标上做对的题目数,并根据确定的标准来解释学生的成绩,比如是否合格或通过（如:驾驶员等资格类测验,主要是为了确定谁达到了从事某类工作的最低资格）。

常模参照评估和标准参照评估二者各有其优缺点,都是特殊儿童诊断与评估中不可缺少的评估方式,标准参照评估过程的标准化要求低于常模参照评估。常模参照评估主要用于儿童的鉴定,能按照一定比例筛选出某类儿童及对其分类;标准参照评估主要用于了解儿童的能力或知识的掌握水平(对教学目标的掌握情况),能对儿童的学习困难进行个别评估,并为教师的教学提供参考。

(三)标准化测验评估的评析

1.优点

(1)了解儿童相对于常模或特定标准的能力发展或成就水平。

(2)为特殊儿童的筛查、鉴定工作提供重要参考信息。

2.局限

(1)标准化常模参照测验量表大都以中等能力的普通学生为常模而编制,对处于两个极端的学生缺乏鉴别力,较少考量到特殊儿童的身心特点,可能难以真实反映其实际能力或发展水平。

(2)标准化测验评估不是来自学校课程,对特殊学生而言,主要在于执行鉴定的功能,对于学习方案的拟订没有太大的帮助。

> 　二、课程本位评估

(一)定义

课程在广义上是指为达到一定的目的,有计划地、系统地为儿童提供的各种活动经验;狭义上仅指某一门学科,各门学科的具体内容就是教材。

课程本位评估是基于学生目前的课程表现来决定他们的教学需要,以提供教学者快速而有效的信息,是教学与评量并重的;是一种非正式的评量技术,与正式测验不同。课程本位评估是整合课程、教学与测验的一种教学评估模式,是一种非正式的评估技术,即根据学生目前的课程表现来决定他们的教学需要,给施教者提供快速而有效的信息,强调教学与评估并重,其重点在于将测量所获得的资料直接运用于教学中。根据孤独症谱系障碍儿童的年龄阶段不同,所选择的评估课程不同,用于孤独症谱系障碍儿童的课程包括:发展性课程、适应性功能课程、环境生态课程、支持性课程。

(二)课程本位评估的方法

1.观察

观察法可分为两种,有系统的和无系统的。有系统的观察是有预定行为的观察。这种观察法能够精确做出评量,但较为费时。无系统的观察是未依严谨的程序去观察行为。这种观察法可以帮助系统性地观察产生一个行为目标的过程,但可能观察到不具有代表性的行为,且观察者对于个人行为的定义可能不够正确精细,很可能流于主观或个人偏见。

2.测验

测验的来源有两种,一是商业出版品,另一为教师自编的测验。商业出版品最基本的问题在于测试内容与上课内容未必完全相符合。教师自编测验在提供学习表现的讯息有四项潜在的优点:

(1)这种测验能够符合教学内容;

(2)教师可以提供多样复合且可互换的测验形式;

(3)教师能够察觉学生学习上小小的改变而调整评量;

(4)可依照目前的教学进度和需要弹性设计所需的评量。

3.主观印象

指基于非系统化的资料搜集(或全然无资料)或未经界定的标准,来对个人下一个结论,包括评定量表、面谈及临床的主观印象。

(三)课程本位评估的评析

1.优点

(1)评量与教学能够紧密地结合;

(2)编制过程简单易行;

(3)评量讯息简单明白易于沟通;

(4)不易产生负面标记的问题;

(5)能因应个别差异进行评量。

2.局限

(1)信度和效度通常不是很理想;

(2)测验品质良莠不齐。

> 三、生态评估

(一)定义

依照生态学的观点来说,个体的行为是个体与其所处环境因素互动作用的产物。所以生态学的评量就是针对个体与其所处环境中各项因素进行评量的过程。换言之,生态评量是一种通过观察与其他搜集资料的方式,直接针对个体在其所属的各项环境(家庭、学校及社区等)中所表现出的各种能力进行评量分析,以利于教学目标及内容设计的过程。

此评量模式的最终目的在于教导个体适当的社会性行为,协助个体社会化,以达到教育机会均等的理想。

### (二)生态评估的特性

评量重点以学生目前及未来可能接触的环境为范围:这些环境范围包括学校、家庭、社区商店、工作场所和休闲娱乐设施。

生态评估是一个别化的评量过程:由于每位学生所处的环境范围不尽相同,因而专家学者和老师会个别评估学生的各项环境,以了解和决定个别学生的教育需求。

特别强调协助学生成功地适应,事实上,生态评量不仅着重于学生适应某一环境所需具备的能力,而且更强调如何通过各种形式的辅助,帮助学生成功地适应与参与。

### (三)生态评估与传统评估差异

在评量结果上,传统评量只能反映出儿童的困境,而生态评量能反映出儿童在教师情境的适应行为。

在评量工具的使用上,传统评量是以特定的评量工具评量儿童,而生态评量是以理解式的评量及适性评量工具评量儿童。

在评量方式上,传统评量的评量及介入方式须受社会系统的认同,而生态评量的评量方式是参与儿童的社会系统。

在评量环境选择上,传统评量只评量儿童在教室内的情形,而生态评量包括学生所有的自然情境。

在评量资料上,传统评量只供短程教室内教学计划参考,而生态评量中评量资料可供长程社区教育计划参考。

在评量生态环境中,传统评量是将儿童与社区辅助性的评量分开,而生态评量是将儿童与父母的评量统合进行。

### (四)生态评估搜集资料的方式

1.直接观察

有计划地观察特定学生,并将观察结果记录下来。

2.记录分析

依照原有的记录表或是其他现存资料加以分析整理。

3.访谈

与学生本人、同学、家长、师长或其他人员等访谈。

4.心理的教育测量

采用正式的或非正式的测量工具。

由访谈者问被访谈者问题来进行评量,问个案在特定的情境中所被观察到的特定行为,所问到的行为都加以定义,避免抽象的问题,将各种情境中的具体实例予以组织,以有系统地获得可能出现的沟通功能。

（五）生态评估评析

1.优点

（1）具功能性。生态评量完全以学生的实际生活环境为主要的评量重点,因此其评量结果较具功能性。

（2）强调个别化。生态评量无障碍程度之分,着重不同学生的个别需求。

（3）提供学生潜能的评量。生态评量在发掘更有利于学生参与环境的条件,其目的在发现学生的学习潜能,帮助学生生活在最少限制的环境中。

（4）评量与教学紧密相关。生态评量的目的即为教学铺路,因此评量结果与教学之间的关系密切,评量结果可做教学内容设计的一环。

2.局限

（1）评量耗时费力。生态评量是一种个别化评量,需亲自针对个别学生在所处各种生活环境中进行,而且需与许多人进行晤谈,工作量较大。

（2）生态环境难以成为教学情境。可能由于行政协调或情境限制,学生的生态环境往往难以成为适当的教学情境。

（3）个别化教学难以完全掌握。每个个案的行为表现不同,适合的教学模式不尽相同,而特殊教育教师往往一堂课要面对 5 位以上的学生,使得个别化教学推行受阻。

（4）辅具的设计问题。辅具设计往往并非特殊教育教师的专长,因此常需要求助其他的专业人员,由于目前国内专业人员数量不足,常常难以取得适当配合。

（六）生态评估在特殊教育上的应用

教师在教导学生沟通技能之前,必须结合学生本人、父母及其他相关人员共同确认沟通需求评估,才能找出学生在各种情境所具备的沟通能力。如果该学生缺乏口语沟通的能力,但评估结果指出学生需要具备在工作场合中寻求协助的沟通技巧,且将"教导学生以某种方式求助"列为教学目标,则教师可以教导学生通过某些方式达到求助的目的,更重要的是教会周围的人了解该生行为所代表的意义,以做出适当的回应。

因此,运用生态评量的观念与策略对特殊需求学生在各项环境中表现出来的各种能力进行分析,进而提供有利其行为改善的环境和活动,协助学生有机会、有能力参与学校、家庭或社区中的任何活动,特别适用于中重度障碍的学生。

> ## 四、功能性评估

### (一)基本原理

问题行为是儿童与他所处环境在互动的情况下发生的;问题行为具有目的和意义,对儿童而言,行为的存在具有功能。

### (二)定义

功能性评估是一种搜集行为资料并分析其行为功能的过程。它的目的是要经由有效归集资料与分析,来增进行为支持或介入的效果。借由各种资料搜集的方法找出影响问题行为的各种功能性关系,为建立积极有效的行为干预方案打下基础。

### (三)评估目的

功能性评量的目的不仅是降低问题行为发生,更重要的是明确行为结构和功能,进而发展恰当的行为。功能性评估不只要看行为发出者,更要分析出行为和情境的关系,来预估在什么样的情境和条件下行为发生或不发生。功能性评估的目标在于诊断问题行为的原因,进而发展为行为干预计划,有效地改善儿童的行为问题。

> ## 五、动态评估

### (一)定义

动态评估是通过介绍评量内容与方式的特性,并给予必要的指导或协助,使受试者的操作水平提高。在评量过程中,所提供的协助程度与方式,是经由评量者与受试者间频繁的双向互动结果来决定,是一个跨越多个时间点以侦测受试者在表现上之演变的一种结合教学与诊断的评量。

### (二)动态评量的目的

(1)评估受试者"目前"所表现的水平;

(2)评估受试者是"如何"达到目前的水平;

(3)评估受试者"可能"可以达到的水平。

### (三)动态评量的特征

(1)施测程序可依实际需要而改变;

（2）重视情绪、动机、社会文化因素对受试者的影响；

（3）它是耗时、重质、没有歧视、不参照任何标准（如常模参照、效标参照），很人性化、较少挫折感的评量。

# 第三节　评估流程

> ## 一、标准化测验评估

（一）测验的编制

其流程是：确定使用测验分数的目的→确定可代表该结构的行为→准备一套测验的详细说明，确定步骤 2 的每种行为的项目比例→编写最初的项目→项目检查→初步项目试测→正式施测→确定项目分数的统计特征，在适当条件下，删除不满足预定标准的项目→设计测验项目的最终形式，分析测验的信效度→编制测验实施、评分及分数解释指南。

（二）测验的选择

根据评估目的选择合适的、性能良好的测验工具。要选择适合特殊儿童的测验，尽可能选择专门的特殊儿童测验。对于一般的标准化测验，应根据特殊儿童的身心特点适当调整施测方法，但解释分数须谨慎。

（三）施测过程中误差的控制

第一，做好测验前的各项准备工作；第二，认真按照指导手册实施测验（严格遵照指导语操作）；第三，控制来自受测者的误差。

（四）测验分数的解释

第一，根据测验指导手册，客观评分和谨慎解释测验结果。第二，应考量对方的承受力和理解力。第三，应提供一定的教育和治疗建议。

> ## 二、课程本位评估

Jones 和 Southern 曾指出很多学者提出各种特定实施"课程本位评估"的程序，但在这些模式中有些阶段是共通的，包括：分析课程，决定每位学生目前的表现水平，选择特定的目标行为和成就标准，设计评量程序，收集和呈现资料，作教育性决定。

（一）分析课程

分析学生学业困难应先由分析学生的课程着手。基于实施课程本位评估的目的，分析课程包括探究课程知识和能力的安排、评估课程知识和能力之间的逻辑关系、关键性地检视课程上的教学活动，以及评估学生在课程上所需的成就表现或能力。确认评量目的后，需要分析课程，因为课程若未经彻底分析，就无法形成适当的评量流程。有些评量目的（如监控学生的进步情形）需要准备好某些行为的目标，所以需明确定义合适的个人教学目标。

（二）决定每位学生目前的表现水平

决定学生目前的表现水平是一项从各方面合并资料的过程，包括成就表现的资料（个别学生的特性）、教师对学生的经验和观察，以及学生的特性（如被动、分心、推论有困难）。为收集适合对个别学生作教学决定的资料，可从下列四方面着手：考虑记录和文件（如永久性的记录、个别化教育计划）；咨询了解学生状况的教师；直接评量学生，因为转介学生的教师通常并未评估学生目前在课程上的能力水平；为了验证成就表现水平和标准的效度，应考量其他能力不错学生的成就表现，并作学习上的比较。

（三）选择特定的目标行为和成就标准

这是关键的一步。教师须确认能够被观察到的目标行为和有意义的学业成就指标。如果符合下列条件，即依据可观察的和可测量的方式来界定行为，决定精细的、可接受的成就表现标准，在成就改变上目标行为应该是敏感的，那么目标行为成就表现上的改变，就可代表是学业成就上的改变。该目标行为的效度应该不会受到经常性测量的影响。教师必须选择可以观察和测验、能用以显示教学问题上改变目标行为。

（四）设计评量程序

选择目标行为的过程会受到所使用程序的实质程度的影响。教师需要经常性地实施评量，但是不可因花费时间而懒于实施。教师首先需关心的课题在于设计一套实施评量却融于教学的系统。其次是关于评量的内容为何？评量应该包括探测以决定先前习得的技能是否有保留，以及是否教学作用能类化以促进相关或高层次能力的学习。为了有效实施评量，探测必须事先准备；针对特定能力或次能力；容易施行；长到足以可靠地评估学生的成就。至于实施测验探测过程的范围可以融入例行性的教学中，增加教学直接针对目标行为的机会，以及例行性地评价教学效果。至于发展适当的评量程序，在分配时间时，教师须考虑到该花多少时间来发展或找到一个适当的测验程序、要花多少时间执行此评量，以及花费多少时间来评量学生的成果表现。

（五）收集和呈现资料

1.收集资料

资料收集需要考虑以下三方面：

（1）标准化程序。标准化指的是执行评量时的一致性，而且使用教师想要的指示语、材料及条件来执行。

（2）测验及探测的指导语。指导语应该要清楚、简单并针对关键，包括如果他们是猜测时是否会被扣分；要告诉学生有多少时间能用；若问题间有不同计分，要告诉学生每个正确答案所能得的分数，共有多少题，结果是否会记入成绩中。如果学生对于未能完成所有题项而感到挫折，老师就要说明这个测验包含许多题目，是任何一位学生都无法完成的。

（3）避免作弊。由于作弊会系统性地改变推论的正确性，因此应避免作弊的发生。

2.呈现资料

一般资料的呈现方式主要以图表的形式，在长时间收集大量时间序列的数量资料，通常会用图表来显示其结果。一旦教师要观察一位学生的学习表现是否随着时间进步时，使用图表是很恰当的方式。记录表作为一种辅助的方式存在，因为它不能将学生进展情况明显地传达给他人，虽然绘制图表及分析资料会耗时，但是使用图表更容易让教师沟通其学生的进展情形。另外，绘制图表时，也会进一步分析其进步的状况。

（六）作教育性决定

一旦资料分析完成后，教师必须使用资料作有关每位学生教学成效的决定。依据学生成就表现资料的形式和教学时学生成就表现的本质，教师可以合理地选择介入。对学生作出决定（教什么，如何教，在哪里教）是困难的，但这是教师工作很重要的一部分。

> 三、生态评估

（一）生态评估过程

1.确认学生所处的各项环境

这些环境可能包括家庭、学校、社区等。

2.针对每项特定环境设立任务评量表

例如针对家庭环境中的吃饭活动，包含协助安排餐具、自行吃饭、收拾餐具及处理桌面等任务设计的评量表。

3.针对某一特定的环境进行各种可能活动的分析

找出进行这些活动所需的技能与辅助器材,并将其纳入教学设计中。不需要针对每一环境中的每项活动进行分析,而是选择与未来教学最具关联的项目进行分析。

4.进行所需技能的工作分析与差异分析

包括:①针对学生的家人、同学在完成这些工作过程中所表现的各种行为进行工作分析;②让学生实际操作各项工作,再将其表现与前项步骤的工作分析记录作比较分析。

5.设计教学内容

前项过程所得到的差异分析结果,正是教师设计教学内容时最佳的教学目标。

6.教学

一旦教学内容设计完成后,教师就可以开始进行教学。

(二)生态评估的步骤

1.搜集资料

通过对学生、家长、照顾者等最了解学生情况的人进行访谈、观察、测量和记录等方式搜集资料。

2.进行生态分析

实地对个案现在及未来可能的生活环境进行评估,以了解个案的生活问题与需求。依个案的状况,设计生态评估内容,以方便整个评量过程的进行和记录。

(1)找出学生主要的生活领域。

(2)找出次要的生活领域。

(3)分析次要环境中常做/喜欢做的活动。

(4)评量活动中所须技能。

(5)评量学生当前表现。

(6)评估所需的辅助(生态评量访谈表)。

3.列出教学目标

将学生的需求,以教学目标的形式一一列出。

4.设计教学内容

依据教学目标设计教学内容。

5.教学

依照教学设计内容进行教学。

> **四、功能性评估**

**（一）功能性评估的过程**

（1）清晰地描述问题。

（2）确定事件、时间、情境。

（3）确定维持问题行为的行为后果

（4）提出一种以上的假设或陈述。

（5）收集支持假设的直接观察材料。

**（二）功能性评估中需要了解的信息**

（1）前提事件（A），它是引发行为的有效原因，包括发生的情况（4W）、前事、先兆三个方面。

（2）行为反应（B），即在前提事件的作用下个体做出的反应，同时也包括个体自身的机体变量。

（3）行为后果（C），它是随着行为反应而发生的后果事件，包括沟通要求、引起注意、获得具体食物、获得感官刺激、逃避事情、发泄情绪及多重功能等方面。

**（三）功能性评估的实施方法**

**1.询问法**

通过直接询问儿童获得信息。

（1）告诉我发生了什么事情。

（2）（如果必要）在哪里发生的？

（3）（如果必要）什么时候发生的？

（4）（问题行为的名称）多久发生一次？

（5）（问题行为的名称）持续了多久？

（6）你认为是什么使你做出那样的行为（问题行为的描述）？

（7）在你做出那样的行为（问题行为的描述）之前，你想到什么？

（8）在你做出那样的行为（问题行为的描述）之前，你的感觉是怎样的？

（9）在（问题行为的名称）开始之前，发生了什么事情？

（10）在你做出（问题行为的名称）之后，通常又会发生什么事情呢？

（11）做出什么改变会使（问题行为的名称）不再发生？

2.直接观察法

通过自然环境中的观察，获取并记录一手资料，并对行为发生的前事刺激、行为的形态、行为的结果进行如实记录。

3.功能分析法

一种行为分析的程序，用以判定行为的发生与某种事件之间的关系，进而找出个体从事某种行为的目的。

（1）操控前因事件。主要是在行为问题出现前，操控前因事件的变化，如提出特别的要求、要求儿童参加某一活动、在特别的情境下实施互动，或者是留下儿童独处。进行这些活动是为了测试在这些情境下问题行为是否会发生。

（2）操控问题行为的行为后果。针对特定的问题行为，安排不同的情境和特定的行为后果，借以观察问题行为是否会停止。例如，大人在做事时，告诉小孩单独游戏。如果开始产生尖叫，大人可以提供短暂的注意（不要尖叫，目前是游戏的时间），观察行为问题是否会因而停止。如果给予特别的行为后果后，问题行为会更高频率地发生，我们就可以指出这些行为后果可能维持着行为。

（3）同时操控前因事件和行为后果。主要是对于问题行为发生之前的前因事件与发生后的后果变项同时进行控制。

功能性分析中设计不同的情境，包括以下五种：

（1）让儿童独处。儿童被置于不含玩具或其他物品的观察室里。观察室里只有观察者和儿童。观察者不刻意安排任何情境，也不给予任何指示与互动，对行为问题也不处理。主要是测试问题行为的发生是不是因为自我强化与自我刺激才出现的。

（2）给予注意。观察者在儿童出现问题行为后立刻表示关心、反对以及肢体接触，例如：马上跑过去跟他说："停下来！"通常不超过30秒，主要是为了测试问题行为的发生是不是因为儿童想要吸引他人的注意。

（3）给予指令或任务。观察者先提供儿童任务，每一段时间（30秒）即提供渐进式的提示（口语、示范、肢体引导），当儿童出现行为问题时，观察者停止任务并暂时离开（30秒），主要是测试问题行为的发生是不是因为儿童想逃避他人给予的指令或要求。

（4）给予实物。观察实施前，观察者先随机呈现食物或玩具给儿童，在观察时，则移除所有物品。当问题行为发生时，即给予实物一段时间（三十秒）。当问题行为停止后，即撤除实物，主要是测试实物正强化对问题行为的影响。

（5）游戏。在这一情境中，观察者以满足儿童的需要为前提，给予高度关注且不给予任何要求或指令，并忽视所有的问题行为，将此情境下问题行为的出现频率与其他情境下的频率作比较。主要是作为控制组,以验证其他假设的正确性。

**4.间接评量**

通过与儿童的重要他人,如家长或教师进行访谈获取资料。

(1)谈谈儿童的问题行为。

(2)这种问题行为一般什么时候发生?

(3)问题行为总是伴随某些活动的进行同时出现。如当让儿童收拾玩具、做家庭作业,或做其他事情的时候,问题行为就会发生吗?

(4)问题行为总是伴随某些活动的停止同时出现。当让儿童停止看电视、停止玩电子游戏,或停止做其他事情的时候,问题行为就会发生吗?

(5)问题行为与儿童强迫他人做不愿意做的事情有关。当儿童努力想要让你玩游戏、买玩具、买衣服,或者做其他事情的时候,问题行为就会发生吗?

(6)问题行为与儿童强迫他人停止想要做的事情有关。当儿童努力想要让你停止看电视、停止通电话,或者停止做其他事情的时候,问题行为就会发生吗?

(7)问题行为什么时候一般不会发生?

(8)问题行为一般会在哪里发生?

(9)问题行为什么时候最严重?

**5.三种功能性评估方式的比较**

表 9-1  三种功能性评估方式的比较

|  | 间接评量 | 直接观察 | 功能性分析 |
|---|---|---|---|
| 实施方式 | 访谈家长、教师等相关人员或问卷调查 | 进入儿童的周围环境进行观察 | 针对专门问题的可能变项进行实时操控 |
| 实施人员 | 需受过访谈训练 | 需受过观察训练 | 需受过专门训练 |
| 实施时间 | 45~90分钟 | 约2~5天 | 视实施情况而定 |
| 优点 | 1.实施简单方便<br>2.能获得较完整资料 | 能亲眼观察到行为问题的实际资料 | 1.能较精确地找出行为的动机<br>2.部分行为的实验性分析已建立信度和效度 |
| 缺点 | 1.无法精确获得行为动机<br>2.受来访者主观印象影响 | 1.可能仍无法找出行为的动机<br>2.比间接评量耗时 | 1.人员需受专门训练<br>2.牵涉人权及伦理<br>3.实施步骤复杂<br>4.部分变项可能无法直接操控 |

> 五、动态评估

动态评估评量程序一般包括:前测—训练—迁移—后测。

（一）前测

不提供任何协助,据以获得受试者的基准表现,可用以评估受试者"目前的表现水平"。

（二）训练

提供一个事先设计好的协助系统,以一个平行式的作业进行训练,以了解受试者"如何"达到"目前的表现"、"为何"只达到"目前的表现水平"以及需要"什么"以及"多少"协助,可达到较高的表现水平。

（三）迁移

提供与前项平行作业稍作变化(近迁移)、较大幅度变化(远迁移)的题目,用以测试受试者真正理解的程度、运用先前知识,以及已习得之原理原则的能力。

（四）后测

用以评估受试者"最大可能的表现水平"。

【思考题】

1.什么是课程本位评估?

2.什么是功能性评估?

3.简答标准化测验评估的类型。

4.简答课程本位评估的方法。

5.如何评价课程本位评估?

6.试比较生态评估与传统评估。

7.论述生态评估在特殊教育中的应用。

8.论述动态评估的评量程序。

# 第十章
# 学习障碍儿童的评估

**内容提要**：学习障碍是一个特殊的概念，与学习成绩落后和不爱学习是不同的。在国内特殊教育领域，学习障碍还未受到足够的重视。但实际上，学习障碍是一种较严重的影响儿童身心发展的神经发育类型障碍。本章主要介绍了不同视角下学习障碍的分类、不同学习障碍类型的评估以及评估模式和具体流程。

## 第一节　评估目的

案例 1

　　小亮，六年级，学校周会的升旗手，体育方面很优秀，但是学习方面令老师和家长非常苦恼。该生在学习上完全没有动力，据其描述，大段的文字总让他头晕，一上课就感觉没意思。该生识字和记忆生字词方面有严重的障碍，这不仅体现在语文学习上，也体现在英语学习上。刚学的字转头就忘，并且总是写错别字，不是多一画就是少一画；形近字也不会辨析，例如把"人"与"入"弄混；读课文的时候要么多读字要么漏读字，有时觉得写作文很困难，有时又觉得写作文太过于简单，总之，很难用书面语言表达自己，抄写的速度也非常慢。但是，通过儿童智力测验和教师、家长对其平时观察来看，小亮并不存在厌学行为或者智力障碍。于是，老师常常单独向其讲解知识，家长也每天辅导作业，可是这些情况并没有改善。

案例 2

　　陈某，初二男生，智力正常，整体学习动机较弱，没有明显的感官障碍、情绪障碍或者严重影响学习的身体或精神疾病。陈某的数学成绩在初一、初二期间的半期、期末考试中，均排在全班倒数三名，全年级排名位于20%以下。该生多位小学老师对其评价是"比较缺乏举一反三的能力"，初中教师对陈某数学学业状况的评价也是学习能力不足。在学习环境方面，通过该生的家长得知，该生进入初中后，在学校课堂上常常听不懂数学老师的讲课内容,且每堂课都会出现注意力不集中的情况。为此,家长感到困惑,因为他们十分注重孩子的学习,为他营造了很好的学习环境,如从该生读小学开始,就为他请家教辅导数学等科目,但该生的数学能力仍几乎没有提高。

> 一、学习障碍的定义

上述两个案例便是学习障碍儿童在学习活动中常有的一些困难表现,这些问题使他们对学习感到非常辛苦,甚至可能会产生厌学的情绪。

学习障碍相比于其他障碍类型更具有内隐性,存在于各种学习现象的背后,间接地妨碍着学习过程,但是又不直接以易观察的指标表现出来。因此,学习障碍的定义在很长时间内都存在争议。

20 世纪 80 年代以来,我国在探讨所谓"差生"(或者说后进生、学业不良)时出现了"学习无能""学习障碍""学习困难"三个常用术语,其中以"学习困难"使用频率为最高。这三个术语都可以笼统称为 LD,而 LD 又是 Learning Disability、Learning Disorder、Learning Difficulty 三个英语术语的缩写。

美国心理学家科克在 1963 最早提出 Learning Disability 这个概念,他认为这指的是儿童在语言、说话、阅读和社会交往技能方面的发育障碍。并且这些障碍不包括视力障碍、听觉障碍和智力障碍。美国学习无能全国联合委员会(NJCLD)1988 年修订了该定义:"学习无能(Learning Disability)是指在获取和使用听、说、读、写、推理和数学技能方面有重大困难或障碍的人群。这些人的内在失调可能是由中枢神经系统的失能(即功能障碍)引起的,并可能持续终生。"

Learning Disorder 主要是指与学习相关的一种或多种心理加工损伤和思维推理能力受损所引起的特定障碍。例如:阅读障碍(Dyslexia)、书写障碍(Dysgraphia)、计算障碍(Dyscalculia)。

根据美国国立卫生研究院(NIH)的定义,Learning Difficulty 的一般特征是指由读写障碍、多动症和阿斯伯格综合征引起的学习能力差、注意力不集中和协调能力差,以致缺乏社交能力等的具体表现。它是由神经系统障碍引起的,其特征是难以识别单词的正确性和流畅性,以至于无法拼写或者语言的语音组成有困难。

中国教科院心理特教研究中心主任孟万金教授的中美联合研究团队梳理了三类概念的内涵,统一了思想和理论基础,认为广义"学习困难"泛指各种原因导致的学习达不到预期目标所体验和经历的困境和难处,而学习障碍(Learning Disorder)指的是非智力落后导致的学习低/无能,表现为学业不良或学科落后,即传统的狭义学习困难。

具体来说,目前研究人员认为学习障碍是指一些或一些基本的认知加工障碍,这种障碍会阻碍语言的表达、写作和应用,影响学习者的听、说、读、写、推理或数学计算。学习障碍包括各种各样的学习异常。这些异常是个体内部的,通常被认为是中枢神经系统的功能障碍。学习障碍可能伴随其他障碍(智力障碍、感觉障碍、情绪障碍)或环境影响(文化差异、家庭影响、教育、心理因素),但并非由这些因素直接造成。也就是说,我们不把家庭环境不好导致的智力低下和学习成绩差看作是学习障碍,而是从其他方面来看待这些障碍。

> **二、学习障碍的分类与特征**

**(一)DSM-5 的分类**

国际通用的精神疾病诊断与统计手册(Diagnostic and Statistical Manual of Mental Disorders,DSM)对学习障碍进行了分类,DSM 第五版中与学习障碍相对应的术语为"特异性学习障碍",包括阅读障碍、书面表达障碍和数学障碍三种亚型。

阅读障碍主要关注儿童:①阅读文字的正确度,②阅读速度和流畅度,③阅读理解。

书面表达障碍主要关注儿童:①拼字正确度,②语法和标点正确度,③书写表达组织性或是精确性。

数学障碍主要关注儿童:①数字感,②数学公式记忆,③数学计算正确性与流畅性,④数学推理正确性。

此外,DSM-5 还将学习障碍分为轻、中、重三种障碍程度。

轻度学习障碍通常仅会在一或两个学业领域呈现学习困难,只要在学校生活中提供适性补偿或支持服务即可能运作良好。

中度学习障碍通常会在一或多个学业领域呈现学习困难,在学校生活中没有提供规律且密集的特教教学,个案无法达到精熟学习。所以适性补偿或支持服务需提供在学校生活、工作场所甚或家中,以协助个案正确或有效能地完成日常生活活动。

重度学习障碍会严重妨碍学业学习,在学校生活中没有提供持续且密集的特教适性教学,个案无法学习学业技能。尽管有序列性适性补偿或支持服务提供在学校生活、工作场所甚或家中,个案仍可能无法正确或有效能地完成日常生活活动。

**(二)按心理历程与语言问题分类**

学习障碍还可按心理历程问题和语言问题分类。

心理历程问题是指个体在操作能力和抑制功能方面出现的问题。抑制功能负责对个体行为动作的控制,以便使其对外界刺激做出适当的反应。抑制功能异常儿童的常见症状包括注意力分散、多动、挫折耐受性低和行为顽固。操作能力问题包括在知觉、记忆、概念化和思考方面的困难。

而语言问题分类下的学习障碍,则不仅限于听、说、读、写的视觉和听觉语音符号,还包括几何与代数等数学符号在内。即儿童理解和使用这些符号有困难,导致在听、说、读、写和运算上有困难。

（三）按照学业性学习障碍和发展性学习障碍分类

柯克等人将学习障碍分为学业性和发展性两种,这两种类型又可细分为多个类型。

学业性学习障碍包括:①阅读缺陷,②数学缺陷,③写作缺陷。

发展性学习障碍包括:①注意力缺陷,记忆缺陷,思维缺陷,知觉缺陷;②派生缺陷,如语言缺陷、数学推理缺陷。

柯克的所谓发展性缺陷类似于心理历程缺陷,而学业性障碍则与语言性障碍相仿,也与 DSM-5 对学习障碍的分类相似。

（四）按学科分类

根据学习障碍的科目来分,可以分为数学学习障碍、阅读学习障碍、写作学习障碍、外语学习障碍等。任何学科都需要特别的学习能力,这种能力一旦受损,学业成绩就会下降。

学科分类学习障碍、学业性学习障碍、DSM-5 学习障碍亚型、语言问题类学习障碍都提到"数学""阅读"与"写作"的障碍,因此本章将采用此分类对这三类障碍类型的评估做介绍。

> 　三、学习障碍的评估目的

对学习障碍儿童的评估,主要出于三个方面的考虑。

第一,保护儿童的权利。例如,为了避免学习障碍儿童被误判为需要送至特殊教育学校的智力障碍儿童,而失去了融合教育的机会。

第二,学校需要判断哪些学生需要特殊帮助。有很多学生可能会在半个学期或是一个学期都表现不好,但是这并不能说明他有学习障碍。很多原因可能导致学生成绩不好,上课不好好听讲,回家不按时完成作业等。因此,学校需要测评工具,判断谁需要接受特殊教育。

第三,为个别化教育计划提供材料。个别化教育计划需要评估在不同课堂上儿童行为表现的准确水平,因此,就产生了现在常用的"基于课程的测评"。现在很多研究关注测评对教师指导的作用,同时发现将儿童的表现与一系列标准的行为指标作对比,看是否达到年龄应该达到的层次,要将测出的分数与常模参照分数比较看哪个更准确。

在学习障碍领域,测评方法得到了广泛的应用。但总的来说,测评的目的是收集和分析信息,为后期的教育和干预提供指导。

## 第二节　评估工具与方法

### ＞　一、学习障碍儿童的综合学业成就评估

（一）学习障碍儿童筛查量表（PRS）

学习障碍儿童筛查量表,又叫 PRS 测试。这个测试是由美国的巴斯特博士和约翰博士设计的,主要通过评估与学生接触至少三个月的教师,筛选出疑似有学习障碍的儿童,是学术界关于学习障碍诊断的权威量表。量表由五个组成部分组成（A.听觉理解和记忆;B.语言;C.时间与方位判断;D.运动;E.社会行为）。它由 24 道题组成,以 5 分制进行评估,言语得分低于 20 分,非言语得分低于 40 分则筛选为学习障碍。（表10-1）

修订后的 PRS 量表中文版信度和效度分别为 0.96 和 0.95,具有良好的信效度。该量表的敏感性为 70.2%,特异性为 83.6%。PRS 量表与《ICD-10 诊断标准》的符合率为 74.6%,Kappa 系数为 0.48,ROC 曲线下面积为 0.821。它是一种学习障碍的理想筛查工具,在研究国内的学习障碍时被广泛使用。

（二）皮博迪个人成就测验修订本（PIAT-R）

皮博迪个人成就测验（Peabody Individual Achievement Test,PIAT）是 Dunn 和 Markwardt 二人共同编制的,于 1970 年发表。1988 年 Markwardt 进行了修订,修订本称为 PIAT-R,同年又修订了常模。该测试适用于幼儿园到 12 年级,但新标准将适用年龄范围扩大到 22 岁。PIAT-R 是一种个别施测的标准化常模参照测试,用于评估学生在学校里学习的数学、阅读、拼写和一般知识,该测试广泛应用于特殊教育领域。

1.测验的构成

PIAT-R 包括一般知识、阅读材料识别、阅读理解、数学和拼写五个分项测试,外加

一个书面表达的备用分项测试。每个子测试的题数、方法和内容如下。

表 10-1　学习障碍儿童筛查量表评估示例

一、听理解和记忆

1.词汇理解能力：

(1)与同年级儿童比较词汇理解能力非常低劣和不成熟。

(2)掌握简单词汇较困难,与同龄儿童相比,较易弄错词汇意思。

(3)词汇理解能力与其年龄相符。

(4)能理解同年级以上儿童使用的词汇。

(5)词汇理解能力非常出色,能理解较多的抽象词汇。

2.服从指示的能力：

(1)不能听从指示或听到指示不知所措。

(2)平时虽能听从指示,但需别人帮助才能执行。

(3)能服从熟悉的和不太复杂的指示。

(4)能理解和服从同时发出的若干指示。

(5)理解和服从指示的能力非常出色。

3.在班级内交谈能力：

(1)对谈话的悟性极差,不理解同学间的交谈(注意力极分散)。

(2)虽然在听,但不能很好地理解,注意力不太集中。

(3)交谈能力与其年龄相符(能参加交谈,作出相应回答)。

(4)能较好地进行交谈,并从谈话中获得知识。

(5)积极参与同学间的交谈,并显示出色的理解能力。

4.记忆力：

(1)几乎在任何场合下想不起任何事情(记忆缺乏)。

(2)重复多次的情况下才能记住简单的事情或顺序。

(3)记忆力与其年龄相符(属平均水平,对事物的记忆不存在问题)。

(4)能记住多种信息,过后仍能回忆和再现。

(5)能记忆事物的细节,并能准确地再现。

(1)一般知识共有 100 题。提问受测者科学、社会科学、美术和体育方面的问题,并要求其口头回答。

(2)阅读材料识别共有 100 题。要求受测者识别 26 个字母,并读出各个单词的读音。

(3)阅读理解共有 82 题。要求受测者默读一页纸上的句子,然后在另一页上的四幅图片中选择最能反映句子意思的一张。

（4）数学共有 100 题。要求受测者匹配、区分和辨认数字，解几何题等。

（5）拼写共有 100 题。要求受测者从四个选项中选择一个特定的字母或单词，或者从四个选项中选择拼写正确的单词。

（6）书面表达共有两级水平。一级适合幼儿园儿童和一年级学生。要求受测者仿写字母和单词，写下自己的名字，听写字母和单词。二级要求受测者看图写话。

2.施测和计分方法

PIAT-R 大约需要一个半小时来测量和评分。受测者获得的每个子测试的原始分数都会被转换为年龄当量、年级当量、百分比水平、标准分数（平均数 = 100 标准差 = 15）和标准九分数。总阅读成绩是通过阅读材料识别和阅读理解成绩原始分数相加得到的。书面表达成绩不计入总分，只有标准九分数的单独报告。另外，将阅读和测试总分（前五项测试成绩之和）转换为多个导出分数。

3.常模样本的抽取

本次常模重新修订样本超过了 3000 人，分层随机抽样时所采用的分层变量包括种族、地区和父母的文化水平等。

4.信度和效度

在信度方面，编制者计算了标准化样本中各子测验各年龄组的信度系数。PIAT-R 具有较好的分数信度和内部一致性系数，大部分高于 0.90。稳定性系数较低，不过将近 2/3 的统计值也在 0.90 以上。书面表达子测试的信度系数单独计算，其信度系数值低于其他子测试。

在测试手册中，编制者只讨论了测试的内容效度，但没有提供有关效标关联效度和构想效度的测试数据。

5.评价

PIAT-R 是一个结构化良好的标准化成就测验，大多数子测验具有很高的信度，不过该测验的效度还需要检验。

> **二、数学学习障碍的评估**

**（一）基玛斯诊断性数学测验第三版（KeyMath-3DA）**

基玛斯数学诊断测试由康诺利开发，用于评估轻度智力障碍儿童的数学学业成就，后来推广到所有有数学学习障碍的儿童。2007 年康诺利修订并发表了基玛斯诊断性数学评估第三版（KeyMath 3 Diagnostic Assessment，KeyMath-3DA）。与之前版本相比，KeyMath-3DA 更新了测验题目并增加了新内容，将适用年龄范围扩展为 4 岁 6 个月到 21 岁 11 个月，适用于幼儿园到 12 年级的学生。

1.测验的构成

KeyMath-3DA 有 A、B 两个复本,每个复本包含了 372 道彩色测验题目,每三个月可轮换施测,以评估受测者的学习进步。每个复本各有十个分测验,用来评估以下三个数学领域:

(1)基本概念(概念知识)包括五个分测验:计数,49 题;代数,39 题;几何,36 题;测量,40 题;数据分析和概率 40 题。

(2)运算(计算技能)包括三个分测验:心算与估算,40 题;加减法计算,35 题;乘除法计算,31 题。

(3)应用(问题解决)包含两个分测验:问题解决基础,27 题;问题解决应用题,35 题。

2.施测和计分方法

根据不同的年级水平,施测 KeyMath-3DA 大约需要 30 到 90 分钟不等。先施测计数分测验,不同的年级水平开始测试的题目有所不同,再施测其他分测验,其开始测试的题目依据技术分测验的结果而定。如果连续四题答错,则停止测验。

每个分测验的原始分数可转换为量表分数(平均数＝10,标准差＝3)、年级当量和年龄当量。分测验组成的各领域分数和全量表分数可转换为标准分数(平均数＝100,标准差＝15)、年级当量、年龄当量和百分等级等。不同领域之间可进行比较,以评估受测者在数学学习中的强项与弱项。测验结果还与干预效果评估相关联,提供相关的指导,帮助受测者提高基本数学能力。

3.常模团体的抽取

常模团体由两部分组成,年龄常模包含 3630 人,涵盖从 4 岁 6 个月到 21 岁 11 个月的受测者。其中的 3105 人组成年级常模,涵盖从幼儿园到 12 年级的受测者。数据在 2006 年 3～12 月进行收集,依据美国 2005 年人口普查数据进行分层随机抽样。分层变量包括性别、种族、地域、社会、经济地位、父母受教育水平等。其中,在 4 岁 6 个月到 18 岁 11 个月的常模样本中,还包括了一定比例的学习障碍、言语语言障碍、智力障碍、情绪行为障碍、发展迟缓、其他障碍的受测者。

4.信度

测验提供了分半信度、复本信度和再测信度系数。在幼儿园至 5 年级水平,A 复本的各领域和全量表的分半信度系数分布在 0.85 至 0.95 之间,B 复本分布在 0.87 到 0.96 之间;在 6～12 年级水平上,A 复本的各领域和全量表的分半信度系数分布在0.89～0.98 之间,B 复本分布在 0.89～0.97 之间。其中只有应用领域的分半信度系数低于0.90,其他领域的全量表分半信度系数均超过 0.90。施测 A 和 B 复本,各领域和全量表的复本信度系数分别为 0.94、0.93、0.88 和 0.96,测验的再测信度很高,各领域和全量表的再测信度系数分别为 0.95、0.93、0.93 和 0.97。

5.效度

测验在编制过程中已进行了敏感性评估,排除了性别、种族、地域和文化背景的差异。测验提供了内部一致性系数和效标关联效度有关信息。在不同年级水平上,各领域与全量表之间的一致性系数分布在 0.84~0.98 之间;除了幼儿园至 2 年级上,全量表与运算领域的一致性为 0.84 外,其余均超过 0.90。KeyMath-3DA 还能有效区分出超常儿童和学习障碍儿童。

6.评价

KeyMath-3DA 是个别施测的常模参照测验,其测验内容依据全美数学课程标准而制订,能够有效地评估受测者的基本数学能力。测验的信度和效度较好,能够为受测者提供可靠的信息,了解受测者的优势与劣势,制订干预计划并持续评估干预效果。

（二）斯坦福诊断性数学测验第四版（SDMT-4）

1.测验的构成

斯坦福诊断性数学测验第四版于 1996 年发表,适用于 1~12 年级的学生。该测验共包括六级水平,分别用六种不同的颜色标明。

表 10-2　斯坦福诊断性数学测验构成

| 代表颜色 | 适应年级 | 构成 |
| --- | --- | --- |
| 红 | 1.5~2.5 年级 | （1）概念与应用部分。共32道多选题和30道自由应答题。主要测量受测者在数数、问题解决、图表、几何和测量等方面的知识。<br>（2）计算部分。共20道多选题和20道自由应答题,主要测量整数的加法和减法。 |
| 橙 | 2.5~3.5 年级 | 所包含的题目类型与数量和红色水平相同。 |
| 绿 | 3.5~4.5 年级 | （1）概念与应用部分。所包含的题目类型和数量与红色水平相同。<br>（2）计算部分。共20道多选题和2道自由应答题,主要测量整数的加法、减法、乘法和除法。 |
| 紫 | 4.5~6.5 年级 | 所包含的题目类型和数量与绿色水平相同。不过,在概念与应用部分加入了概率和统计的内容。 |
| 棕 | 6.5~8.5 年级 | 所包含的题目类型和数量与紫色水平相同。 |
| 蓝 | 9.0~12.5 年级 | 所包含的题目类型和数量与紫色水平相同。 |

**2.记分方法**

测试完毕,评估人员可以将各水平上的原始分数转换成量表分数、百分等级、标准九分数、年级当量及进步指数等。

**3.常模样本的抽取**

在此版本的修订中,修订者用分层随机抽样的方法,在全美范围内抽取了将近88 000名学生组成常模样本。

**4.信度和效度**

该测验的内部一致性系数基本都在 0.90 以上,复本信度系数大多数在 0.80 以上,评分者信度系数都在 0.97 以上,但缺少有关效度检验的数据。

**5.评价**

SDMT-4 属于有良好结构设计的标准化测验,可用于诊断受测者在数字概念、计算和应用方面的强项和弱项。

> **三、阅读障碍的评估**

**(一)斯坦福诊断性阅读测验第四版(SDRT-4)**

斯坦福诊断性阅读测验(Stanford Diagnostic Reading Test,SDRT)由卡尔森、麦登和加德纳设计,最早发表于 1966 年。1974 年第一次修订,1984 年修订了第三版,1996 年修订了第四版。

**1.测验的构成**

SDRT-4 测量阅读中的四种主要成分:词汇、语音分析、理解和浏览。共六级水平(表 10-3):

表 10-3　斯坦福诊断性阅读测验构成

| 代表颜色 | 适应年级 |
|:---:|:---:|
| 红色 | 1 年级中~2 年级中 |
| 绿色 | 3 年级中~4 年级中及学业成就低的 5 年级以上学生 |
| 紫色 | 4 年级中~6 年级中 |
| 棕色 | 6 年级中~8 年级 9 个月 |
| 蓝色 | 9 年级中~12 年级中 |

在每个水平都要实施若干测验内容,包括词汇听觉辨别、字音听觉辨别、理解、阅读速度、语音分析和结构分析。前三个水平无复本,后三个水平有复本。

2.施测和记分方法

原始分数要转换成百分等级、标准九分数、年级当量和量表分数。

3.常模样本的抽取

用分层随机取样的方法在全国范围内取样,共抽取了 6 万名学生。

4.信度和效度

该测验的内部一致性信度系数一般在 0.80 以上,许多在 0.90 以上。复本信度系数分布在 0.62~0.88。

在测验手册中对测验的内容效度进行了讨论。该测验与先前的版本有很高的相关,说明它具有一定的效标关联效度。

(二)小学语文默读诊断测验

小学语文默读诊断测验是由艾伟和杨青二人共同编制的,适用年级是四到六年级。该测验的内容包括以下四个方面。

1.提取大意

主要测量受测者略读的能力,例如在测验一中有这样一道题:

一只乌鸦口渴得很,看见地上有一个水瓶,它想喝瓶里的水,但是瓶口长,水很浅,喝了好久,就是喝不着。忽然,它想出了一个法子,去衔了许多小石子,一块一块地放进去,水就升了上来。乌鸦才喝了一个痛快。

问:这只乌鸦——

①真笨　　②真糊涂　　③真聪明　　④真胆大

2.记住细节

主要测量受测者精读的能力,例如在测验二中有这样一道题:

小泥人过生日,大家来送礼。姐姐送小鱼,哥哥送小鸡,妹妹送小球,弟弟送小笛。泥人不说话,只是笑嘻嘻。

问:哥哥送的是——

①小迪　　②小鱼　　③小鸡　　④小球

3.概览全章,理出纲领

主要测量受测者系统概述能力或从复杂的文本叙述中发现因果关系的能力。例如在测验三中有这样一道题:

一天,木兰看见军帖,知道国家遭外人欺侮,要征兵抵抗,他的父亲是被征的一个。木兰在这时好不着急,因为父亲已经年老,不能出去打仗;自己又没有哥哥可以替代父亲应征。想来想去,只好改穿了男装,亲自去为国出力。

问:在括号内填写事情发生的先后次序——

(　　)知道父亲也被征,(　　)知道国家遭外人欺侮,(　　)打算改了男装亲自去打仗,(　　)看见军帖。

4.推敲含义

主要测量参与者对词语背后含义的理解程度,例如,在测验四中有这样一道题:

一群老鼠在洞里开会,讨论防御猫的办法。有一只老鼠站起来提议道:"今天晚上,我们趁猫睡的时候,在他的脖子上拴上一个铃铛。以后他来的时候,我们从远处听到铃声就可以及早躲藏起来了。"其余的老鼠听了一起鼓掌赞成。接着主席问:"那么今晚哪一位去给猫拴铃铛去呢?"大家听了你望我,我望你,一句话也说不出来。

问:这篇故事的意思是说——

①开会容易避讳难　　②计划容易实行难

③开会发言要踊跃　　④晚上出门太危险

> ## 四、写作障碍的评估

书面语测验(Test of Written Language,TOWL)即写作测验,由哈密尔和拉森二人编制和修订,出版发表于1983年。该测验主要用于确定书面语言的强项和弱项,诊断书面表达中存在的问题。

2008年,哈密尔和拉森发表了书面语言测验第四版(TOWL-4),将适用年龄范围调整为9岁到17岁11个月。和之前的版本不同,TOWL-4将测验分为两大领域,即有意性写作和自然写作。自然写作评估受测者自由写作的能力,而有意性写作要求受测者使用特定的词语或用法写作的能力。

1.测验的构成

TOWL-4由7个分测验构成,用于评估受测者写作的惯用法、语言技巧和构思。惯用法指的是标点符号、拼写等的使用规则,语言技巧是指语法、语义的运用,构思是指创作出合乎逻辑的、连贯的、有上下文语境的写作材料。

第一,有意性写作,包含五个分测验。

●词汇:要求受测者用目标词汇写句子。

- 拼写:评估受测者听写句子的能力。

- 标点符号检查:受测者听写一系列句子中是否有标点符号和大小写错误。

- 逻辑性句子:给受测者一些无意义的句子,要求受测者改写成有意义的句子。

- 合并句子:要求受测者将几个短句合并成一个长句。

第二,自然写作,包含两个分测验。测试者给受测者一些图片,要求受测者看图写故事,故事按照两个维度进行评分,每个维度作为一个分测验。

- 上下文的惯用法:评估受测者使用恰当的语法规则、技巧和惯用法的能力,如标点符号、拼写等。

- 故事写作:评估受测者的写作质量,如词汇、情节、散文、角色变化、是否吸引读者等。

2.施测与计分方法

TOWL-4 是个别施测测验,也可改编为团体施测版本,施测时间 60 至 90 分钟。

每个分测验的原始分数可以转换为标准分数(平均数 = 10,标准差 = 3)和百分等级。测验还可获得 2 个领域分数和 1 个全量表分数:有意性写作合成分数,自然写作合成分数和整体书写能力合成分数。这些分成合成分数可转换为平均数为 100,标准差为 15 的标准分数和百分等级。

3.常模团体的抽取

常模样本基本接近 2005 年美国人口普查中的学生数据,符合性别、地域、种族、家庭收入、父母受教育水平、障碍类型等比例。

4.信度

测验提供了内部一致性系数、稳定性系数和评分者一致性系数的信息。在每个年龄和年级水平上,各分测验的内部一致性系数有 80% 高于 0.80,其中词汇、标点符号和拼写这三个分测验的一致性最高,逻辑性句子和故事写作两个分测验的一致性最低。有意性写作和整体书写能力的一致性系数超过 0.95,自然写作的一致性系数介于 0.70 到 0.80 之间。各分测验的稳定性系数也有 80% 超过 0.80,同样,有意性写作和整体书写能力的稳定性系数高于自然写作的稳定性系数。随机挑选了 41 份受测者答题报告让不同的评分者进行评分,几乎所有评分者的一致性系数均超过了 0.90(除了故事写作外),这说明 TOWL-4 记分标准足够清晰明确。

5.效度

研究表明,随着年龄和年级的提高,受测者的得分也逐渐提高。学习障碍儿童的分数低于普通儿童,但差异并不显著。

6.评价

有助于评估受测者在写作能力上的强项与弱项,可用于监控受测者的写作能力发展,但分测验的信度和效度还不够理想,有待加强。

# 第三节 评估流程

> 一、学习障碍评估模式

学习障碍的评估一直是学校心理学理论研究和特殊教育实践工作关注的问题。自从 2004 年美国《障碍者教育促进法》( *Individuals with Disabilities Education Improvement Act* ,IDEIA)提出"特定学习障碍"的定义之后,有关学习障碍评估的理论和方法得到了较快发展。在近 30 年的时间内逐渐形成了 3 种有代表性的评估模式,主要包括差异模式(discrepancy model,DM)、干预反应模式(response to intervention,RTI)和认知优劣势模式(pattern of strengths and weaknesses,PSW)。

(一)差异模式(DM)

"差异模式"这一概念最早由 Bateman 于 1965 年提出,他认为特定学习障碍儿童的鉴定应满足以下四个标准:①在智力和学业成就之间存在差异;②心理过程和认知过程存在缺陷;③正常教育条件是否能满足儿童发展的需要;④排除其他因素的影响。

差异模式下鉴别学习障碍的第一标准是确定儿童的智力和学业成就之间是否存在显著差异。最常用的方法是将测量的智力成绩与学业成绩转化成标准分之后进行比较,如果二者的差异等于或者高于之前设定的差异标准(1~1.5 个标准差),则表示该儿童符合 SLD 鉴定的第一个标准。第二标准心理过程包括听觉加工、视觉加工和视觉动作整合等。在这一评估过程中,有两种方法可以来辨别缺陷的存在:其一,分析他们先前所做智力测验的表现,可以鉴定出儿童心理过程的优势和劣势;其二,对儿童实施专项测验,测量其心理过程是否存在缺陷。第三标准是确定学生是否有接受特殊教育的需要。由学校心理学家、学校教师代表、校长和家长等组成的委员会共同研究确定儿童是否需要接受特殊教育并由专业人员组成专门小组为其制订个别化教育计划(IEP)。第四标准是排除其他因素,即必须确定学习障碍不是由于感觉障碍、智力落后、情绪失调、经济危机、语言多样性或者指导不当引起的。

差异模式并不适用于早期学习障碍儿童的鉴定和干预。这一模式是"等待失败"

的方法,只有在学生达到一定入学年龄并在学业成绩和其他心理过程中表现出与大多数同龄儿童有较大差距时,才有可能被鉴定为学习障碍儿童,这将会导致儿童错过最佳的诊断和干预时期。

### (二)干预反应模式(RTI)

针对差异模式存在的不足,Gresham 于 2001 年基于"治疗效度"这一概念提出了干预反应模式,试图提供一种更有效的 SLD 鉴定方法并为特殊教育提供更科学的指导和服务,RTI 侧重于预防 SLD 的出现而非 SLD 出现后的补救措施。这一模式在特殊教育领域的实际应用取得了很好的成效,特别是在阅读障碍干预中成效显著,被视为阅读障碍干预的最佳途径。

RTI 提供了具有可逆性的多层级结构模式。这一模式由三个层级构成。(图 10-1)

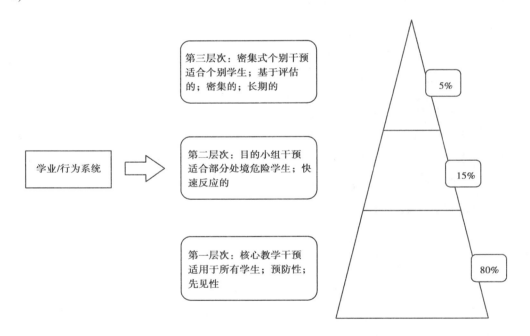

图 10-1　干预反应模式三层结构模型

第一层次为核心教学干预,在课程本位测量基础上对全体学生实施团体指导,包括认知、情感、社交以及心理健康各方面的团体指导。以每年三次的频率对学生各方面的表现进行不断评估并保持其学业持续发展。一般而言,这种方法对大部分学生(约占 80%)富有成效,经过评估未达到标准的儿童(约 20%)则进入下一层级的干预。第二层次为小组干预。这一阶段旨在追踪学生的成绩以及提供及时的指导,该层级除了普通班级教学之外还实施小组教学(3~6人),获取更多教学资源。这一层级中,15%的儿童干预效果明显,剩下的5%则进入第三层级。第三层次为个别干预,即更高强度的干预及个别化教育计划。教师对于这一层级的严重学习障碍儿童进行单一被试干预设计,针对每个儿童提出具体的干预方案,安排密集的干预课程并不断进行调整。根据学生对教育的不同需求,RTI可以对干预方式、时间以及针对性作出调整。该模式中,全体学生作为评估对象,教师作为评估和干预的主导者、设计者与实施者。

RTI模式的核心特征包括:①基于干预进行评估,依据评估结果对未达标的儿童进行干预,然后再评估、再干预;②在普通教育环境下进行评估和干预,根据评估结果确定干预对象;③运用评估数据调整干预的类型、频率以及强度,以不断改进干预的方案,提高干预的针对性和实效性。

(三)认知优劣模式

认知优劣势模式(PSW)指的是根据儿童学业成绩和特定认知领域的匹配度进行评估的模式,这一模式由三种评估模型组成。

1.交叉群集评估模型

该模型由Flanagan、Ortiz和Alfonso于2007年提出,是一种基于认知缺陷诊断的学习障碍干预模式。"交叉群集"是指该评估方法收集的数据来自认知领域、成绩水平以及神经系统等各方面,而这些方面的测量又往往是交织在一起的。

2.一致性——差异性模型

该理论主张运用认知评估系统全面了解人的认知能力的基本特征,并从以下四种匹配关系中发现并确认个体的认知差异:加工优势和学业优势间存在显著差异;加工优势和学业劣势之间差异不显著;学业劣势和学业劣势之间差异不显著;加工优势和加工劣势之间存在显著差异。如果个体表现出特定学习障碍,则相关认知能力与学业成绩之间应该不存在显著差异,其他认知因素与学业成绩之间应该存在显著差异。

3.调和矛盾模型

该模型中评估者通过观察实际学习环境(教室)中认知劣势方面表现出的所有迹象来证明认知测验结果的生态学效度,这些迹象主要通过观测并记录学生学习中的行为来获取。"调和"指的是对学生的认知能力、学业成绩和行为表现进行平衡调整,使其表现一致。因此,在认知能力、学业成绩和行为优势之间需要进行调和,在认知能力、学业成绩和行为劣势之间也需要进行调和。

> 二、学习障碍的评估流程

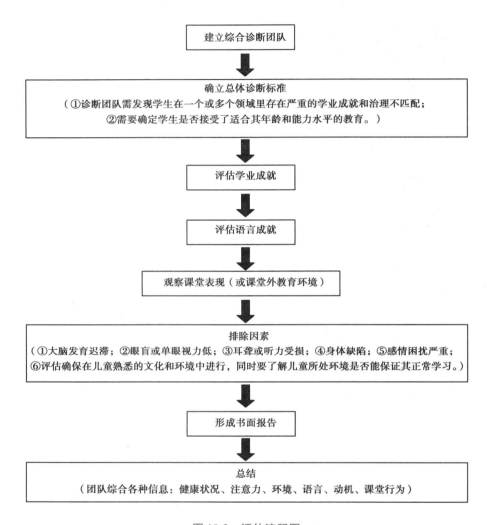

图 10-2　评估流程图

【思考题】

1.如何理解学习障碍的定义？学习障碍与一般的学习成绩落后有什么区别？

2.学习障碍有哪些类型？可采用哪些评估工具？

3.选用一种量表对一名学习障碍儿童进行评估，并分析评估结果。

# 第十一章
# 情绪障碍儿童的评估

**内容提要**:情感是生活中不可缺少的一部分,是一种主观的认知经验,是一个人对客观事物的态度和反应。儿童情绪障碍(Emotional Disorders in Children)是一种心理障碍,常见于儿童期,在临床上以恐怖、焦虑、强迫、抑郁、适应和应激等症状为主要表现,既往又称为儿童神经症。如果儿童的情绪出现了问题,可能会从行为上表现出来,进而影响其生活、学习、工作等。负性情绪越严重,其影响越巨大,严重时会影响儿童发育,无法适应社会。因此预防、诊断、评估、治疗儿童情绪障碍具有十分重要的意义。

从预防与治疗的角度来说,评估的重要性毋庸置疑,对于可能存在情绪障碍的儿童要科学对待,有效的评估决定了儿童能否得到有针对性的特殊教育和特殊治疗。本章将以阐释情绪障碍评估的必要性为起点,讨论评估流程以及评估工具与方法的使用。

## 第一节　评估目的

### ＞　一、情绪的含义

情绪是一种复杂的,尚未有统一定义的概念。从广泛的概念上说,情绪是一种基于个人愿望和需要而进行的心理活动。通常,当客观事物的出现或变化满足个人的愿望和需要时,就会产生积极的情绪。当客观事物的出现或变化不能满足个人的愿望和需要时,就会产生否定和消极的情绪。

情绪可以被视为个体与环境之间的某种互动关系,由主观体验、外部表现和生理唤醒三种成分构成。

（一）主观体验(subjective experience)

主观体验是个体对自己情绪状态的自我感受,例如:在幼儿园受了委屈的小朋友选择回家向妈妈寻求情感支持,哭诉道"好伤心",这就是一种对于悲伤的主观体验的表达。然而这种感受因人而异,同一种刺激在不同的人身上会产生不同的情绪。同样是在幼儿园受了委屈,另一位小朋友可能就不感到悲伤,而是感到愤怒抑或是焦虑。由此可见,情绪的主观体验是非常复杂及多变的。

（二）外部表现（emotional expression）

情绪的外在表达包括面部表情、肢体表情和语调表情。面部表情是由面部肌肉变化组成的有机信息,可以微妙地表达不同的情绪,因此它是区分情绪的主要标志,例如:高兴时嘴角上扬,忧愁时愁眉不展等等。肢体表情是指面部以外的身体其他部分的动作,包括手势、体态等,例如:当他痛苦时,他会感到沮丧;当他生气时,他会捶胸顿足等。语调表情是通过语调、节奏和语速的变化来表达的,例如激动时语速快且语无伦次;痛苦时语调低沉,语速缓慢等。

（三）生理唤醒（physical arousal）

由情绪引起的生理反应叫作生理唤醒。它涉及人体的许多神经结构,如中枢神经系统的脑干、中央灰质、丘脑、杏仁核,及外神经系统和内、外分泌腺等。不同情绪的生理反应模式是不一样的,例如:恐惧或者生气时心跳加速,呼吸急促;愉悦或满足时心跳呼吸正常;痛苦时血管容积缩小等等。

> 二、情绪的特征

情绪是每个人与生俱来的,是伴随着生命的发育成长而逐渐分化发展的,无论后来衍生出哪一种情绪形式,所有的情绪都具有以下几项特征。

（一）情绪是由刺激引发的

情绪不可能无缘无故产生,必然由一定的刺激引发,如自然环境、社会环境以及人自身机体的变化。但不同性质的刺激会引起不同性质的情绪反应,例如,遇到喜欢的人、听到美妙的音乐等,都可让我们心情喜悦;反之,嘈杂的声音、酷热的天气则会让我们焦躁不安。此外,一些内部刺激也会引起情绪反应,如自身状况、内分泌失调等。

（二）情绪是可变的

情绪是不断变化的,它随着我们身心的成长与发展、对情境的知觉以及个人经验的改变而改变。此外,当刺激发生变化,反应也会发生变化。刺激和情绪反应之间没有固定的联系,常因认知判断和当时心情而表现出不同的情绪。虽然有时我们也会因某种刺激而引发特定情绪,但如果可以增加新的信息,扩大自己的经验或知觉,还是能够改变原有的情绪反应的,因为情绪本身具有相当大的可变性。

（三）情绪是主观的

由于情绪往往是个人认知判断的结果,因此个人的情绪在反应上具有差异性与相当大的主观性。情绪的个别差异不但表现为情绪内涵的差异,也常表现为强度与表达方式上的不同,例如学生上课听音乐或看其他书籍,有的教师可能会假装没看见而继续专心上课,而有的教师却可能暴跳如雷,将学生指责一番。至于其他同学的反应,有些人可能幸灾乐祸,有些人可能就开始紧张,担心接下来会发生什么事情等。

> ### 三、儿童情绪障碍

儿童情绪障碍是指在儿童发育期的情绪问题,传统意义上被视为儿童情绪发展的组成部分,主要包括儿童分离焦虑障碍、广泛性焦虑障碍、强迫障碍以及创伤后应激障碍等。在疾病分类中,世界卫生组织的 ICD 系统和美国的 DSM 系统,都将其放入"通常起病于童年与少年期的行为与情绪障碍"范畴下。

#### (一)儿童焦虑症

儿童焦虑症(anxiety disorder of childhood)是指儿童无明显客观原因下出现发作性紧张和莫名的恐惧感,伴有明显自主神经功能异常表现的情绪障碍。本病可由心理社会因素和遗传因素等导致,主要表现为焦虑情绪、紧张性行为和自主神经功能紊乱等症状,需要进行长期治疗。一般经规范治疗后,患者的症状可改善,预后良好。

患有儿童焦虑症的儿童经常体验恐惧与不安,总是莫名其妙地焦虑,例如,孩子们总觉得要发生什么事,不能一个人待着,害怕黑暗,不敢独自一个人去卫生间等等。情绪不稳定或内向的儿童容易患上儿童焦虑症,特殊的恐惧经历也会使儿童产生恐惧等焦虑症状。例如,他们突然与父母分开或家人因病死亡或发生意外事故,如果父母中有一人患有焦虑症,孩子患上焦虑症的危险就会增加。此外,患有儿童焦虑症的儿童还会出现睡眠不良、尿床等问题。学龄儿童表现为课堂上注意力不集中,学习成绩较差,经常与同龄人发生冲突,还会有头痛、恶心等身体症状。

#### (二)儿童期恐惧症

儿童社交恐惧症(social anxiety disorder of childhood,SADC)是儿童常见的情绪障碍。《美国精神障碍与统计手册》第三版(DSM-Ⅲ)将 SADC 诊断为回避障碍或过度焦虑障碍。患病儿童对陌生环境或陌生人的持续恐惧、焦虑和回避行为严重影响其社会功能。

儿童恐惧症通常表现为对某一事物的恐惧。家长们很容易发现孩子害怕上学。当孩子们到达学校门口时,他们拒绝进入学校。但是当回到家,便可以正常地学习和做家庭作业。一到学校就害怕地退却了。有些父母会打骂孩子,但是无济于事,越是威胁孩子们,他们就越害怕。这种情况使家长感到他们的孩子在学校受到威胁或不公平对待，或受到同学的欺负。事实上，这可能是孩子们害怕上学的一个方面，孩子们害怕上学的原因有很多，还可能是压力或学校适应不良等。

### （三）儿童期抑郁症

儿童抑郁症（childhood depression）是抑郁症的一种，专指发生在儿童（一般指12岁以下）时期，以显著而持续的情绪失落、兴趣缺失为主要表现的一类精神疾病，具有识别率低、治愈率低、自杀率高等特点，发病率逐年增高，严重危害儿童身心健康和生命安全，但病因和发病机制迄今不明。

许多父母认为他们的孩子还小，他们的孩子每天都应该快乐，不会忧郁。事实上，一些儿童的抑郁症在幼儿园时已经出现。特别是焦虑的孩子们，受到压力的话，患上抑郁症的可能性会升高。幼儿园的孩子可能表现为对游戏不感兴趣、食欲不好、睡眠质量差、经常哭等。学龄儿童在课堂上注意力不集中，自我评价能力低，记忆力衰退，对学校或班级组织的各种活动缺乏兴趣，容易发火，存在攻击性行为、破坏性行为等。

### （四）儿童期强迫症

强迫症（obsessive compulsive disorder，OCD）是一类常见的疾病，不仅存在于成年人，也存在于儿童和青少年，是以强迫观念与强迫行为为主要表现的一种儿童期情绪障碍。儿童期强迫症表现出来的经常是反复洗手、反复回忆、反复检查等。儿童期强迫症的发病率不是很高，但一旦发生就会非常痛苦，儿童期强迫症的患病与不良的亲子关系有关。

> ## 四、评估情绪的必要性

在日常生活中，一些孩子会有明显的情绪问题，如忧郁、烦躁、喊叫、打碎东西等。有些孩子表现出隐形的情绪问题，如咬指甲、频繁舔嘴等。这些实际上是儿童压力的一种表现，但通常被认为是儿童养成的不良习惯。像患有抽动障碍的儿童一样，抽动行为掩盖了负面情绪。多动症儿童通常表现得很活跃，其实可能是他们的焦虑情绪起了作用。

在生活中我们离不开情绪，大多数人的情绪也是合乎社会规范的，但情绪也有其不正常、异常或障碍的一面，生活中我们经常发现一些儿童表现出各种情绪问题。情绪异常或障碍可能会引起反社会行为，反社会行为可能会导致焦虑、愧疚，进而形成情绪不稳和人格障碍。鉴于情绪异常、障碍的严重性，为了确定某个儿童是否属于情绪障碍儿童，是否是需要接受特殊教育服务的对象，那么评估该儿童的情绪与行为就是诊断、安置与辅导的过程中不可缺少的一环。

就预防或解决的角度来说，儿童的情绪问题不仅是儿童本身的问题，更是家庭、学校及社会的共同问题。情绪的根源错综复杂，不但涉及儿童生理和心理方面的因素，而且还涉及儿童所处的社会环境，可以说是这三大因素纠缠结合、相互影响的结果。因此，为求有效预防或解决儿童的情绪问题，必须要了解儿童的行为特征、心理状态、生理情况以及他面对外面世界所持的独特想法与反应，从而为设计最为恰当的预防或解决策略提供有效的信息。由此可见，在特殊教育中，情绪的评估是必不可少的。

综上，可以总结出评估的目的：

（1）明确患儿是否有情绪障碍，如果有，是哪种类型；

（2）询问导致或诱发这些症状及维持症状持续存在的因素（遗传因素、发育因素、家庭因素、社会因素）；

（3）评估患儿的正常功能水平、疾病造成的功能损害程度和范围；

（4）识别家庭和周围社会的力量和潜在的支持；

（5）与患儿及其父母建立信任和谐的关系；

（6）深度剖析情绪障碍儿童，对症下药，精准干预。

## 第二节　评估工具与方法

### ＞　一、情绪评估的方法

情绪的评估方法，通常有观察法、晤谈法、自陈量表、评定量表、检核表和同伴提名法等。

（一）观察法

评估情绪的变化，直接观察是一种很好的方法。在自然的情境中对人的心理活动和行为表现进行系统的、有计划的观察与记录、分析，以获取受测者的情绪发展规律。注意在观察之前必须有详细的计划，明确规定所要观察的对象、行为、地点、时间、步骤及观察结果的记录方法、记录者等。

（二）晤谈法

晤谈法又称面谈法或询问法，通过面谈的方式搜集材料，与受测者或者是了解受测者的人进行直接的接触和交谈，分析和推测心理特点和心理特色。

（三）自陈量表

自陈量表又称自陈问卷和客观化测验，是情绪评估方法中最常见的一种。要求受测者根据自己的实际情况作答,对于儿童一般使用图片等判断其情绪。

## (四)评定量表

评定量表通常由儿童的父母、教师、同伴或有意义的他人填写,最适合用来评估个人的情绪、人际关系等。需要注意的是由于量表的调查者不认真作答,或问题回答不准确,容易影响量表结果,所以通常与其他评估方法一起应用。

## (五)检核表

检核表根据想要解决的问题或对象,列出相关问题,检查和讨论这些问题,并根据观察结果记录是否出现过这种行为或特征。

## (六)同伴提名法

同伴提名法是一种团体测量方法,特别适用于彼此熟悉的同伴之间的评估。基本实施方法是通过描述让被试者从同伴团体中找出最符合这些描述特征的人来。

## > 二、评估的工具

情绪总是伴随着相应的面部表情和身体姿势。当我们开心的时候,我们微笑着甚至手舞足蹈。当我们害怕的时候,我们会睁大眼睛,张开嘴,大声喊叫,逃跑。每个人的情绪反应都是从家庭、社会中学习得来的,虽然每个人学习到的反应方式有所不同,但有什么样的情绪必然会产生相应的行为,二者不可分割,因此,一些行为量表也可以用作情绪量表来使用,应用显隐性行为评估显隐性情绪。

### (一)情绪障碍量表(Scale for Assessing of Emotional Disturbance,SAED)

1.量表说明

情绪障碍量表是一种程度量表,可以用来表示儿童的情绪和行为障碍影响,判断儿童是否符合特殊教育需求。由美国心理测验专家 Michael H. Epstein 和 Douglas Cullinan 于 1999 年发展建立的,2001 年由郑月丽修订投入使用。

2.施测对象

6~18 岁的学生。

3.施测时长

约十分钟。

4.施测内容

本量表共 52 题,分为五个分量表和一个总量表及社会失调等七个分数。52 个题目均为描述儿童特别的、可观察到的、可评量的情绪问题,有八个开放的题目,让父母和专业人员可以记录学生在运动、学业、社会能力、家庭和社区中的长处。

5.评价

该量表具有较高的信度与效度,量表操作简单,评估范围较大。

## (二)儿童行为量表(Child Behavior Checklist,CBCL)

1.量表说明

目前,国内外有多种儿童行为量表,CBCL 儿童行为量表是其中较常用,评估内容较全面的一种。由 Achenbach TM 及 Edelbrock C 编制,于 1983 年修订父母运用版,可以评定儿童的行为、情绪以及社会能力。国际上该量表应用广泛,可用于筛查儿童的分裂样、抑郁、不合群、强迫、躯体主诉、社交退缩、多动、攻击性、违纪、行为、情绪等问题。1980 年我国引进该量表,制作出了上海及其他部分城市的常模初步数据。

2.施测对象

4~16 岁儿童。

3.施测时长

1~20 分钟。

4.施测内容

第一部分为一般资料,包括姓名,性别,年龄,民族,出生日期,填表日期,填表人(与儿童关系),父亲文化程度、职业,母亲文化程度、职业。

第二部分为社交能力,包括七大类,参加体育运动情况、课余爱好、参加集体情况、课余职业或劳动、交友情况、与家人及其他小孩相处情况、在校学习情况。

第三部分为行为问题:包括 113 个条目,填表时按最近半年内的表现记分,如果过去有,而最近半年内无此表现,即记 0 分。

儿童行为量表修订本所包含的第三部分内容示例见表 11-1。

表 11-1　儿童行为量表修订本所包含的第三部分内容示例

| 第三部分:行为问题 |  |  |  |  |
| --- | --- | --- | --- | --- |
| Ⅶ.以下是描述你孩子的项目。只根据最近半年内的情况描述。每一项目后有三个数字(0,1,2),如果你孩子明显有或经常有此项表现,圈 2;如无此项表现,圈 0。 |  |  |  |  |
| 行为幼稚与其年龄不符 | 0 | 1 | 2 | (　　) |
| 过敏性症状 | 0 | 1 | 2 | (　　) |
| 喜欢争论 | 0 | 1 | 2 | (　　) |
| 哮喘病 | 0 | 1 | 2 | (　　) |
| 举动异象性 | 0 | 1 | 2 | (　　) |

续表

| 第三部分:行为问题<br>Ⅶ.以下是描述你孩子的项目。只根据最近半年内的情况描述。每一项目后有三个数字(0,1,2),如果你孩子明显有或经常有此项表现,圈2;如无此项表现,圈0。 | | | | |
|---|---|---|---|---|
| 随地大便 | 0 | 1 | 2 | (　　) |
| 喜欢吹牛或自夸 | 0 | 1 | 2 | (　　) |
| 精神不集中,注意力不能持久 | 0 | 1 | 2 | (　　) |
| 老是想某些事情不能摆脱 | 0 | 1 | 2 | (　　) |
| 坐立不安活动过多 | 0 | 1 | 2 | (　　) |
| 喜欢缠着大人或过分依赖 | 0 | 1 | 2 | (　　) |
| 常说感到寂寞 | 0 | 1 | 2 | (　　) |
| 糊里糊涂,如在云里雾中 | 0 | 1 | 2 | (　　) |
| 常常哭叫 | 0 | 1 | 2 | (　　) |
| 虐待动物 | 0 | 1 | 2 | (　　) |
| 虐待、欺侮别人或吝啬 | 0 | 1 | 2 | (　　) |
| 好做白日梦或呆想 | 0 | 1 | 2 | (　　) |
| 故意伤害自己或企图自杀 | 0 | 1 | 2 | (　　) |
| 需要别人经常注意自己 | 0 | 1 | 2 | (　　) |
| 破坏自己的东西 | 0 | 1 | 2 | (　　) |
| 破坏家里或其他儿童的东西 | 0 | 1 | 2 | (　　) |
| 在家不听话 | 0 | 1 | 2 | (　　) |
| 在校不听话 | 0 | 1 | 2 | (　　) |
| 不肯好好吃饭 | 0 | 1 | 2 | (　　) |
| 不与其他儿童好好相处 | 0 | 1 | 2 | (　　) |
| 有不良行为后不感到内疚 | 0 | 1 | 2 | (　　) |

第三部分:行为问题
Ⅶ.以下是描述你孩子的项目。只根据最近半年内的情况描述。每一项目后有三个数字(0,1,2),如果你孩子明显有或经常有此项表现,圈2;如无此项表现,圈0。

| | | | | |
|---|---|---|---|---|
| 易嫉妒 | 0 | 1 | 2 | （　） |
| 吃喝不能作为食物的东西 | 0 | 1 | 2 | （　） |
| 除害怕上学外,还害怕某些动物、处境或地方 | 0 | 1 | 2 | （　） |
| 怕上学 | 0 | 1 | 2 | （　） |
| 怕自己想坏念头或做坏事 | 0 | 1 | 2 | （　） |
| 觉得自己十全十美 | 0 | 1 | 2 | （　） |
| 觉得或抱怨没有人喜欢自己 | 0 | 1 | 2 | （　） |
| 觉得别人存心捉弄自己 | 0 | 1 | 2 | （　） |
| 觉得自己无用或有自卑感 | 0 | 1 | 2 | （　） |
| 身体经常弄伤,容易出事故 | 0 | 1 | 2 | （　） |
| 经常打架 | 0 | 1 | 2 | （　） |
| 常被人戏弄 | 0 | 1 | 2 | （　） |
| 爱和出麻烦的儿童在一起 | 0 | 1 | 2 | （　） |
| 听到某些实际上没有的声音 | 0 | 1 | 2 | （　） |
| 冲动或行为粗鲁 | 0 | 1 | 2 | （　） |
| 喜欢孤独 | 0 | 1 | 2 | （　） |
| 撒谎或欺骗 | 0 | 1 | 2 | （　） |
| 咬指甲 | 0 | 1 | 2 | （　） |
| 神经过敏,容易激动或紧张 | 0 | 1 | 2 | （　） |
| 动作紧张或带有抽动性 | 0 | 1 | 2 | （　） |
| 做噩梦 | 0 | 1 | 2 | （　） |

续表

| 第三部分:行为问题 VII.以下是描述你孩子的项目。只根据最近半年内的情况描述。每一项目后有三个数字(0,1,2),如果你孩子明显有或经常有此项表现,圈2;如无此项表现,圈0。 | | | | |
|---|---|---|---|---|
| 不被其他儿童喜欢 | 0 | 1 | 2 | ( ) |
| 便秘 | 0 | 1 | 2 | ( ) |
| 过度恐惧或担心 | 0 | 1 | 2 | ( ) |
| …… | | | | |

5.评分标准

修订本第一部分不计分,第二部分按0、1、2或3计分,第三部分按0、1或2计分,各分量表条目得分相加就是量表的原始分数。

6.信效度

1980年初量表被引进我国,在上海等城市作了较广泛的应用,形成我国常模初步数据,检验结果表明,该量表的信度是很高的,也是比较有效的。

7.评价

该量表相比众多儿童行为量表内容较全,用得较多,容易施测,因此被广泛应用。

(三)学前行为与情绪评量表(Preschool Behavioral and Emotional Rating Scale,PreBERS)

1.量表说明

为了弥补国内儿童情绪调节能力评估工具的这一缺陷,研究者将Epstein和Synhorst编制的学前行为与情绪评定量表引入中国,华弥之对其进行中文版修订。PreBERS量表由儿童的老师或主要照料者对儿童进行评分,改变原有的问题诊断视角,以挖掘儿童优势的方式进行评估,目的在于评估儿童在行为与情绪上所拥有的优势与资源。

2.施测对象

3~5岁儿童。

3.施测时间

无限制。

4.施测内容

本量表原版由42个正面陈述的项目组成,包含情绪调节、入学准备、社交自信、家庭融入 4 个分量表。情绪调节（Emotion Regulation，ER）分量表由 13 个项目组成，测试儿童在社交情境中控制情绪和行为的能力；入学准备（School Readiness，SR）分量表由 13 个项目组成，测试儿童注意、理解、执行任务等入学需掌握的认知方面的能力；社交自信（Social Confidence，SC）分量表由 9 个项目组成，测试儿童积极发展和维持与同伴及周围成人良好关系的能力；家庭融入（Family Involvement，FI）分量表由 7 个项目组成，测试儿童融入家庭程度及与家人的关系。

5.评分标准

该量表采用 0~3 的 4 点李克特量表计分（0：完全不符合，1：比较不符合，2：比较符合，3：非常符合），评分时可以根据儿童出现该行为的频率，也可根据评分者的推测。

6.信效度

华弥之在北京与上海两地 8 所幼儿园收集 PreBERS 中文版教师评定的有效数据 819 份，其中 116 名儿童的老师参与一个月后重评，177 名儿童的家长也参与评定，另有 70 名儿童的老师参与效标 SDQ 教师用表的评定，结果：信效度良好。

7.评价

PreBERS 中文版具有良好心理测量学指标，适用于中国学前儿童的情绪行为评估。

（四）儿童社交焦虑量表（Social Anxiety Scale for Children，SASC）

1.量表说明

儿童社交焦虑量表用于评价儿童社交焦虑性障碍。由美国拉·格瑞卡（La Greca）等人于 1988 年编制，1993 年国内学者马弘等人修订。本量表内容简单，易评价，信效度较好，并建有中国城市儿童社交焦虑量表常模，常模在全国城市儿童中具有代表性。

2.施测对象

7~16 岁儿童。

3.施测时间

5~15 分钟。

4.施测内容

本量表由两个因子组成，害怕否定与社交回避苦恼。

（1）害怕否定，例如"担心他人不喜欢自己""担心自己被取笑"等共 6 条；

（2）社交回避及苦恼，如"我和陌生小朋友说话时感到紧张""周围都是不认识的小朋友时我觉得害羞"等共 4 条，要求儿童自己完成量表并做出评定。测试结果得分越高，社交障碍越明显，详见表 11-2。

表 11-2    儿童社交焦虑量表示例

儿童社交焦虑量表

"根本没有"评为 0 分,"一点"为 1 分,"有时"为 2 分,"很多"为 3 分

1.我害怕在别的孩子面前做没做过的事情。

2.我担心被人取笑。

3.周围都是不认识的小朋友时,我会感觉害羞。

4.我和小伙伴一起时很少说话。

5.我担心其他孩子会怎样看待我。

6.我觉得小朋友们取笑我。

7.我和不熟悉的小朋友说话时感到紧张。

8.我担心其他孩子会怎样说我。

9.我只同我很熟悉的小朋友说话。

10.我担心别的小朋友会不喜欢我

5.评分标准

量表中,"根本没有"评 0 分,"一点"评 1 分,"有时"评 2 分,"很多"评 3 分。需要注意的是,条目 4、8、12、16 题干叙述是正性的,要反向评分。确保受试者如实回答问题,得分越高表示抑郁症状越重,量表作者推荐 15 分作为筛选的划界值。

6.信效度

俞大为等翻译儿童抑郁问卷并对 16~48 名儿童进行测试,修订版的 CDI 具有较高的效度和信度。

7.评价

儿童抑郁量表及分量表总体上具有良好的信效度,适合国内中小学生的使用,但其中的人际问题分量表还需进行文化差异上的探索,并结合我国的文化背景进行修订。

(五)儿童抑郁量表(Children's Depression Inventory,CDI)

1.量表说明

儿童抑郁量表是精神卫生专业人员用于测量儿童抑郁症的认知、情感和行为体征的工具,CDI 用于调整儿童抑郁症状的严重程度。它还可区分儿童严重抑郁症和心境恶劣症,并帮助医生区分这些疾病和其他精神疾病。

2.施测对象

7~17 岁儿童。

3.施测时间

5~15 分钟。

4.施测内容

儿童抑郁量表包括三种评估方式:自评、教师评价和家长评价。其中国际上使用最多的方式是自评式,其包括 5 个分量表,共 27 题。其中五个分量表衡量抑郁症的不同组成部分:失乐园(无力或体验快乐的能力下降)、消极的自尊心(相信你不擅长任何事情)、无效(缺乏动力或无法完成任务)以及人际问题(困难和保持密切的关系)。具有出色的心理测量特性,能够在正确使用时准确可靠地测量儿童抑郁症。当量表自评总分高于 19 分时,则表示儿童抑郁症状严重,达到抑郁症状检出水平。

(六)儿童抑郁障碍自评量表(Self-Rating Scale for Depressive Disorder in Childhood)

1.量表说明

1981 年 P.Birleson 根据 Feighner 编制的成人抑郁症诊断标准制订了儿童抑郁障碍自评量表,主要用于儿童抑郁症的临床评估,帮助儿童抑郁症的诊断。本量表的介绍主要参考苏林雁的中译本及其制定的中国城市常模。

2.施测对象

8~13 岁的儿童。

3.施测时间

无限制。

4.施测内容

儿童抑郁障碍自评量表共包含 18 个条目,条目数量少,内容简单容易评估,对儿童来说容易理解。

5.评分标准

因为本问卷的条目比较少,因此对其结果分析也比较简单,主要统计指标就是DSRSC 总分,即 18 个条目的单项分之和。通过 ROOC 分析,选择灵敏度和特异度最合适的点为界划分,得出常模总分≥13 分为划界分,即得分大于此分提示有抑郁障碍的可能性。

6.信效度

苏林雁等在全国 14 个城市采样 1943 例(男 968 名,女 975 名),年龄 8~16 岁,由学生填写儿童抑郁障碍自评量表。最后证明量表的效度较好,抑郁组儿童得分明显高于常模组,对抑郁障碍诊断的灵敏度为 86%,特异度为 82%。由此可见,该量表可用于我国儿童抑郁症状评估。

7.评价

本问卷信效度达标,特点是项目少,可用于门诊及住院抑郁症患儿,作为辅助手段,也可作为工具用于疗效追踪以及抑郁症儿童的初筛。

(七)耶鲁布朗强迫症状量表儿童版(Children's Yale-Brown Obsessive Compulsive Scale,CY-BOCS)

1.量表说明

耶鲁-布朗强迫症状量表(Yale-Brown Obsessive Compulsive Scale,Y-BOCS)是目前较为常用的强迫症及相关症状评定量表,包括成人版和儿童版(CY-BOCS)。儿童耶鲁布朗强迫症状量表用来评定强迫性障碍(OCD)患者的症状严重程度和类型,列出了所有强迫观念和强迫行为的类型,并根据症状产生的影响、持续的时间等因素判断病情的严重程度。

2.施测对象

8~17岁儿童。

3.施测时间

无限制。

4.施测内容

主要针对强迫症儿童的各种症状表现进行半结构化评估,该问卷共计10个条目,包括5项强迫思维和5项强迫行为,其中每一项包括2个部分:症状检查表和严重性量表,严重性量表从痛苦、频率、冲突、抵抗等维度进行评估。

5.评分标准

每个条目0~4分,总分0~40分。1~7分为亚临床;8~15分为轻度;16~23分为中度;24~31分为重度;32~40分为极重度,患者无法生活自理。

6.信效度

全量表的评分者信度为0.99,内部一致性信度 α 为0.83。其次,在初诊的强迫症组其量表平均得分的 t 值都高于非强迫症组,表示本量表有良好的效标关联效度,并且强迫症组的量表平均得分的 t 值也都高于抑郁症组,表示本量表有良好的建构效度。

7.评价

中文版耶鲁布朗强迫症量表经过信度与效度检测后,显示效果相当良好,是国内外的研究和实践当中普遍使用的量表。

# 第三节 评估流程

> 一、评估过程

儿童一旦有异常,就需要尽快寻找专家学者对儿童的情绪进行评估,具体评估流程如下:

（一）评估准备

在评估准备阶段,根据来访者需要解决的首要问题,确定评估的内容和评估工具。

1.明确评估的内容

心理评估的第一步要弄清所需评估的情绪问题的性质如何,同时要了解问题产生的可能原因是什么,什么样的咨询方式咨询效果最好,来访问者有什么独特的优势和能力,这些优势及能力在咨询中有什么帮助。

2.了解评估对象

在确定评估内容与目的之后,评估者对来访者形成一些认识与判断,对评估者了解得越多,设计出的评估方案就越具有可行性。

（二）设计评估方案

1.确定评估的项目

根据情绪障碍的评定标准,可以确定评估活动包括生理评估、智力及成就方面、社会适应性评估、个性自尊和自我调节能力、情绪障碍评估等。

2.评估资料的搜集方法

在情绪评估中,需要运用多种评价方法,系统地收集儿童各方面的信息。这种方法包括结构性或非结构性访谈、行为观察和心理测试。一般来说,评估顺序是通过谈话获取来访者的信息,与来访者建立良好的关系,然后进行心理测试或心理症状量表评定。在访谈和测试过程中,评估人员应注意观察来访者的行为,并将观察结果与访谈和心理测试结果一起进行分析,以得到准确的评估结果。

3.实施评估

对儿童展开评估,收集整理各种资料,熟练掌握评估的工具,整合观察、访谈、问卷数据,根据数据结果显示形成初步结论。

（三）资料的分析与总结

搜集了来访者的资料以及进行测验之后,要分析和总结资料,当儿童被筛选为情绪障碍儿童后,组织专业的评估团队与相关人员或部门进行信息交流和解释,制订个别化教学方案,必要时进行追踪性评估。

> 二、评估项目

由于引发儿童情绪障碍的原因十分复杂,临床表现又多种多样,故其教育评估的范围十分广泛,可以从以下几个方面对儿童进行评估,详见表12-3。

表 11-3 情绪障碍儿童评估项目与内容

| 评估项目 | 评估内容 | 评估工具 |
|---|---|---|
| 生理评估 | 判断儿童是否有生理性障碍,包括各种感官、动作和身体健康问题 | (1)国际标准视力表<br>(2)听力筛查<br>(3)脑神经功能评估<br>(4)反射功能评估<br>(5)运动功能评估 |
| 智力及成就方面 | 测试儿童智力水平,是否有能力 | (1)画人测验<br>(2)儿童智力筛查测验<br>(3)韦氏学龄前儿童智力测验(WPPSI)<br>(4)考夫曼儿童成套评估测验(K-ABC)<br>(5)斯坦福-比纳智力量表<br>(6)学习障碍儿童筛查量表(PRS) |
| 情绪评估 | 判断情绪障碍类型 | (1)情绪障碍量表(SAED)<br>(2)Achenbach 儿童行为量表(CBCL)<br>(3)行为与情绪评量表(PreBERS)<br>(4)儿童社交焦虑量表(SASC)<br>(5)儿童抑郁量表(CDI)<br>(6)儿童抑郁障碍自评量表(DSRSC)<br>(7)耶鲁布朗儿童强迫症状量表(CY-BOCS) |
| 社会适应性评估 | 判断是否因为社会适应性差导致情绪障碍 | (1)文兰社会适应行为量表<br>(2)儿童社会适应行为评定量表<br>(3)儿童适应行为量表 |
| 个性自尊和自我调节能力评估 | 判断是否有个性自尊和自我调节障碍 | (1)艾森克人格问卷(EPQ)(儿童)<br>(2)儿童十四种人格因素测验(CPQ)<br>(3)儿童自我态度问卷<br>(4)卡特尔16种人格因素问卷(16PF) |

> ### 三、情绪评估示例

（一）个案基本情况

案例对象姓名:小王;性别:男;年龄:9 岁。

情绪障碍格缺陷表现:胆小,对音乐敏感,尤其是节奏强烈的音乐,能伴随着节奏哼唱。对其他事情表现出的反应很冷淡,不想做不感兴趣的事情,经常会莫名其妙地发脾气,喜欢读书,不喜欢别人打扰他。

（二）评估工具与方法

评估方法:运用观察法、面谈法和评定量表进行评估。

评估工具:采用情绪障碍量表(SAED)。

（三）评估结果

该生有严重情绪障碍,感觉失衡,过度防御,主观感觉中度失衡,学习能力发展失衡。由于缺乏爱,他对家人非常任性,不知道如何与他人沟通,如何融入群体并且恐惧新的环境。

（四）教育建议

1.正确分析出现情绪问题的原因

儿童情绪行为的原因是多方面的也是复杂的。家长和教师应仔细观察儿童情绪行为的频率和强度及其对周围环境和儿童自身的影响,并做详细记录。在此基础上,认真分析原因和目的,根据实际情况及时处理或调整、改变训练方式。

2.把握时机,积极处理

儿童情绪行为的成因是复杂的,其发生的时间和频率也是不固定的,可以随时随地发生。因此,作为一名特殊教育教师,我们必须在认真分析其原因的基础上把握时机,以科学、务实的方式积极应对,避免负面反应。

3.对老师的培训至关重要

目前,熟悉特殊儿童生理和心理特征的教师并不多。有些老师即使发现孩子们有一些问题,他们也不知道怎样能更好地帮助他们。从事特殊教育事业的老师急需进行特殊教育专业知识培训。

4.重视家庭干预

父母是孩子的第一任老师。家庭是影响儿童社会化的首要社会场所。家庭环境对儿童的发展有着重要的影响,并将影响他们的个性发展和心理健康。在这种情况下,家长积极参与到儿童训练中去对儿童的康复有很大帮助。

【思考题】

1.什么是情绪？情绪由哪三种成分构成？

2.什么是情绪障碍？有哪些特征？

3.常用的评估方法有哪些？

# 第三篇

# 康复治疗方法

# 第十二章

# 物理因子治疗

**内容提要:**本章重在掌握物理因子治疗的主要种类,尤其是对超声波治疗、光治疗、电治疗的理解。掌握常用超声波治疗方法;理解光治疗的定义及作用;掌握红外线、紫外线疗法的作用及应用;理解电疗法的定义、主要种类;掌握各种电疗法的作用及应用;掌握传导热疗法的定义及常用方法;理解冷疗法的定义及常用的治疗技术。

## 第一节 物理因子治疗的概述

> ### 一、物理因子治疗的定义

物理治疗是通过手法、运动和声、光、电、磁、热、冷、水、力等物理学因素来促进人体健康,预防和治疗疾病的方法。前者在现代康复医学中被称为运动治疗即体疗,后者被称为物理因子治疗即理疗。

阳光、水、砭石、石针和按摩等方法在石器时代被原始人用来治疗疾病,维护健康。阳光、体操、水浴、按摩等防治疾病的方法在我国以及古希腊、埃及、罗马的早期文献中就有记载。春秋战国时期的黄帝内经(素问篇)中详细描述了按跷(按摩)、攻达(针灸)、角(拔罐)、导引(呼吸体操)、药熨(温热)、浸渍发汗(水疗)等物理疗法。扁鹊常用针灸、砭石、按摩、熨帖等来治疗疾病。我国是世界上最早应用矿泉水、磁场治疗疾病的国家。古希腊名医希波克拉底提倡利用阳光、水和空气等自然治疗方法增强体质、防治疾病,这对全世界都产生了一定影响。

物理因子治疗是应用天然或人工物理因子如声、光、电、磁、冷、热等的物理能,通过神经、体液、内分泌等生理调节机制作用于人体,达到强身健体、预防疾病和治疗疾病的方法。

> ### 二、物理因子治疗的种类

物理因子包括自然物理因子和人工物理因子两种类型,物理因子治疗按采用的物理因子的来源分为自然物理因子治疗和人工物理因子治疗两种类型。

> 三、物理因子治疗的方法

自然界中存在着日光、气候、森林、矿泉、海滨、空气、海水等可以用于治疗的物理因子,自然物理因子治疗方法有日光疗法、气候疗法、空气浴疗法、矿泉疗法、海水疗法、泥疗法等,属于疗养学范畴。大多数物理因子治疗均采用人工产生的物理因子,如光、电、磁、声、温热、寒冷等,人工物理因子治疗的方法有超声疗法、光疗法、电疗法、热疗法、冷疗法、磁疗法、水疗法等。

# 第二节 超声波治疗

> 一、超声波治疗的定义

超声波是频率高于 20 kHz,不能引起正常人听觉反应的机械振动波。超声波疗法是应用超声波作用于人体来达到治疗疾病目的的一种物理因子治疗方法。频率 500~250 kHz 的超声波有一定的治疗作用。800~1 000 kHz 为超声波治疗常用的频率。

> 二、超声波治疗的作用

(一)超声波的生物物理学效应及其作用机理

1.机械作用

超声波是一种机械波,最基本的作用是机械作用。超声波在人体内振动形成压力差,不仅可使介质质点剧烈运动,相互摩擦,还使组织细胞产生运动和容积的变化,可引起较强的细胞浆运动(原浆微流或称环流),从而促进细胞内容物的移动,改变其中空间的相对位置,从而使超声波对组织内物质和微小的细胞结构产生"微细按摩"作用。这种作用可使细胞功能发生改变,引起生物体的诸多反应。可以促进淋巴和血液循环,加强细胞膜的弥散过程,因而可增强新陈代谢,提高组织再生能力和营养状况。所以可以治疗营养不良性溃疡等某些局部循环障碍性疾病。

超声波的机械作用能够降低脊髓反射幅度,抑制反射的传递,降低神经组织的生物电活性,从而产生明显镇痛作用。超声的机械作用还能使坚硬的结缔组织延长、变软,用于治疗疤痕、粘连、硬皮症及挛缩等。

2.温热作用

机体组织可吸收超声波的声能形成"内生热"。超声波产热具有以下特点:

（1）由于各生物组织对声能的吸收量具有差异性，因此产热也有差别。在同种剂量下，骨和结缔组织产热最显著，脂肪与血液最少。

（2）超声波热作用还可选择性加热，主要是在两种不同介质的交界面上生热较多，特别是在骨膜、韧带附着处、肌腱、骨皮质、关节的软骨面等处可产生局部高热。可以运用在关节、韧带等运动创伤的治疗上。

（3）超声波产生热的79%~82%被血液循环带走，18%~21%由邻近组织的热传导散布，因此当超声波作用于眼的角膜、晶体、玻璃体、睾丸等缺少血循环的组织时，应十分注意产生过热，以免发生损害。

3.生物理化作用

在超声波的机械作用和温热作用的基础上，可引发许多物理的或化学的变化。

（1）空化作用：空化是指超声波所致介质中气体或充气空隙形成、发展和波动的动力学过程。这种空化作用需要高声强及较低的频率，超声波治疗剂量控制在安全值以下，因而在医用超声波的强度范围内，对于活体的机体组织进行超声波治疗发生空化的现象极少。

（2）触变作用：超声波触变作用是其机械作用的体现。超声波的软化作用，使肌肉、肌腱的组织形态细微变化与组织缺水的状态发生改变，出现液化反应，用于治疗强直性脊柱炎、关节韧带退性变、软骨组织病理改变等某些关节病。

（3）弥散作用：超声的弥散作用是由于超声波可以提高生物膜的渗透性。超声波作用后，细胞膜对钾、钙离子的通透性发生较强的改变，促进了物质交换，使代谢加速，组织改善营养。超声波的这种弥散作用可提高半透膜的渗透作用，可使药物更易进入细菌体内，有人将消毒杀菌药物与超声合并使用，证实可提高细菌对药物的敏感性，增强药物的杀菌作用。超声波的弥散作用，特别是对病理组织有促进恢复的作用，在治疗上有一定意义。

（4）氢离子浓度的改变：超声波可使组织 pH 值向碱性方向转化，可使炎症组织的酸中毒现象得以缓解，有益于炎症的修复。

（5）加速细胞新陈代谢及活化酶的作用：超声波能使复杂的蛋白质快速地解聚为普通的有机分子，对许多酶的活性产生影响。小剂量超声波能加强细胞内的核酸代谢过程，影响蛋白质的合成，刺激细胞发育生长，促进物质代谢。

（二）对机体组织器官的作用

1.对神经系统的影响

小剂量超声波能降低神经兴奋性，减慢传导速度，因而对神经炎、神经痛等周围神经疾病具有明显的镇痛作用。大剂量超声波作用于末梢神经可使血管麻痹、组织细胞缺氧,继而坏死。中枢神经对超声波具有较高的敏感性,因此,曾认为脑部是超声波治疗的禁区。但自 20 世纪 70 年代以来国内许多单位通过实验研究和临床实践证明,使用小剂量(常用 $0.75\sim1.25$ W/cm$^2$)的脉冲式超声波移动法作用于头部,不损害脑实质(由于头皮及颅骨吸收和反射了大部分超声波能量,故透入颅内的只有能量的 $2.5\%\sim20\%$),对脑血管意外、偏瘫及其他某些神经系统疾病治疗具有一定疗效。

2.对循环系统的影响

房室束对超声波的作用非常敏感。超声波主要对心脏活动能力及其节律产生影响。大剂量超声波可减缓心律,诱发心绞痛,严重时使心律失常,最后导致心搏停止;小剂量超声波能明显增加毛细血管内的含血量,对冠心病患者具有使冠状动脉扩张及血管痉挛缓解的作用,故用小剂量脉冲式超声波作用于心脏,对冠状动脉供血不足患者有一定疗效。

治疗剂量超声波对血管无损害作用,通常可扩张血管,加速血液循环。低强度超声波可使血管扩张;在较大剂量作用下,可使血管收缩。更大剂量的超声波可麻痹血管运动神经,造成血液流动停止。用大剂量超声波时可直接引起血管内皮肿胀,血循环障碍。

3.对眼睛的影响

眼的解剖结构特点容易积聚热致损伤。大剂量超声波可使结膜充血、角膜水肿甚至眼底改变,对晶体可致热性白内障。还可以引起交感性眼炎。但用小剂量(脉冲式 $0.4\sim0.6$ W/cm$^2$,$3\sim6$ min 以下)超声波,可以促进炎症吸收及组织修复,改善循环,对视网膜炎、眼内出血、玻璃体混浊、外伤性白内障等有较好疗效。

4.对骨骼的影响

小剂量超声波(连续式 $0.1\sim0.4$ W/cm$^2$、脉冲式 $0.4\sim1$ W/cm$^2$)可以促进骨骼生长,骨痂形成;中等剂量($3$ W/cm$^2$ 以下 5 分钟)超声波可使骨髓充血,温度上升,但未破坏骨质,故可用于骨关节创伤;大剂量超声波损害骨髓,作用于未骨化的骨骼,可致骨发育不全,因此对幼儿骨骺处禁用超声波。超过 $3.25$ W/cm$^2$ 移动法被认为是危险的。

5.对肌肉及结缔组织的作用

横纹肌对超声波比较敏感,治疗剂量的超声波可使挛缩肌肉的张力降低,解除肌纤维痉挛。结缔组织对超声波的敏感性较差,小剂量超声波对有组织损伤的伤口有刺激结缔组织增长的作用;中等剂量超声波对疤痕等过度增长结缔组织有软化消散的作用,特别对于浓缩的纤维组织作用更显著。因此超声波对疤痕化结缔组织有"分离纤维"作用,有使"凝胶变为溶胶"的作用。

> ### 三、超声波治疗的方法

#### （一）直接接触法

将超声波声头直接压在治疗部位的皮肤进行治疗。此时在皮肤和声头之间应加石蜡油、凡士林等接触剂。

**1.移动法**

此方法最为常用。治疗时声头轻压接触皮肤，在治疗部位作缓慢移动，移动速度为每秒 $2\sim3$ cm。常用强度为 $0.5\sim2.5$ W/cm$^2$。

**2.固定法**

将超声波声头以适当压力固定在治疗部位。此法易产生过热而发生"骨膜疼痛反应"。故治疗剂量宜小，常用强度为 $0.1\sim0.5$ W/cm$^2$，时间 $3\sim5$ min。

#### （二）间接接触法

**1.水下法**

治疗时将超声波声头和治疗手足等肢体部位一起浸入 $36\sim38$ ℃温开水中，声头距离治疗部位皮肤 $1\sim5$ cm，剂量与直接接触法的移动法相同。

此法常用于治疗不规则的体表，声头不便直接接触的部位或局部痛觉敏感的部位如手指、肘、足趾、踝、溃疡处等。

**2.辅助器治疗法**

常用有水漏斗法、水枕或水袋法。用于面部、颈部、关节、前列腺、牙齿、眼等不平之处，借助于辅助器使治疗部位上所有不平之处均得到超声治疗。

#### （三）超声雾化吸入疗法

超声雾化吸入疗法是利用超声波的空化作用，使液体在气相中分散，将药液变成雾状颗粒（气溶胶），通过吸入直接作用于呼吸道局部病灶的一种治疗方法，是气雾吸入疗法中的一种。应用超声雾化器产生的气雾，具有雾量大，雾滴小（直径约 $1\sim8$ μm）而均匀的特点，吸入时可到达肺泡，能够使药液沉积在呼吸道深部。适用于各种急慢性呼吸道感染（包括真菌感染），如咽炎、喉炎、气管炎、支气管炎、毛细支气管炎、肺炎等；慢性阻塞性肺疾患（慢性支气管炎、肺气肿、支气管哮喘）以及肺心病；全身其他疾病引起的肺部并发症如肺不张、肺部感染；胸外科手术后、声带息肉术后、呼吸道烧伤及麻醉后呼吸道并发症的预防和治疗；肺结核、矽肺等部疾病的局部给药等。还可进行家庭和病房内微小气候的改善，以供疾病防治、保健疗养和康复治疗之用。

#### （四）超声药物透入疗法

超声药物透入疗法，又称声透疗法，是指利用超声波弥散作用将药物经过体表透入人体达到治疗作用的一种治疗方法。药物通过超声波进入体内,不仅增加了局部给药浓度,而且由于超声波和药物综合作用的结果而增加了治疗效果。这种疗法没有电刺激现象,也不发生电灼伤,操作简便,但其进入深度目前尚无法完全控制,尚需进一步研究探索。

超声药物透入疗法与一般的超声波治疗方法相同,不同之处在于把药物加入接触剂中(如水剂、乳剂、油膏等)即可,多采用直接接触法。其强度:固定法一般小于 0.5 $W/cm^2$,移动法 0.5~1.5 $W/cm^2$。治疗时间 5~10 分钟。

目前常用药物有:氢化可的松,维生素 C,呋喃西林及其他抗菌素,水杨酸、丹参等活血化瘀中药,普鲁卡因等麻醉药等。使用此种疗法时,注意避免使用强烈刺激皮肤及引起过敏的药物。

（五）超声波间动电疗法

近几年超声波与某些治疗方法、措施的合并应用,取得了较单一治疗更好的疗效。超声间动电疗法就是其中之一,它利用超声波声头通以间动电流作为间动电疗的作用极,非作用极则固定在身体相应的部位上,声头移动时,超声和间动电流同时输入人体,形成超声间动电疗法。其作用原理是由于超声波的机械振动对组织产生的微细按摩及温热效应,加之改变组织 pH 后的止痛效应,结合了间动电能使血管扩张、血液循环增加、止痛等作用,相互影响,共同作用,达到相辅相成的类似复方制剂的治疗作用。

# 第三节　光治疗

## ＞　一、光治疗的定义

光治疗是利用人工光源或日光辐射防治疾病和促进机体康复的方法。

光是物质运动的一种形式。光是一种以电磁波的形式运动着的光子流,具有波—粒二象性。光子具有动能,也具有质量。光波频率愈高,光子的能量愈大。

## ＞　二、光治疗的作用

各种物质对光的吸收和蓄积必然伴随着运动形式的某种变化,从而产生各种理化效应。

（一）热效应

当物质吸收波长较长的光线时,由于这部分光线的光子能量较小,主要是使受照射物质的分子或原子核的运动速度加快,因而产生热效应。例如,红外线和可见光。

（二）光电效应

紫外线及可见光线（短波部分）照射物体时,产生光能量转化成电能量,引起光电效应。产生光电效应的基本条件是每个光子的能量必须足以使电子从电子轨道上逸出。红外线因其光子的能量小,无论照射强度多大,均不能引起光电效应。

（三）光化学效应

物质吸收光子后,可发生各种化学反应。光子被吸收后如果光子能量很大,使基团之间的键断开,或者击出电子（光电效应）,或者电子跃迁到能量级高的轨道。

（四）荧光和磷光

荧光和磷光是一些物质吸收了波长较短的光能后发出波长较长的光。荧光即外界光线停止照射后物质所发出的光也随之消失;磷光在外界光线停止照射时,该物质所发的光还持续一定时间。

> 三、光治疗的方法

（一）红外线疗法

1.概述

红外线疗法是运用红外线治疗疾病的方法。红外线为不可见光线,因在光谱上位于红光之外而得名。在光谱中红外线的波长 0.76~400 μm,在光谱中波长最长,辐射人体后主要产生热效应,故有热射线之称。医用红外线分为近红外线和远红外线两类。近红外线波长 0.76~1.5 μm,又称短波红外线,穿入人体较深,约 5~10 mm,如白炽灯;远红外线波长 1.5~400 μm,又称长波红外线,大部分被表层皮肤吸收,穿透组织深度小于 2 mm,如红外线灯。人体对远红外线的吸收比近红外线为强,远红外线的生理和治疗作用比近红外线强。

2.治疗作用

红外线治疗作用的基础是温热效应。在红外线照射下,局部组织温度升高,血管扩张充血,血流加快,物质代谢增强和改善营养状态,免疫功能提高。

（1）消炎:红外线照射可改善血液循环和组织营养,促进局部渗出物的吸收及肿胀消退,增强人体免疫功能,提高细胞的吞噬能力,有利于慢性炎症消散,具有消炎、消肿作用。主要适用于治疗各种类型的慢性炎症。

（2）缓解肌肉痉挛:红外线照射可减弱胃肠道平滑肌和横纹肌的肌张力。温热作用可降低骨骼肌肌梭中的 γ 传出神经纤维兴奋性,减弱牵张反射,松弛肌肉,升高皮肤温度,通过热的反射作用松弛胃肠道平滑肌,使蠕动减弱。主要适用于治疗肌肉痉挛、劳损、扭伤和胃肠道痉挛等。

(3)促进组织再生:红外线照射损伤部位局部,可以扩张血管,改善组织营养,使纤维细胞和成纤维细胞活力增强,上皮细胞和肉芽组织的生长加快,有利于组织的修复和再生,适用于加速伤口及溃疡的愈合、软化瘢痕。

(4)降低神经系统兴奋性:红外线照射可使神经系统的兴奋性降低,有解除横纹肌和平滑肌痉挛、镇痛以及促进神经功能恢复等作用。

3.应用

(1)适应证:风湿性关节炎、胸膜炎、慢性胃炎、慢性肠炎、慢性支气管炎、慢性淋巴结炎、慢性静脉炎、多发性末梢神经炎、神经根炎、神经性皮炎、神经炎、外阴炎、慢性盆腔炎、周围神经外伤、痉挛性麻痹、弛缓性麻痹、软组织外伤、慢性伤口、冻伤、烧伤创面、褥疮、术后粘连、瘢痕挛缩、注射后硬结、产后缺乳、乳头裂、湿疹、皮肤溃疡等。

(2)禁忌证:有出血倾向、急性扭伤早期、高热、活动性肺结核、急性化脓性炎症、重度动脉硬化、闭塞性脉管炎等。

(二)可见光疗法

1.概述

可见光线波长为760~400 nm,为视网膜可以感觉到的光线,照射人体产生温热作用和光化学作用。可见光疗法是运用可见光治疗疾病的方法。

2.治疗作用

(1)调节作用:视觉器官接受可见光线后,产生的神经冲动经间脑可达脑下垂体及其他内分泌腺,这些内分泌腺产生的激素进入血液,从而影响其他组织器官的功能。如红光、橙光、黄光可引起呼吸加快、加深及脉率增加,而绿光、蓝光、紫光可引起相反的改变,紫光和蓝光照射可降低神经的兴奋性,红光可明显提高神经的兴奋性。

(2)对机体的温热作用:可见光可产生热效应。红光穿透组织较深,可扩张深部组织血管,增强血液循环,改善组织营养,具有促进炎症吸收、镇痛以及加速组织生长的作用。

(3)对机体的光化学作用:血液中的胆红素可以吸收波长为400~500 nm的光,其中对420~460 nm的蓝紫光吸收最强。使用蓝紫光治疗新生儿胆红素血症时,胆红素在光与氧的作用下发生一系列的光化学效应,形成水溶性低分子量的胆绿素,由尿液和粪便排出体外,降低血液中过高的胆红素浓度。

3.应用

(1)适应证:红光照射适用于神经炎、神经痛、湿疹、急性上颌窦炎、急性扭挫伤、神经性皮炎等。蓝光照射可治疗急性湿疹、急性皮炎、三叉神经痛、灼性神经痛、皮肤感觉过敏等。蓝紫光照射主要用于治疗新生儿高胆红素血症。

（2）禁忌证：和红外线相同。

（三）紫外线疗法

1.概述

紫外线的波长为 180~400 nm，在光谱上处于紫光之外，被称为紫外线。紫外线在光谱中的波长最短，所以光量子的能量大，对机体主要产生光化学效应，因此称其为光化学射线。

皮肤或黏膜被紫外线照射后，经 2~6 小时的潜伏期，局部出现界限清楚的红斑，红斑反应在 12~24 小时达到高峰。红斑反应强度由于照射剂量不同而不同。

由于紫外线敏感性有明显个体差异，所以用生物剂量作为紫外线治疗照射的剂量单位。所谓一个生物剂量也就是最小红斑量（MED），即紫外线灯管在一定距离内（常用 50 厘米），垂直照射下引起最弱红斑反应（阈红斑反应）所需的照射时间。

2.治疗

（1）杀菌：短波紫外线的杀菌作用较强，可明显降低细菌或病毒的活性。紫外线的杀菌效果与波长有关，其中杀菌作用最强的是波长 254~257 nm 的紫外线，而 300 nm 以上的紫外线的杀菌作用主要依赖光敏物质的存在，没有直接杀菌能力。用于清洁创面、杀毒，治疗皮肤、黏膜、伤口、窦道、瘘管等各种软组织表浅感染。

（2）消炎：紫外线红斑量照射对皮肤浅层组织的急性感染性炎症治疗效果显著，中、短波紫外线的杀菌作用强于长波紫外线。紫外线抗炎的作用还表现在红斑量紫外线可促进病灶血液和淋巴循环，促进代谢产物和病理产物排出，刺激与加强皮肤内巨噬细胞系统的功能，提高组织细胞的防御能力。红斑量紫外线照射对风湿性炎症，或较浅在的急、慢性化脓性炎症都有良好的疗效。治疗心脏或中枢神经系统急性炎症、活动性肺结核时，不宜进行大面积红斑量紫外线照射，否则会加剧病灶的反应。

（3）加速组织再生：小剂量紫外线照射后，细胞内 DNA 的合成和细胞分裂在最初较短时间内受到抑制，后出现 DNA 合成和细胞分裂的加速，促进肉芽组织和上皮的生长；紫外线红斑加强血液供给，提高血管壁的渗透性，有利于血中营养物质进入损伤的组织内，改善细胞的再生条件。因此红斑量紫外线照射可加速组织再生，增强组织的反应性，加速伤口愈合。

（4）镇痛：红斑量紫外线照射有明显的镇痛作用，可能与以下因素有关：紫外线照射区域血液循环增加，使致痛物质清除加快，强红斑反应通过反射机制在中枢神经系统形成新的优势灶，干扰、减弱了疼痛的病理优势灶；紫外线照射使感觉神经末梢发生可逆的变性,降低神经兴奋性,阻断反射弧,痛觉的传导受到抑制。中、长波紫外线照射的止痛作用比短波紫外线照射的止痛效果明显,无红斑量紫外线照射无止痛效果。红斑量紫外线照射可解除各种浅表性疼痛,对较深层组织病变的疼痛也有一定的缓解作用,但是癌性疼痛应避免采用紫外线照射。

(5)脱敏:多次小剂量的紫外线照射,皮肤组织形成组织胺不断地进入血流,刺激组织胺酸产生,分解过敏时血液内过多的组织胺,从而起到脱敏作用。另外,紫外线照射初期能加强交感神经的兴奋性,交感神经释放出的肾上腺素不仅能抵消组织胺的作用,而且能提高机体对组织胺的耐受力,抑制组织胺生成。许多过敏性疾患,如支气管哮喘、皮肤瘙痒症等,用紫外线照射均有良好的脱敏效果。

(6)促进维生素 D 的生成:人体皮肤中的 7-脱氢胆固醇经紫外线照射转变为人体需要的维生素 D,以波长 275～297 nm 的紫外线促进维生素 D 生成的作用最为显著。维生素 D 具有促进对钙和磷的吸收、保持血液中钙和碘的平衡及成骨的作用,并以此实现紫外线对体内钙离子的调节,降低血管的通透性和神经兴奋性,减轻过敏反应。

(7)调节人体免疫功能:免疫系统是机体保护自身的防御性结构,紫外线对机体免疫系统的功能具有重要的调节作用。

(8)治疗皮肤病:红斑量紫外线照射对某些皮肤病有明显治疗效果,特别对玫瑰糠疹、带状疱疹、花斑癣、毛囊炎和脓疱性皮炎等的治疗效果尤为显著。对神经性皮炎、湿疹、体癣、银屑病、圆形脱发和白癜风等也有一定疗效。这是由于红斑量紫外线照射,对皮肤组织有强烈的作用,引起皮肤组织一系列组织形态学和组织化学的变化。

3.应用

(1)适应证:红斑量紫外线适应证为急性化脓性炎症较浅表的软组织炎症,如疖、痈、急性蜂窝组织炎、急性乳腺炎、丹毒、急性淋巴结炎、淋巴管炎、急性静脉炎,以及某些非化脓性急性炎症,如肌炎、腱鞘炎、关节炎以及耳鼻喉科、口腔科化脓性炎症等;伤口及慢性溃疡、急性风湿关节炎、肌炎、类风湿性关节炎、各种神经痛、神经炎、神经根炎及胃肠分泌功能紊乱;哮喘性支气管炎、慢性支气管炎、迁延性肺炎等;皮肤病如玫瑰糠疹、脓疱性皮炎、白癜风等。

无红斑量紫外线照射法的适应证为紫外线照射不足、维生素 D 缺乏症引起体内钙磷代谢失调的患者,如佝偻病、老年人、体弱、长期卧床骨质疏松患者、流感、伤风感冒、妊娠期缺乏维生素 D、营养不良等。

(2)禁忌证:大面积红斑量紫外线照射对于活动性肺结核、血小板减少性紫癜、血友病、恶性肿瘤、急性肾炎或其他肾病伴有重度肾功能不全、重度肝功障碍、急性心肌炎、紫外线过敏的一些皮肤病(急性泛性湿疹、光过敏症、红斑性狼疮的活动期等)是禁忌。全身无红斑量照射对于小儿严重渗出性疾病是禁忌。

（四）激光疗法

1.概述

应用激光治疗疾病的方法被称为激光疗法。激光具有光的反射、折射、干涉等基本的物理特性。因激光是受激辐射的光，与一般的光线相比，又具有高度定向性、高度单色性、高相干性、高亮度性等特点。激光生物学作用的生物物理学基础主要是光效应、电磁场效应、热效应、压力与冲击波效应。

2.治疗作用

（1）生物刺激和调节作用。

①对神经系统的影响：低功率激光照射加速神经刺激作用，并将刺激逐次积累，影响中枢神经的代谢和功能，也可以促进周围神经再生或调整植物神经功能平衡。

②心血管系统的影响：低功率激光照射可扩张血管，改善血液循环，促进血细胞功能恢复。

③加速骨折的愈合：氦—氖激光照射可以调节骨细胞的功能，刺激血管新生，加速骨痂的生长，对骨折的修复有促进作用。

④加速溃疡和伤口的愈合：低功率激光照射皮肤组织时，对慢性皮肤溃疡能促进伤口再生，促进新生上皮覆盖、溃疡愈合，所以对一些顽固性溃疡、压疮、烧伤、术后伤口愈合不良等，均有明显的治疗作用。

⑤增强机体的免疫功能：氦—氖激光照射胸腺区，可以增强细胞免疫功能，照射脾区可以促进 B 淋巴细胞分化，从而增强机体的体液免疫功能，照射腹部可以使腹腔区巨噬细胞的吞噬活性增加。

⑥消炎作用：低功率激光照射刺激机体的免疫防御系统，增强白细胞吞噬能力，增加免疫球蛋白，加强肾上腺皮质功能，从而提高局部抗感染能力，具有明显的消炎作用。用低功率激光照射局部或穴位可以治疗关节炎、闭塞性脉管炎、鼻炎、甲沟炎等。

⑦镇痛：低功率激光照射可以对组织产生刺激、激活、光化作用，以改善组织血液循环，加速代谢产物和致痛物质的排除。可调整神经系统功能，抑制致痛物质的合成，提高痛阈，达到镇痛效果。

（2）激光手术：高功率激光治疗又称为激光手术治疗，主要是利用激光的热能达到治疗作用。激光手术治疗具有出血少或不出血、不接触组织、手术时间短、精度高、创伤小、副作用小等优点，因而应用广泛。

（3）激光治疗肿瘤：激光治疗肿瘤主要是基于其生物物理学方面的特殊作用，即激光的高热作用可使肿瘤被破坏；激光的强光压作用（机械能作用）可使肿瘤组织肿胀、撕裂、萎缩,并可产生二次压力作用。激光治癌可能与其对免疫功能的影响有关。

3.应用

（1）适应证低强度激光适用于：

①内科疾病:原发性高血压、低血压、哮喘、肺炎、支气管炎、胃肠功能失调、肝炎、类风湿性关节炎、肿瘤患者放疗或化疗反应、白细胞减少症等。

②神经系统疾病:神经衰弱、脑震荡后遗症、神经性头痛、神经根炎、脊髓空洞症、面神经炎、三叉神经痛、小儿脑性麻痹、遗尿症等。

③外科疾病:慢性伤口、慢性溃疡、褥疮、烧伤疮面、甲沟炎、疖、淋巴腺炎、静脉炎、闭塞性脉管炎、腱鞘炎、滑囊炎、肱骨外上髁炎、软组织挫伤、扭伤、瘘管、前列腺炎等。

④五官科疾病:耳软骨膜炎、慢性鼻炎、过敏性鼻炎、萎缩性鼻炎、咽炎、扁桃腺炎、喉炎、麦粒肿、病毒性角膜炎、中心性视网膜炎、耳聋、耳鸣等。

⑤皮肤科疾病:湿疹、皮炎、斑秃、带状疱疹、皮肤瘙痒症、神经皮炎、单纯疱疹等。

⑥口腔科疾病:慢性唇炎、地图舌、舌炎、舌乳头剥脱、创伤性口腔溃疡、复发性口疮、药物过敏性口炎、疱疹性口炎、肩周炎、颞颌关节功能紊乱;照射牙齿表面釉质,可增强抗脱钙能力,具有防龋齿的作用。

⑦妇科疾病:痛经、附件炎、卵巢功能紊乱、臀位转胎。

高强度激光适用于：

①外科疾病:食管癌的治疗,肝血管瘤的手术治疗,肝脏手术治疗,肝脏手术止血,痔、肛门瘘、瘘管的切开,肛肠疾患,烧伤的治疗等。

②皮肤科疾患:传染性软疣、扁平疣、色素痣、血管痣、瘢痕增生、皮肤肿瘤等。

③妇科疾病:尖锐湿疣、宫颈糜烂、子宫颈癌等。

④内科疾病:冠状动脉粥样硬化。

（2）禁忌证:恶性肿瘤（光敏治疗除外）、皮肤结核、高热、出血倾向、心肺肾衰竭、孕妇、与黑色素瘤有关的皮肤病变、光敏性皮肤病或正在服用光敏性药物等。

# 第四节　电治疗

> 一、电治疗的定义

应用不同类型电流或电磁场预防和治疗疾病的方法称电治疗。电治疗主要有直流电疗法、直流电离子导入疗法、低频电疗法、中频电疗法和高频电疗法等。

## > 二、电治疗的作用

（1）各种电疗因子的作用机理因其性质不同也各有特性。例如：直流电对组织细胞内的电离、极化、驻极状态等的影响较显著；而高频电疗时，组织细胞基于共振原理吸收物理能量。

（2）共性作用：如神经-体液调节途径的实现是电治疗生理和治疗作用的基础。电治疗具有缓解肌肉痉挛、消炎、镇痛、消肿、脱敏、加强组织张力、促进正常的神经传导功能调节和恢复等治疗作用。

（3）异性作用：在使用小剂量时电疗的特异性作用最显著。如直流电优先作用于末梢神经感受器和周围神经纤维；低频电优先作用于肌肉-神经结构；超短波优先作用于结缔组织、单核巨细胞系统。

（4）电疗因子作用于不同的组织器官，具有不同的效果。如微波作用于肾上腺区可使皮质固醇激素的产生增加；作用于甲状腺区可使糖皮质激素的活性降低，免疫功能加强。

## > 三、电治疗的方法

### （一）直流电疗法

1.概述

直流电是一种方向固定、强度不随时间变化的电流。在人体上应用直流电来治疗疾病的方法称为直流电疗法。常采用低电压（30~80 V）、小强度（小于 50 mA）的平稳直流电。

人体组织是电解质导体，当直流电治疗时，人体组织内各种离子、胶体粒子（蛋白质）和水分子向一定的方向移动而引起体液中离子浓度对比的变化是直流电生物理化作用的基础。

2.治疗作用

（1）扩张血管、促进局部血液循环和加强营养。直流电治疗后，扩张局部小血管，改善血循环，加强组织的营养，提高细胞的生活能力，使代谢产物的排除加速，因而直流电有提高组织功能，促进炎症消散，促进再生过程等作用。机体对外界刺激最普遍的生理反应之一是血管舒缩反应。直流电引起局部组织内理化性质的变化，刺激感觉神经末梢和血管壁上的感受器，通过轴索反射和节段反射而引起末梢血管扩张。此外，直流电的作用影响蛋白质的稳定性，由微量蛋白质变性分解而产生的组胺及活性肽等分解产物，也有扩张血管的作用。

（2）对神经系统和骨骼肌的影响。直流电作用的特点是对神经系统功能有明显的影响，当通过弱或中等强度的直流电时，阳极下神经兴奋性降低而阴极下兴奋性升高，当通过的电流强度较大或通电时间较长时，阴极下会由兴奋性升高转向降低，如果电流强度进一步增大或者通电时间很长，阴极下兴奋性甚至可能完全消失，称为阴极抑制。骨骼肌的反应因直流电急性、电流强弱、通断电等变化而异。

（3）直流电阴极有促进伤口肉芽生长，软化瘢痕，松解粘连和促进消散等作用，而阳极有减少渗出的作用。

（4）电流强度较大的直流电对静脉血栓有促进溶解退缩的作用。动物实验观察到，在直流电作用下，血栓先从阳极侧松脱，然后向阴极侧退缩，当退缩到一定程度时，血管重新开放。临床上用大剂量直流电治疗血栓静脉炎有一定疗效。

（5）微弱直流电阴极促进骨再生修复，阳极改善冠状动脉血液循环的作用。

临床实践证明 10~20 μA 直流电阴极对骨折不连接有促进愈合的作用。这种治疗需要将阴极电极（不锈钢丝或克氏针，外套硅胶管，露出金属顶端 0.5~1 cm）直接插入骨不连接处，阳极铅片置于附近皮肤上。伤肢用木夹板固定，微电流发生器绷附在小夹板外。连续通电 1~4 月。

3.应用

（1）消炎镇痛，促进伤口愈合，软化瘢痕。直流电阳极有减少水肿和渗出、消炎、镇痛作用；阴极具有改善局部组织营养，促进伤口、溃疡愈合，软化瘢痕，松解粘连等作用。

（2）镇静和兴奋作用。局部治疗时，直流电阴极有提高组织兴奋性的作用，阳极有降低组织兴奋性而达到镇静的作用。全身治疗时，下行的电流起镇静作用，上行的电流起兴奋作用。

（3）较大的直流电对静脉血栓有促进溶解的作用。

（4）促进骨折愈合。适量的直流电阴极刺激可促进骨痂生长，骨折愈合。

（5）对冠心病的治疗。微弱直流电很接近生物电的电流强度，刺激心血管反射区的皮肤感受器，反射性地对异常的冠状动脉舒缩功能进行调节。

（6）对癌症的治疗。利用直流电电极下产生的强酸和强碱可破坏肿瘤细胞和组织。

（二）直流电药物离子导入疗法

1.概述

用直流电将药物离子通过皮肤、黏膜或伤口导入体内进行治疗的方法，称为直流电药物离子导入疗法。依据同性电荷相斥、异性电荷相吸原理，直流电可使电解质溶液中的阳离子从阳极、阴离子从阴极导入体内。

药物离子主要经皮肤汗腺管口、毛孔进入皮内或经黏膜上皮细胞间隙进入黏膜组织。直流电直接导入的离子主要堆积在表皮内形成"离子堆",以后通过渗透作用逐渐进入淋巴和血液,带到全身各器官和组织。

药物离子导入的数量与很多因素有关:在一定范围内,导入数量与溶液浓度相关,浓度越高,导入数量越多;向溶液中加入酒精能增加导入的数量,但不适用于易导致沉淀变性的药物;只有可溶解的作静脉注射用的药物才能导入皮肤;根据法拉第第一定律,离子导入的数量与所使用的电流量成比例,在一般情况下,通电时间长导入量多,大的电流强度导入药物多;人体不同部位导入的数量存在差别,以躯干导入最多,上肢次之,下肢,特别是小腿最少。

2.治疗作用

(1)直流电药物离子导入疗法具有药物和直流电的双重作用,两者互相加强,其疗效比单纯的药物或直流电的疗效好。

(2)直流电药物离子导入疗法具有镇静、止痛、消炎、促进神经再生和骨折愈合,调整神经系统和内脏功能,提高肌张力等作用。

(3)应用:

适应证:神经(根)炎、深浅静脉炎(血栓性)、植物神经功能紊乱、放射治疗反应、慢性溃疡、伤口等。

禁忌证:直流电过敏、高热、心力衰竭、恶病质、出血倾向者等。

(三)低频脉冲电疗法

应用频率 1 000 Hz 以下的脉冲电流治疗疾病的方法称为低频脉冲电疗法。低频电疗法的特点是:

(1)均为低压、低频,而且可调;

(2)无明显的电解作用;

(3)对感觉和运动神经都有强的刺激作用;

(4)有止痛但无热的作用。

1.神经肌肉电刺激疗法(NMES)

神经肌肉电刺激疗法是运用低频脉冲电流刺激肌肉使其收缩,恢复运动功能的方法。

(1)失神经肌的电刺激。下运动神经元受损后,肌肉失去神经支配而萎缩变性,根据不同的病情,选择不同的脉冲电流,刺激肌肉或肌群,使之发生被动的节律性收缩,通过锻炼,延迟萎缩和变性的发展,此方法称为失神经肌肉的低频脉冲电疗法。

①治疗作用：

●肌肉被动地节律性收缩和舒张所产生的"泵"作用，可以改善肌肉的血液循环，促进静脉和淋巴回流，改善代谢和营养，延迟萎缩。

●肌肉被动收缩可以防止肌肉失水，防止电解质及酶系统的破坏。

●可以维持肌肉中结缔组织的正常功能，防止其挛缩和束间凝集。

●肌肉被动收缩可以延缓肌肉的纤维化，从而延迟肌肉变性的进程。

②应用：

适应证：主要应用于下运动神经元损伤后所致的肌肉麻痹和萎缩，如尺、桡、正中神经损伤，面神经麻痹，坐骨神经痛所致下肢无力，胫、腓神经麻痹等。

禁忌证：心脏安放起搏器者、严重心功能衰竭或心律失常、孕妇患者、腹部及腰骶部忌置电极。

（2）痉挛肌电刺激疗法：中枢神经系统病损可引起肌肉痉挛性瘫痪，恰当地应用电刺激可使痉挛肌松弛，这种治疗方法称为痉挛肌电刺激疗法。

①治疗作用：是利用两组电流交替刺激痉挛肌及其拮抗肌的方法。刺激痉挛肌时，通过兴奋神经肌梭和腱器，反射性地引起痉挛肌本身抑制；刺激拮抗肌时，通过交互抑制对痉挛肌发生抑制性影响，由于两组电流交替出现，所以两种抑制亦交替出现，以使肌肉在治疗期间始终处于抑制状态，从而达到松弛痉挛肌的目的，促进肢体血液循环、肌力和功能的恢复。

②应用：儿童脑性瘫痪、脑血管意外偏瘫、脊髓外伤引起的痉挛性瘫痪等。

2.功能性电刺激疗法（FES）

（1）概述：功能性电刺激是利用低频脉冲电流刺激作用于丧失功能的器官或肢体，以其产生的即时效应来替代或矫正器官和肢体的功能的一种方法。

（2）治疗作用：

①上运动神经元瘫痪：FES应用于上运动神经元瘫痪的患者的治疗目的是帮助病人完成某些功能活动，如行走、抓握，协调运动活动，加速随意控制的恢复。

②呼吸功能障碍：对于脑外伤、脑血管意外、高位脊髓损伤所致呼吸肌麻痹可应用膈肌起搏器。用电刺激膈神经，引起膈肌收缩，来控制和调节呼吸运动。

③排尿功能障碍。

尿潴留：对尿潴留的患者采用植入式电极刺激逼尿肌，使其收缩，并达到一定的强度，克服尿道括约肌的压力，使尿排出。

尿失禁：FES刺激尿道括约肌和盆底肌，增强其肌力。男性患者可用体表电极或直肠电极，女性患者可用阴道电极。

④特发性脊柱侧弯:可替代脊柱矫形器的 FES 被称为"电子矫形器"。一般说弯曲度(Cobb 角)在 20°~40°之间的进行性侧弯,适合用 FES 治疗。

⑤肩关节半脱位:支具、吊带治疗该病会影响上肢活动,可以用 FES 替代。FES 能显著减轻肩关节半脱位的程度。疗效与治疗前半脱位的程度和疼痛无关。

(3)应用:适用于脑性瘫痪、截瘫、偏瘫时的肢体功能障碍,呼吸功能障碍,马尾或其他脊髓损失引起的排尿功能障碍,特发性脊柱侧弯等疾病。

3.经皮电神经刺激疗法(TENS)

(1)概述:

经皮电神经刺激疗法(周围神经粗纤维电刺激疗法)是将特定的低频脉冲电流通过皮肤输入人体来治疗疼痛的电疗方法。

TENS 疗法与传统的神经刺激疗法的区别在于:传统的电刺激刺激的主要是运动纤维;而 TENS 刺激的是感觉纤维。

(2)治疗作用:

①镇痛:有显著的镇痛作用,外周神经和急性疼痛所要求电流频率较高,中枢神经和慢性疼痛所要求频率较低。近年来证明 3~10Hz 的高强度刺激可加强镇痛效果。

②促进局部血循环:TENS 对局部血液循环有促进作用,可能是刺激了交感神经,致使周血管扩张所致。

③促进骨折、伤口愈合:应用直流电植入电极可以治疗骨折后骨不连。为了取得近似直流电的效应,脉冲宽度应尽可能大些,频率应偏低些,电流强度设置为保持病人稍有电感的最低水平。

④治疗心绞痛:TENS 能改善心脏功能、减少心绞痛的发作次数和降低对硝酸甘油的依赖。

(3)应用:

①适应证:各种急、慢性和神经性疼痛(头痛、偏头痛、神经痛、灼性神经痛、幻肢痛、关节痛、腹痛、术后痛、产痛、癌痛等),也可治疗骨折后愈合不良。

②禁忌证:带有心脏起搏器的病人、刺激颈动脉窦、早孕妇女的腰和下腹部、局部感觉缺失和对电过敏患者。

4.间动电疗法

(1)概述:

间动电流又被称为贝尔纳电流,是将 50 Hz 正弦交流电整流以后叠加在直流电上而构成的一种脉冲电流,可以连续或断续出现,可以半波或全波整流出现,或半波与全波交替出现,常用的波形有 6 种:①密波(DF):由 50 Hz 的正弦交流电经全波整流后叠加在直流电上而成。频率为 100 Hz 的正弦波,周期 10 ms,无间断,幅度恒定。②疏波(MF):经半波整流而成,频率为 50 Hz 的正弦波,脉冲 10 ms,间歇 10 ms。③疏密波(CP):疏波和密波交替出现,各持续 1 秒。④间升波(LP):又称慢交替疏密波。其中疏波持续 4~6 秒,密波持续 8~10 秒,且密波中一组幅度保持稳定,另一组幅度缓慢起伏。⑤断续波(RS):疏波断续出现,通电、断电时间各为 1 秒。⑥起伏波(MM):是断续波的一种变形,疏波断续出现,通、断电时间各 4 秒,且疏波的出现和消失是缓慢的。

(2)治疗作用:

①止痛作用:间动电流具有明显的止痛作用,其原理与间动电作用的掩盖效应及消除纤维间水肿压迫有关。间动电流中正弦电流所引起的肌肉微小震颤感和直流电所引起的电兴奋性改变,是一种适宜的刺激,可阻断或干扰痛冲动的传导,起掩盖作用而止痛,但这种止痛效应是短暂的。在间动电作用几小时后,由于改善了血循环,组织的营养障碍及神经纤维间水肿得以解除,从而获得了较持久的止痛效果。间动电各波形中间升波止痛作用最为显著,疏密波次之,再次为密波和疏波。

②改善血液循环:间动电流可明显促进周围血循环,这与它所引起的血管扩张有关。

③对神经肌肉组织的作用:电流强度不断变化时,才能引起神经兴奋而引起肌肉收缩,50~100 Hz 左右是最适宜的频率。间动电流是频率 50~100 Hz 的变形正弦电流,对兴奋神经肌肉组织是适宜的。其中最显著的是断续波、起伏波,次为疏波。

(3)应用:

适应证:三叉神经痛、枕大神经痛、肋间神经痛、坐骨神经痛、神经根炎、交感神经综合征、扭伤、挫伤、骨折后遗症、肩周炎、网球肘、退行性骨关节病、颞颌关节功能紊乱、肱二头肌腱鞘炎、动脉内膜炎、雷诺病、高血压病等。

禁忌证:出血倾向、严重心脏病、急性化脓性炎症、急性湿疹、对直流电过敏患者。

(四)中频电疗法

中频电疗法是运用频率为 1 000~100 000 Hz 的脉冲电流治疗疾病的方法。常用的频率范围为 2~5 kHz。中频交变电流的特点为双向无电解作用;与低频电相比,可以降低组织电阻,能作用到更深的组织;中频电频率较高,要综合多个周期连续作用才能引起组织兴奋,谓之综合效应;6 000~8 000 Hz 的中频电流作用于人体时,肌肉收缩阈与痛阈有明显的分离,即在此频率内,使肌肉发生强烈收缩而不引起疼痛。

1.干扰电疗法

（1）概述：

同时应用两组或两组以上频率相差 0～100 H 的中频正弦电流,交叉地输入人体,在交叉处形成干扰电场,在体内产生 0～100 Hz 低频调幅的中频电流,以此治疗疾病的一种方法。因此也叫交叉电流疗法。

（2）治疗作用：

①促进局部血液循环:干扰电流具有促进局部血液循环的作用,且持续时间较长,50 Hz 固定差频的干扰电流作用 20 分钟后即可有显著的变化,可加快对渗出、水肿和血肿的吸收。

②镇痛作用:干扰电流能抑制感觉神经,100 Hz 固定差频及 0～100 Hz 或 90～100 Hz 变动频的干扰电流作用 20 分钟后,皮肤痛阈上升明显,有良好的止痛作用。

③对运动神经和骨骼肌的作用:干扰电流可以兴奋运动神经和肌肉,有治疗和预防肌肉萎缩的作用。

④对内脏平滑肌的作用:干扰电流能在机体内部组织产生 0～100 Hz 的差频电流,可促进内脏平滑肌活动,提高其张力,改善内脏血液循环,调整支配内脏的植物神经。可治疗胃下垂、术后尿潴留、习惯性便秘等疾病。

⑤对植物神经的调节作用:使用干扰电疗法治疗高血压患者,患者血压值下降,说明干扰电流可调节植物神经功能。

（3）应用：

①适应证:适用于治疗各种软组织损伤、关节痛、神经痛、肌肉痛、废用性肌萎缩、肩周炎、局部血循环障碍性疾病、胃下垂、习惯性便秘及锻炼失神经肌肉等。

②禁忌证:出血倾向、急性化脓性炎症、活动性肺结核、严重心脏病等。

2.调制中频电疗法

（1）概述：

应用 10～150 Hz 低频调制 2～5 kHz 中频的正弦电流治疗疾病的方法叫正弦调制中频电流疗法。这种电流具有低、中频两种电流的特征。波形有连调、间调、断调、变调四种波形。

（2）治疗作用：

①镇痛作用:100 Hz 全波连调波,持续时间 2.5 秒:3 秒的全波交调波及 90～120 Hz 全波变调波均有较好的止痛效果。较剧烈的疼痛使用的调幅度为 25%～50%,疼痛减轻后用 75%～100%。

②促进局部血液循环:正弦调制中频电流作用于局部血管,可扩张小血管及毛细

血管,加快血液循环。

③促进淋巴回流:采用下列波型中的一种,可促进淋巴回流。a.交调波,通断 1 秒:1 秒,调频 30~50 Hz,调幅为 100%,作用 5 分钟;b.150 Hz 及 50 Hz 变调波,通断 1 秒:1 秒,调幅度 100%,通电 5 分钟;c.100 Hz 间调波,通断 3 秒:3 秒,调幅度 100%,通电 5 分钟。以上电流可增大淋巴管径,对促进淋巴回流有较好作用,可用于治疗肢体淋巴淤滞。

④电刺激锻炼肌肉作用:此电流有提高神经、肌肉兴奋性的作用。

●抗肌痉挛的作用:可用不同波形作用于肌痉挛部位以抗痉挛。

●预防和减轻肌肉萎缩、骨质疏松作用:断调波可引起正常肌肉和失神经肌肉收缩,有助于预防和减轻肌肉萎缩、骨质疏松。

●改善神经损伤所致的神经源性膀胱功能的作用:用通断比 5 秒:5 秒、30~20 Hz、调幅度 80%~100%的间调波。

⑤不同波形的主要作用特点。

●连调波:止痛和调整神经功能的作用,适用于刺激植物神经节。

●间调波:适用于刺激神经肌肉。

●断调与变调波:有显著的止痛、促进血液循环和炎症吸收的作用。

(3)应用:

①适应证:急慢性软组织扭挫伤、腕骨外上髁炎、肋软骨炎、神经炎、神经痛(三叉神经痛、枕大神经痛等)、颈椎病、腰椎间盘突出症、肩周炎、腱鞘炎等。缺血性肌痉挛、闭塞性脉管炎、肌肉萎缩、关节炎、胃下垂、高血压病、胃肠功能紊乱、术后尿潴留、输尿管结石、慢性咽喉炎等。

②禁忌证:急性感染性疾病、出血性疾病、肿瘤、活动性肺结核等。

3.等幅中频电疗法(音频电疗法)

(1)概述:

应用频率为 1 000~5 000 Hz 的等幅正弦电流治疗疾病的方法称等幅中频电疗法。应用频率为 1 000~20 000 Hz 音频段的等幅正弦电流治疗疾病的方法称音频电疗法,大多采用的是 2 000~5 000 Hz 的电流。

(2)治疗作用:

①镇痛止痒作用:如术后或烧伤后疤痕的疼痛、剧痒,使用音频治疗后可以减轻或消失。但效果不及正弦调制电流,且持续时间不长。

②促进局部血液循环、消炎、消肿作用:音频电疗具有调节血管神经功能、改善局部皮肤微循环、加快血流的作用,有较明显的消炎、消肿作用。

③软化疤痕和松解粘连的作用:术后早期应用有预防疤痕增生作用。疤痕痒痛经数次或数十次治疗后或显著减轻或消失。肥厚、增生的疤痕经数十次治疗可变软、变薄、收小、从而使患者关节功能恢复。音频电疗对术后肠粘连、疤痕粘连、肌腱粘连等,由于其消炎作用及震动的刺激,可使粘连得以松解和软化。

④其他:局部作用还有促进腺体(汗腺、乳腺等)分泌,毛发生长及降低血压等作用。

(3)应用:

①适应证:各类疤痕、肠粘连、注射后硬结、声带小结、阴茎硬结、软组织扭伤、神经痛、关节痛、神经麻痹等。

②禁忌证:急性感染性疾病、出血性疾病、肿瘤、活动性肺结核等。

(五)高频电疗法

频率为 100 kHz~300 GHz 的交流电称为高频电流。应用高频电流治疗疾病的方法称高频电疗法。高频电无电解作用。对皮肤无刺激;对神经肌肉无兴奋作用;具有热效应和非热效应;治疗时,电极可以不接触皮肤。

1.短波疗法

(1)概述:

波长范围为 10~100 m、频率范围为 3~30 MHz 的电流称为短波电流。应用短波电流所产生的高频电磁场治疗疾病的方法称为短波疗法。短波疗法通常采用波长为 22.12 m、频率为 13.56 MHz 或波长为 11.26 m、频率为 27.12 MHz 的电流,功率为 250-300 W 的短波治疗仪。由于短波疗法采用电缆线圈电极,主要以电感场法进行治疗,治疗时主要利用高频交变电磁场通过导体组织时产生涡流而引起组织产热,故又称感应透热疗法。短波疗法产生涡电流属传导电流,重点作用于肌肉、肝及肾等电阻小的组织,对脂肪及骨组织作用小。

(2)治疗作用:

①消炎、消肿:可扩张组织的小动脉及微血管,改善血循环,使组织营养供给加强,免疫力增强,促进炎症和水肿的消散。

②镇静、解痉、止痛:短波可以降低中枢和周围神经系统兴奋性,具有镇静、止痛作用;缓解平滑肌和横纹肌的痉挛,具有止痛作用。

③改善内脏功能:作用于肝胆时可加强肝脏的解毒功能,促进胆汁的分泌;作用于肾脏时能改善肾脏功能;作用于胃肠区可以改善其运动、分泌功能等。

④提高免疫功能:能够增强白细胞吞噬功能,激活酶的活性,提高人体免疫功能。

⑤促进组织修复:中小剂量短波治疗时可改善组织血液循环,增强组织营养,肉芽

组织、结缔组织生长加快,组织修复愈合加快。

⑥抑制肿瘤生长:大剂量短波(42.5 ℃以上)可抑制肿瘤细胞生长或杀灭肿瘤细胞,常与化疗结合使用。

(3)应用:

①适应证:用于治疗功能性和器质性血循环障碍、亚急性及慢性炎症、神经痛、肌肉痛、外伤手术后血肿、肌肉痉挛、内脏平滑肌痉挛等。

②禁忌证:恶性肿瘤(中小剂量)、结核病、出血倾向、妊娠、装起搏器及心瓣膜置换者等禁用。

2.超短波疗法

(1)概述:

波长为 1~10 m、频率为 30~300 MHz 的电流为超短波电流。应用超短波电场以达到治疗疾病为目的的方法称为超短波疗法。超短波疗法通常采用频率为 38.96 MHz、40.68 MHz、42.85 MHz、50.00 MHz,波长 7.7 m、7.37 m、7.0 m、6.0 m 的电流。超短波治疗时采用电容式电极,治疗时病患部位处于超短波电极所产生的超高频电场的作用下,故又名超高频电场疗法。

(2)治疗作用:

①改善血液循环:中小剂量电场使骨髓充血,增强其造血机能,促使骨髓细胞及骨髓母细胞分裂,但大剂量长时间超短波全身照射使周围血细胞明显降低。

②对神经系统的作用:中小剂量可使受损的周围神经的再生速度加快,提高神经传导速度;作用于自主神经或神经丛,可调节相应节段血管和内脏的功能。

③消炎、消肿:超短波对炎症,特别是急性化脓性炎症有良好的作用。在治疗急性炎症时,小剂量有明显的消炎作用,大剂量有时反可使病情恶化,这与它能改善血液和淋巴循环,使病灶的 pH 向碱性移行,有脱水作用,使巨噬细胞和白细胞的吞噬能力增强,凝集素和补体增加等有关。

④降低肌肉张力,缓解痉挛:作用于胃肠道平滑肌,可以降低肌张力,缓解痉挛。

⑤改善组织营养,促进组织生长修复:可降低血管张力,使小动脉毛细血管扩张,组织细胞营养改善。加强结缔组织再生,促进肉芽组织生长。

⑥大剂量所产生的高热有抑制和杀灭肿细胞的作用,在治疗肿瘤时与放疗、化疗结合使用。

(3)应用:

适应证:常用于全身各系统、器官的一切炎症,对急性、亚急性效果更好,特别是对化脓性炎症疗效显著;肌痛、神经痛、灼性神经痛等疼痛性疾病;血管运动神经及植物神经功能紊乱的疾病（闭塞性脉管炎、雷诺氏病、胃肠功能低下、支气管哮喘、痔疮、结肠痉挛、膀胱痉挛、直肠痉挛、胃贲门痉挛、食管痉挛等）；各种创伤、创口及溃疡；急性、亚急性肾炎，急性肾功能衰竭引起的少尿、无尿疗效显著。

禁忌证：严重的心肺功能不全、有出血倾向者、活动性结核、低血压、装起搏器及心瓣膜置换者、恶性肿瘤（一般剂量为禁忌）。

3.微波疗法

（1）概述频率为 300~300 000 MHz、波长为 1 mm~1 m 的电流称为微波电流。微波疗法是应用磁波电流作用于人体治疗疾病的方法。它是一种定向电磁波辐射疗法，根据波长可将微波分为分米波（波长 10~100 cm），厘米波（波长 1~10 cm），毫米波（波长为 1 mm~1 cm）。毫米波长尚未应用于治疗，因此我们只讨论分米波和厘米波对人体的作用和应用。医用微波波长多为 12.5 cm（频率 2 450 Hz）。

微波辐射人体时，一部分能量被吸收，另一部分能量则为皮肤及各层组织所反射，其中较多地吸收微波能量的是富于水分的组织，而反射较多的是脂肪及骨组织。因此微波的热效应应以富于水分的组织及界面多的器官（眼睛，盆腔）产热大。在实际工作中要注意加强对眼睛及生殖系统的防护，对血循环和富于水分的组织应避免过量引起病情恶化。

（2）治疗作用：微波具有镇痛、消炎、脱敏和改善组织和营养作用。

（3）应用：

①适应证：常用于治疗肌肉、关节及关节周围非化脓性炎症和损伤，如肌炎、腱鞘炎、肌腱周围炎、滑囊炎、肩周炎及关节和肌肉劳损等微波效果显著。

②禁忌证：出血及出血倾向、活动性肺结核（胸部治疗）、严重的心脏病（心区照射）、局部严重水肿、恶性肿瘤（小功率治疗）、孕妇子宫区禁止辐射，眼及睾丸附近照射时应将其屏蔽。

# 第五节　传导热治疗

> 一、传导热治疗的定义

以各种热源为介质，将热直接传导至机体达到治疗作用的方法，称为传导热疗法。传导热疗法的特点是：取材广泛，设备简单，操作容易，适应证多，疗效良好，在治疗机构中或家庭中都能进行治疗。常用的方法有石蜡疗法、泥疗法、地蜡疗法、砂疗、坎离砂疗法、湿热敷疗法等。

> ## 二、传导热治疗的作用

### (一)对神经系统的影响

#### 1.降低肌张力

当皮肤感受温热刺激时,除支配该部位的自主神经中枢受到刺激作用外,还能影响到脊髓上段和下段的自主神经中枢,甚至对大脑皮质的功能也有影响,从而引起复杂的相应脊髓的节段反应和全身反应,降低肌张力。

#### 2.镇痛

周围神经在热刺激作用下疼痛阈值升高,也可以因为肌张力的降低而使紧张肌肉所致的疼痛减轻,从而达到镇痛作用。

### (二)对血液和淋巴的循环的影响

传导热治疗的温热作用,能引起末梢血管反应,出现毛细血管扩张、毛细血管数增加、血流加快,并能改善淋巴循环。有助于改善组织营养、促进组织代谢,加快炎症反应的消散、加强再生过程和具有止痛效果。而且一些具有压缩作用的传导热介体,能防止组织内淋巴液和血液的渗出,减轻组织表面的肿胀,防止出血和促进渗出液的吸收,故可在软组织扭伤初期应用,以达到消除局部肿胀和止痛的目的。

> ## 三、传导热治疗的方法

### (一)石蜡疗法

#### 1.概述

以加热溶解的石蜡作为传导热治疗的介体,将热能传至机体以达到治疗作用的方法为石蜡疗法。

石蜡为白色或黄色半透明无水的固体,无臭无味,由高分子碳氢化合物构成,其结构式为 $C_nH_{2n+2}$。石蜡呈中性,与酸和碱不易起反应,不溶于水,微溶于水,微溶于酒精,易溶于乙醚、汽油、苯、煤油、氯仿等,在一般情况下不与氯化剂发生反应。石蜡是石油的产物,其熔点为 30~70 ℃,沸点为 350~560 ℃。当石蜡加热到 100 ℃ 或更高时,在与氧气充分接触的条件下,容易被空气中的氧气所氧化。医用的高纯度石蜡,其熔点为 50~56 ℃,含油量 0.8%~0.9%。石蜡的热容量大,导热性小(导热系数为0.000 59),比热为 0.5~0.78 cal/(g·℃),为良好的导热体。由于其不含水分及其他液体物质,而且气体与水分不能透过,几乎不呈对流现象,因而有很大的蓄热性能。

石蜡加热后冷却时,能放出大量的热能(熔解热或凝固热),每公斤熔解的石蜡变为固体时,放出的熔解热平均为 39 cal 热量,即是熔解时的热量。熔解石蜡的温度愈高,由液体变为固体时的过程就愈慢,因而也就能较长地保持温热。石蜡具有很大的可塑性、黏稠性和延伸性。随着热能的放散和冷却,石蜡逐渐变硬,其体积可缩小 10%~20%,凝固后的石蜡 70~90 分钟内能保持 40~48 ℃,这是其他热疗所没有的。同时这种热向人体的传递是慢慢进行的。蜡疗时石蜡下面的皮肤温度一般升高到 40~45 ℃,而且在整个治疗期间都保持较高的温度。另外,放在皮肤上的石蜡迅速冷却形成坚固的蜡膜,这层膜能保护皮肤不受随后较热的石蜡作用。

2.治疗作用

(1)温热作用:石蜡的热容量大、导热性小、蓄热性能高。可以减轻疼痛,加强血液循环,促进炎症、水肿消散,增强组织营养,加速组织的修复生长,缓解肌肉痉挛、降低纤维组织张力,增加弹性,松解粘连,软化瘢痕。

(2)压缩作用:石蜡的固有特性是有良好的可塑性和黏滞性。在冷却过程中,石蜡的体积逐渐缩小,治疗时与皮肤紧密接触,产生对组织压缩和轻微的挤压。因而促进温度向深部组织传递,呈现一种机械压迫作用。有利于减少渗出,消散水肿。

(3)化学作用:石蜡对机体的化学作用是很小的。石蜡含有油质,对皮肤、瘢痕有润泽作用,可使之柔软、富有弹性。如果加入放射性物质,能使石蜡具有放射性作用。

3.石蜡治疗的方法

(1)蜡饼法(蜡盘法):将已熔化的石蜡倒入准备好的盘中,使蜡液厚 2~3 cm,自然冷却至石蜡初步凝结成块(表面 45~50 ℃)。用小铲刀将蜡块从盘中取出,敷于治疗部位,外包塑料布与棉垫保温。这种方法操作简单、迅速、蜡温恒定,适用于大面积治疗。

(2)刷蜡法:将石蜡熔化并恒温在 55~60 ℃时,用平毛刷将蜡迅速而均匀涂于治疗部位,使蜡液在皮肤表面冷却形成一层导热性低的蜡膜保护层。再在保护层外反复涂刷,直至蜡厚 0.5 cm 时,外面再包一层热蜡饼,然后用塑料布与棉垫包裹保温。注意每次蜡层的边缘不要超过第一层,以免烫伤。适用于躯干凹凸不平的部位和面部。

(3)浸蜡法:将石蜡熔化并恒温在 55~65 ℃,按刷蜡法在需治疗的部位局部涂敷一层薄蜡形成蜡膜保护层,然后迅速浸入蜡液,并立即取出,反复数次,形成蜡套,厚度达 0.5~1.0 cm,再浸入蜡槽中治疗。适用于四肢远端手足部位。

4.应用

(1)适应证:①损伤及劳损:如挫伤、扭伤、外伤性滑囊炎、腱鞘炎、骨膜炎、肌肉劳损等;②关节功能障碍:关节强直、瘢痕及关节挛缩、循环障碍等;③外伤或手术后遗症:如瘫痪、粘连及炎症浸润等;④各种慢性炎症:关节炎、胃十二指肠溃疡、胃炎、胃肠神经官能症、肝炎、胆囊炎、盆腔炎、脑膜炎、神经炎和神经痛、慢性骨髓炎、肌炎、小儿迁延性肺炎等;⑤其他:伤口或溃疡面愈合不良、冻伤及冻伤后遗症等。

(2)禁忌证:虚弱高热、恶性肿瘤、活动性肺结核、有出血倾向的疾病、重症糖尿病、甲状腺功能亢进、肾功能不全、感染性皮肤疾患、婴儿等。

（二）泥疗法

**1.概述**

以加热的矿物质、有机物质、泥溶液、放射性物质和生物活性物质组成的导热体治疗疾病的方法为泥疗法。泥疗的热容量大、保温持久、可塑性好,同时泥由颗粒组成,在热作用下通过接触、摩擦产生机械作用,泥中含有多种盐类、有机物、微量元素和微生物可刺激皮肤产生化学作用。

**2.治疗作用**

(1)温热作用:加热的泥可产生热效应,使血管扩张,加速血液循环,泥疗对皮肤的刺激作用较强。使表层细胞蛋白分解,组织胺物质释放,引起全身反应。

(2)机械作用:泥中的粒子受热运动产生摩擦效应,对组织具有机械压迫作用。

(3)化学作用:泥中含有气体,刺激呼吸循环系统;泥中含矿物质,调节植物神经系统功能;食盐可促进腺体分泌(汗腺和皮脂腺),皮肤持久充血。

**3.治疗技术** 局部治疗以海泥+适量 NaCl 或少量的 $Mg^{2+}$ 及 $Ca^{2+}$,定期检查细菌<55,每日 1 次,一次 15~30 min、10~15 次/疗程;若全身治疗则全身泥疗+盐+矿泉水;现在也可采取电泥疗即泥疗配合应用直流电或透热电疗,泥中含有许多电解质 $Ca^{2+}$、$Mg^{2+}$、$Fe^{3+}$、$Cl^-$、$I^-$。

**4.应用**

(1)适应证:亚急性炎症、慢性炎症(骨骼、肌肉、周围神经损伤)、关节炎、腹腔粘连、肌痉挛。

(2)禁忌证:急性化脓性炎症、高热、心肾疾患等。

（三）坎离砂疗法

**1.概述**

利用醋酸与氧化铁的作用生成醋酸时所产生的热,传给机体以治疗疾病,称坎离砂疗法。

取 750 g 坎离砂加 2%冰醋酸或食醋 40 mL 拌匀,调拌后装入袋中,用浴巾或毛毯包裹好。坎离砂的温度随使用的次数增多而依次降低,温度可持续 1~2 小时。

2.治疗作用

坎离砂的治疗作用是温热作用和药物作用,能够扩张局部血管,改善血液循环,改善营养代谢,降低神经末梢兴奋性,可消炎、消肿、镇痛、促进汗液排出。

3.应用

(1)适应证:用于治疗四肢关节的慢性炎症、疼痛、扭伤、软组织炎症、神经痛、神经炎。

(2)禁忌证:急性化炎症、高热、肿瘤、心力衰竭、活动性结核及出血倾向禁用,体质虚弱者慎用。

# 第六节　冷治疗

> 一、冷治疗的概述

以低于人体温度的低温介质(冷水、冰等)作用于人体治疗疾病的方法称为冷疗法,又称为冷冻疗法。冷疗温度通常为 0 ℃以上、低于体温,作用于人体后不造成组织细胞的破坏和死亡,通过低温刺激机体发生一系列功能改变来达到疗目的。

> 二、冷治疗的作用

(一)对皮肤的作用

冷刺激躯体首先引起皮肤、肌肉和关节等组织温度下降,它引起局部组织的温度下降比热水浴引起的温度上升明显得多,是因为热会引起血流增加而使温度上升至一定限度,而冷则是一种强有力的血管收缩刺激因素,它可降低局部血循环对组织的加热作用,因而冷比热因子对组织温度的影响明显得多。局部反应的强度与患者的体质、年龄、皮肤厚度、皮肤散热、作用介质、参与反应部分的热传导、比热以及作用时间和作用面积等有关。

(二)对血液循环系统的作用

冷作用于人体后立即引起血管收缩,使周围的血流量明显减少,改变血管的通透性,减少渗出,有减轻和防止水肿的作用。长时间冷作用血管会出现节律性收缩和扩张,称为人体对寒冷刺激的防卫性反应。局部血管收缩反应可通过神经反射与体液循环引起全身或远隔部位的反应。

（三）对神经系统的作用

局部冷疗可使周围神经传导冲动受阻,对运动神经及感觉神经皆有阻滞传导的作用。故冷具有镇痛、麻醉及解痉等作用。瞬时的冷刺激对神经具有兴奋作用,例如,用冷水喷射头部,可帮助昏迷患者苏醒;冷水淋浴可以起到锻炼身体的作用。

（四）对组织代谢的作用

局部冷疗可使被冷的组织细胞代谢降低,组织的需氧量减少,利用这些作用可以治疗一些末梢血管疾患。

（五）对肌肉的作用

冷可使肌肉的收缩期、松弛期和潜伏期延长,肌肉活动减弱,肌张力及肌肉收缩松弛的速度减慢,因而缓解肌肉痉挛。另一方面,由于冷刺激冲动向感觉中枢冲击,可掩盖或阻断疼痛的冲动,而疼痛的消失使反射弧阻断,可使引起肌痉挛的冲动停止。

（六）对胃肠道的作用

腹部冷敷可以引起胃及大部分胃肠道反射性的活动增强,同时有促进胃分泌的作用;但饮用冷水则显著抑制胃的活动力并使胃排空时间缓慢,可减少胃的血流,抑制胃酸及胃液的分泌。

> 三、冷治疗的方法

（一）敷贴法

为最常用的方法,包括冰袋法、冰贴法、冷敷法。

（1）冰袋法:将冰块捣碎放入橡胶袋中或使用化学冰袋敷贴于局部,时间依病情而定,同一治疗部位一般不超过 24 小时。

（2）冰贴法:将冰块隔着毛巾间接敷贴,持续 20~30 分钟。也可将冰块直接固定敷贴或移动按摩,持续 5~15 分钟。

（3）冷敷法:将肢体浸入冷水或冰水中,持续数小时至 1 天。

（二）浸泡法

将肢体浸入 13~15 ℃的冷水中,持续 1 小时至数小时。

（三）蒸发冷冻法

采用氯乙烷、氯氟甲烷等易蒸发物质,距离皮肤 1 cm,喷在皮肤上,吸收热而使局部降温,持续 20~30 秒至数分钟,间歇、反复多次喷射。

【思考题】

1.超声波治疗的定义及作用是什么？

2.光治疗的定义及主要分类是什么？

3.红外线、紫外线疗法的主要作用及临床应用是什么？

4.电治疗的种类主要有哪些？各有何作用？

5.石蜡疗法的治疗作用是什么？治疗方法有哪些？

6.常用的冷疗法有哪些？有何作用？

# 第十三章
# 运动治疗

**内容提要**：运动治疗是物理治疗的主要部分，本章主要讲述运动治疗、肌力训练、关节活动度训练的概念；肌力训练和关节活动度训练的方法及注意事项。

## 第一节　运动治疗概述

> ### 一、运动治疗定义

运动治疗是指根据疾病的特点和患者的功能状况，借助治疗器械和（或）治疗者的手法操作以及患者自身的参与，通过患者的主动运动和（或）被动运动的方式来改善人体局部或整体的功能，提高身体素质，满足日常生活需求的一种治疗方法，是物理治疗的主要部分。

> ### 二、运动治疗的分类

运动治疗有很多分类方法，常见的分类方法有以下几种。

（一）根据动力来源（完成动作的主动用力程度）分类

1.被动运动

完全依靠器械、治疗师及患者健肢等外力帮助患侧完成运动。例如：下肢关节手术后早期持续被动运动。

被动运动可预防挛缩和粘连的形成；维持和增加关节活动范围；使肢体血液循环改善，消除肢体肿胀，维持肌肉休息状态的长度；对中枢神经性瘫痪患者可起到增强本体感觉输入，刺激伸屈反射，放松痉挛肌肉的作用；为助力及主动运动做准备。

2.助力运动

运动的完成部分借助于外力的帮助，部分由患者患侧主动收缩肌肉来完成。外力可来自器械（如滑轮、悬吊等），也可来自患者本身的健康部位或他人的帮忙。

助力运动是从被动运动向主动运动过渡的形式，其作用是增强肌力及改善功能。

3.主动运动

运动时既不依靠外力也不给予任何阻力的情况下,全部由患者主动独立收缩肌肉完成的运动。

主动运动可以增强肌力、改善关节活动范围和恢复肢体功能,并且能改善心肺功能和全身状况。

4.抗阻力运动

运动时必须克服外界阻力才能完成,又称为负重运动。可以是器械或治疗师等实施的阻力,多用于肌肉的力量训练和耐力训练。

抗阻力运动能够使受训肌肉负荷增加,经过主动运动克服其阻力以达到增强肌力的目的。

（二）根据运动治疗时的目的分类

1.放松性运动

主要目的是放松神经和肌肉,如医疗体操、医疗步行、打太极拳、保健按摩等。

2.力量性运动

主要目的是增加肌肉力量,如抗阻力训练（沙袋、哑铃、实心球、拉力器等）、各种持器械医疗体操。

3.耐力训练

主要目的是增加心肺功能,如骑自行车、医疗步行、游泳。

4.关节活动度训练

关节活动度训练是指关节活动范围及其协调性的训练,针对的是关节活动范围受到限制或者是其他训练过程要求有关的关节进行辅助。

（三）根据肌肉收缩的形式分类

1.等长运动

肌肉收缩时,肌纤维的长度不变,张力增加,关节不产生肉眼可见的运动。多用于骨科疾患早期康复治疗及发展肌力。如肢体被固定后或手术后的患侧肢体的肌肉收缩,腰背痛患者的肌肉力量训练。

2.等张运动

肌肉收缩时,肌纤维的长度缩短或延长,张力基本保持不变,关节产生肉眼可见的运动。根据肌肉收缩时肌纤维长度变化的方向,等张运动又分为向心性等张运动和离心性等张运动。当肌肉收缩时,肌肉的起点与止点之间距离缩短,称为向心性收缩,这种收缩的运动学功能是加速,例如,屈曲肘关节时肱二头肌收缩,伸膝时股四头肌收缩。当肌肉收缩时,肌肉起止点之间的距离逐渐加大延长,其主要作用是使动作的快慢或肢体落下的速度得到控制,称为离心性收缩,其运动学的功能是减速。例如,在太极活动中保持肢体姿势的肌肉收缩;下蹲时的股四头肌收缩;上肢负重屈肘时缓慢放松肱二头肌的收缩等。

3.等速运动

利用专门设备根据运动过程的肌力大小变化调节外加阻力,使整个关节依照预先设定的速度运动,而在运动过程中只有肌肉张力和力矩输出的增加。与等长运动和等张运动相比,等速运动的最大特点是运动过程中速度恒定,在整个运动过程中所产生的阻力与所作用的肌群力量成正比(其变化与肌力成正比),即肌肉在运动过程中的任何一点都能产生最大的力量。这种运动突出的优点是肌肉能得到充分的锻炼而又不易受到损伤,可较有效地发展肌力。

> 　三、运动治疗注意事项

尽管运动治疗的不同形式有其特定的要求,但是作为运动疗法这一范畴下的各种运动治疗方式又有其需要注意的基本问题。

(1)制订治疗方案时应考虑儿童的实际情况,目的要明确,重点要突出。

(2)治疗活动的内容要有一定的趣味性,以调动儿童的主动训练的积极性,提高训练的效果。

(3)选择治疗场所除了应该注意最基本的安全问题之外,还应该注意治疗场所的周边环境,应该选择那些空气清新、环境明亮优雅、使人心情愉快的环境。

(4)儿童的着装应有利于运动训练的顺利进行。例如,应该穿宽松的衣服,特别是受累部位,不要穿拖鞋及底滑的鞋,尽可能少地佩戴其他饰品,一则防止饰品损坏,另则防止对治疗师及儿童本人造成不必要的损伤。

(5)训练前应注意以下几点:①儿童还应该大小便排泄干净,以防训练时内急。②如果儿童的体力允许的话,适当做一些热身运动,有利于接下来的运动治疗。③运动训练前还应与儿童进行充分的沟通,可能的话,可将治疗的内容向儿童讲清楚,以争取儿童的主动配合。

(6)进行运动训练的过程中,治疗师的态度应该和蔼,声音亲切清楚,语调坚定肯定,应对儿童多给予关心和鼓励,不要滥用指责和批评。

(7)在训练的过程中,做好各种记录,定期总结。

## 第二节 肌力训练

> **一、肌力及肌力训练定义**

（一）肌力

肌力一般是指肌肉维持姿势，发动运动或在骨骼肌肉系统负载下控制运动所产生的肌肉紧张能力，一般以肌肉最大兴奋时所能负荷的重量表示。肌肉做最大收缩时产生的力量，称为肌肉的绝对肌力。

1.肌力检查方法

肌力检查是测定受试者在主动运动时相关的单个肌肉或肌群的收缩力，以评定肌肉的功能状态，是肌肉功能评定的重要内容。肌力的检查方法有手法肌力检查和器械检查两类。

在肌力超过 3 级时，为进一步定量评定，可利用专门器械作肌力测试。常用的器械有捏力计、握力计、拉力计以及等速测力仪等。器械检查精确但操作复杂，使用得比较少。

徒手手法肌力检查技术是检查者用自己的双手，根据现行标准，通过观察肢体主动运动的范围及感觉肌肉收缩的力量，来确定所检查肌肉或肌群的肌力是否正常及其等级的一种检查方法。这种方法简便易行，测试者通过触摸肌腹，观察肌肉运动及做抗阻运动的能力，来判断肌肉的大小。不需要特殊的检查器材，不受场地的限制，常为临床应用，属于半定量检查。具体方法及注意事项如下：

观察法：观察肌体活动是否自如，是否有力，两侧是否对称。观察运动的幅度和维持的一定姿势的时间。

抵抗阻力法：受试者运动各部分的肌肉，检查者以相反的动作抗阻，以试其肌力，如受试者紧握检查者的食指和中指，检查者用力试行抽出。

注意事项：

（1）在肌肉检查前，应与儿童有充分的沟通，以保证其能主动配合检查，避免因儿童主观努力不够而影响结果的真实性。

（2）为了只引起受检查肌肉所作用的关节运动，防止其他肌肉对受试肌群的替代作用，要采取正确的姿势和肢体位置。检查肩部的肌力应采取坐位，其他各关节运动的检查坐位、卧位均可。在检查时，要充分暴露检查部位，并与健侧进行比较，阻力应施加于被测关节的远端,使用的力量大小相等。

（3）选择适当的测试时机,在疲劳、运动后或饱餐后不宜做 MMT 检查。

（4）若肌力弱伴有痉挛或挛缩时,应记录 S（spasm）或 C（contracture）,严重者记录 SS 或 CC。

（5）中枢神经系统疾病所致的痉挛性瘫痪不宜做 MMT 检查,所测结果不准确。

2.评定标准

徒手肌力检查通常采用 6 级分级法,各级肌力的具体标准见下表。

表 13-1　徒手肌力检查分级标准表

| 级别 | 名称 | 标准 | 相当正常肌力的百分数 |
|---|---|---|---|
| 0 | 零 | 不能触及肌肉的收缩 | 0% |
| 1 | 微缩 | 有轻微收缩,但不能引起关节运动 | 10% |
| 2 | 差 | 在减重状态下能做关节全范围运动 | 25% |
| 3 | 可 | 能抗重力做关节全范围运动,但不能抗阻力 | 50% |
| 4 | 良好 | 能抗重力、抗一定阻力运动 | 75% |
| 5 | 正常 | 能抗重力、抗充分阻力运动 | 100% |

（二）肌力训练的定义

肌力训练就是增强肌肉收缩力量的运动训练。肌力训练主要针对由各种原因引起的肌肉萎缩所导致的肌力下降。通过对肌肉力量的训练,可以使肌肉的结构形态及功能发生适应性的变化。比如,可以增大肌肉体积,增粗肌纤维,使肌肉的功能系统处于良性运作状态等。

> 二、肌力训练作用

肌力训练是运动疗法中的基本训练手段之一,有如下方面的作用和意义:

（1）防治失用性肌萎缩,特别是当肢体在治疗时被固定后所引起的暂时性肌萎缩。

（2）加强关节的动态稳定性,防止负重关节发生机能改变。

> 三、肌力训练方法

肌力训练的方法需要根据个体具体情况和肌力测评的结果来选择。对于 0~1 级肌力的肌肉组织,采用传递神经冲动、电刺激法、被动运动或者轻微的助力运动等方法进行肌力训练,并且这些方法往往与其他疗法结合使用。对于有 1~3 级肌力肌肉组织的训练,可以采用助力运动疗法,以减轻肢体的自身重量,使患肢在阻力极小的状态下运动。对于有 3 级以上肌力的肌肉机能的恢复训练,可采用主动运动疗法,对于 4 级或 5 级者采用抗阻训练。现将各种训练方法介绍如下:

1.电刺激运动法

电刺激运动法指采用电刺激的方式诱发肌肉收缩活动,以预防肌肉萎缩和关节粘连形成,为主动运动作准备。

2.传递神经冲动的训练

引导患者做主观努力,试图引起瘫痪肌肉的主动收缩,此时大脑皮质运动区发放的神经冲动,通过脊髓前角细胞向周围传递,直至神经轴突再生达到瘫痪肌群。这种主观努力,可以活跃神经轴突流,增强神经营养作用,促进神经本身的再生。传递神经冲动的训练可与被动运动结合进行。适用于肌力 0~1 级者。

3.助力运动法

助力运动常是电刺激运动向主动运动过渡的中间形式,适用于肌力较弱不能主动完成运动的部位,也就是当肌力 1~3 级时可采用此法,以逐步增强肌力。具体的方法有:

(1)徒手助力运动:利用治疗师的手法,不需要任何器械的帮助。当肌力为 1 级或 2 级时,治疗师帮助儿童进行主动训练。随着肌力的改善,随时可以做辅助量的精细调节,不受任何条件的限制。缺点是治疗师与儿童是 1 对 1 的训练,比较费时费力。

(2)悬吊助力运动:利用绳索、挂钩、滑轮等简单的装置,将运动的肢体悬吊起来,以减轻肢体的自身重量,然后在水平面上进行训练。随着肌力的改善可以调节挂钩的位置、改变运动面的倾斜度、用手指稍加阻力或用重锤做阻力,以增加训练难度。

4.主动运动法

主动运动法指儿童主动独立完成,无外力作用的运动,运动时既不需帮助,也不用克服外来阻力,以增强肌力和耐力,改善关节功能。适用于肌力达 3 级以上的患者。

5.抗阻运动法

抗阻运动法指在肌肉收缩的过程中,需要克服外来阻力才能完成运动。阻力可以来自器械或他人,以提高肌力和肌肉耐力。适用于肌力 4~5 级的患者。抗阻肌肉训练的基本方法有以下几种。

等张抗阻练习:训练过程中,肌肉收缩时肌纤维长度缩短或延长,张力基本保持不变,关节角度变化的运动,又称为动力性运动。根据肌肉收缩时肌纤维长度变化的方向,等张运动又分为两种:向心性收缩和离心性收缩。等张运动时,肌肉主动收缩而缩短,使肌肉的两端相互靠近,是向心性收缩;相反,当阻力大于肌力主动收缩产生的力量时,肌肉在收缩过程中仍被动延长,致使两端相互分离,这种是离心性收缩。向心运动和离心运动都是日常生活所必需的基本运动,比如下楼梯或者下蹲时的股四头肌运动等,所以,可以选择与患儿实际生活有密切关系的活动项目来进行训练。

等长抗阻练习:训练过程中,肌肉收缩时肌纤维的长度不变,张力增加,但没有明显的关节运动,又称为静力性运动。等长练习中,肌肉的张力大幅度升高可产生明显的训练效益,同时操作方便,可在肢体被固定、关节活动度明显受限制或者存在某些关节损伤或炎症的情况下进行,也可以及时防止肌肉萎缩、促进肌肉力量的恢复。其缺点是不利于改善运动的协调性。

等速抗阻练习:指运动中速度和力矩恒定,肌肉在运动中的任何一点都能达到最大收缩力的活动。该运动方式采用电脑控制的专门设备,根据运动过程的肌力大小变化调节外加阻力,使关节依照预先设定的速度完成运动。与等长运动和等张运动相比,等速运动的最大特点是肌肉能得到充分的锻炼而又不易受到损伤。由于仪器价格昂贵,操作技术要求较高,花费时间多,因而不易被普及使用。

> **四、肌力训练注意事项**

**(一)合理选择训练方法**

增强肌力的效果与选择的训练方法直接有关。训练前应先评估训练部位的关节活动范围和肌力情况,根据评估结果选择训练方法。具体见表 13-2。

表 13-2 肌力级别与肌力训练方法的关系表

| 肌力级别 | 训练方法 |
| --- | --- |
| 0 | 被动运动、传递神经冲动训练 |
| 1 | 被动运动、传递神经冲动训练、助力运动 |
| 2 | 助力运动 |
| 3 | 主动抗部分重力运动、主动抗重力运动、抗轻微阻力运动 |
| 4 | 抗较大阻力运动 |
| 5 | 抗最大阻力运动 |

（二）合理调整运动量和训练节奏

运动量和训练节奏的控制应该遵循疲劳和超量恢复的原理。超量恢复指充分训练后的肌肉组织的能力物质储备较训练前有所提高，每次训练都要引起一定程度的肌肉疲劳，才能达到增强肌力的目的，但原则上以第二天儿童不感到疲劳和疼痛为宜。如果训练引起肌肉急性损伤，发生持续的疼痛或引起肌力的减退，则说明训练量过大。每次训练后要进行充分的休息，使肌肉组织出现超量恢复，在超量恢复的阶段进行下组练习。运动量和训练节奏还可以通过了解儿童在训练时的主观感受以及他们对继续进行训练的情绪和信心控制。

（三）无痛训练

肌力训练时应该在无痛的前提下进行。因为疼痛提示肌肉损伤，疼痛时的肌肉痉挛也造成额外负荷，勉强训练将导致严重肌肉或软组织炎症或损害。而且在这种情况下勉强训练的话，也会引起儿童的消极抵触情绪，不配合训练。

（四）充分进行准备活动和放松活动

训练前必须有充分的准备活动，使即将运动的肌肉、韧带、关节和心血管系统预热，避免突然运动导致适应障碍和合并症。

（五）注意心血管反应

运动时心血管将有不同程度的应激反应。当肌肉进行能够收缩时，可能会引起心率和血压的突然升高，这种升压反射与肌肉收缩的强度有着密切的关系。所以在对有心血管疾病的儿童进行肌力训练时，一般需要避免最大强度的练习，尽可能少用闭气使劲的方法。

（六）充分的沟通

训练前应该让儿童充分了解训练的目的和作用，让儿童掌握正确的训练方法和要领，使其配合、努力训练，消除儿童心理上的疑虑；训练过程中，要经常给予语言上的鼓励，通过不同方式显示当时训练的效果，以增强他们长期坚持训练的积极性和主动性；训练后，要对训练的效果以及训练中存在的问题进行及时的评价和总结，并反馈给儿童，如果有可能的话，还要向儿童讲解其中的道理。

（七）做好正确详细的记录

认真记录训练时的情况，包括训练时儿童对运动量的适应能力、训练的运动量是否适当、训练中儿童的状况，在训练前后随时测试肌力的进展情况，并根据儿童的状况随时调整训练的强度、时间等。

## 第三节 关节活动度训练

> ### 一、关节活动度训练定义

关节活动度又称关节活动范围(ROM),是指关节运动时所通过的运动弧(即转动的角度)。主要沿着三个相互垂直的运动轴进行,包括前屈—后伸、内敛—外展、内旋—外旋等。关节活动度训练是以维持正常或现存关节活动范围和防止关节挛缩、变形为目的,依靠肌肉主动收缩运动,或借助他人、器械或自我肢体辅助来完成的一种训练方法。

> ### 二、关节活动度评价

(一)测量工具

最常用的测量关节角度的器械是通用量角器,由金属或塑料制成。量角器由刻度盘和两个臂(固定臂、移动臂)构成,两臂于一端以活动轴固定。对所有的关节而言,0°是开始的位置。所有的关节的运动是从0°开始,并向180°方向增加。把量角器的轴心与关节中心点对准,将其连有刻度的直尺放在肢体的轴线上,随着关节的活动度转动另一根直尺,即可测出关节活动度的大小。检查时先查主动运动,再查被动运动。另外还有方盘量角器、指关节量角器等测量工具。

(二)关节活动范围的测量方法及主要关节的正常活动范围

关节活动范围的测量方法及主要关节的正常活动范围见表13-3和表13-4。

(三)关节活动度评定中应注意的问题

(1)检查者应熟记各关节解剖、正常活动范围和操作技术。

(2)被检查者应充分合作,宽衣、检测时不得随意移动。

(3)应先测量被检查者主动活动范围,至活动至最大范围时,检查者加力做被动活动(以被检查者能耐受为限)。

(4)记录活动范围时,需写明起止度数,不可只记活动度数。因为活动度数常常不能说明被测关节功能状态。如肘关节正常活动范围为0°~150°,若测定结果为0°~150°,则功能状态不佳。若测定结果为70°~150°,则被检查者可以完成许多生活活动。两者范围均为50°,但其功能相差甚远,故应记录起止点。

表 13-3　上肢主要关节正常活动范围及测量方法表

| 关节 | 运动 | 受检查者体位 | 量角器放置位置 | | | 正常活动范围 |
| --- | --- | --- | --- | --- | --- | --- |
| | | | 轴心 | 固定臂 | 移动臂 | |
| 肩 | 屈、伸 | 坐或站立位,臂置于体侧,肘伸直,手掌朝向内侧 | 肩峰 | 与通过肩峰的垂线平行 | 与肱骨纵轴平行 | 屈:0°~180°伸:0°~50° |
| | 内收、外展 | 坐或站立位,臂置于体侧,肘伸直,手掌朝向内侧 | 肩峰 | 与通过肩峰的垂线平行 | 与肱骨轴平行 | 内收:0°~45°外展:0°~180° |
| 肩 | 内、外旋 | 仰卧,肩外展90°,肘屈90°,前臂中立位 | 鹰嘴 | 与腋中线平行 | 与前臂纵轴平行 | 各0°~90° |
| 肘 | 屈、伸 | 仰卧、坐或站立位,前臂旋后 | 肱骨外上踝 | 与肱骨纵轴平行 | 与桡骨纵轴平行 | 屈:0°~150°伸:0°~5° |
| 桡尺 | 旋前、旋后 | 坐位,上臂置于体侧,肘屈90°,前臂中立位 | 桡骨茎突 | 与地面垂直 | 腕关节背面(测旋前)或掌面(测旋后) | 各0°~90° |
| 腕 | 屈、伸 | 坐或站立位,前臂完全旋前 | 腕关节 | 与前臂纵轴平行 | 与第二掌骨纵轴平行 | 屈:0°~90°伸:0°~70° |
| | 尺、桡侧屈 | 坐位,肘屈,前臂旋前,腕中立位 | 腕背侧中点 | 前臂背侧中线 | 第三掌骨纵轴 | 桡屈:0°~25°尺屈:0°~55° |

> 　三、关节活动度训练方法

(一)被动训练

患者完全不用力,全靠外力来完成运动或动作。外力主要来自康复治疗师、患者健肢或各种康复训练器械。被动训练的目的是增强瘫痪肢体本体感觉、刺激屈伸反射、放松痉挛肌肉、促发主动运动;同时牵张挛缩或粘连的肌腱和韧带,维持或恢复关节活动范围,为进行主动运动做准备。

(二)助力关节活动度训练

在外力的辅助下,患者主动收缩肌肉来完成的运动或动作。助力可由治疗师、患者健肢、器械、引力或水的浮力提供。这种运动常是由被动运动向主动运动过渡的形式。其目的是逐步增强肌力,建立协调动作模式。

表 13-4　下肢主要关节正常活动范围及测量方法

| 关节 | 运动 | 受检查者体位 | 量角器放置位置 | | | 正常活动范围 |
|---|---|---|---|---|---|---|
| | | | 轴心 | 固定臂 | 移动臂 | |
| 髋 | 屈 | 仰卧或侧卧,对侧下肢伸直 | 股骨大转子 | 与身体纵轴平行 | 与股骨纵轴平行 | 屈膝:0°~125°<br>伸膝:0°~90° |
| | 伸 | 侧卧,背侧下肢在上,或俯卧 | 股骨大转子 | 与身体纵轴平行 | 与股骨纵轴平行 | 0°~15° |
| 髋 | 内收、外展 | 仰卧 | 髂前上棘 | 左右髂前上棘的连线的垂直线 | 髂前上棘至髌骨的连线 | 外展:0°~45°<br>内收:0°~30° |
| | 内旋、外旋 | 仰卧,两小腿于床沿外下垂 | 髌骨下端 | 与地面垂直 | 与胫骨纵轴平行 | 各 0°~45° |
| 膝 | 屈、伸 | 俯卧或侧卧 | 股骨外侧踝 | 与股骨纵轴平行 | 与胫骨纵轴平行 | 屈:0°~130°<br>伸:0° |
| 踝 | 背屈、跖屈 | 仰卧或坐位,膝屈曲,踝处于中立位 | 腓骨纵轴线与足外缘交叉处 | 与腓骨纵轴平行 | 与第 5 跖骨纵轴线平行 | 背屈:0°~20°<br>跖屈:0°~45° |
| 足 | 内翻、外翻 | 坐位,膝关节屈曲踝关节中立位 | 踝关节前方中点 | 小腿长轴 | 踝关节前方中点与第 2 趾尖的连线 | 内翻:0°~30°<br>外翻:0°~20° |

### (三)主动关节活动度训练

主要通过患者主动用力收缩完成的训练。既不需要助力,也不需要克服外来阻力。其目的是改善与恢复肌肉功能、关节功能和神经协调功能等。

### (四)持续被动运动(CPM)

持续被动运动是利用专用器械使关节进行持续较长时间的缓慢被动运动的一种训练方法。训练前可根据患者情况预先设定关节活动范围、运动速度,以及持续被动运动时间等指标,使关节在一定活动范围内进行缓慢被动运动,以防止关节粘连和挛缩。

（五）关节牵引

关节牵引是通过将挛缩关节的近端肢体固定,对其远端肢体进行重力牵引,以扩大关节活动范围的一种关节活动度训练方法。适用于各种原因所致的关节及关节周围组织挛缩或粘连所致的关节活动度障碍患者。

【思考题】

1.什么是运动治疗,它与物理治疗有什么关系?

2.徒手肌力测验分级标准。

3.说说肌力训练和关节活动度的训练方法。

第十四章
# 心理治疗

**内容提要**：心理治疗的目的在于解决求助者的心理困惑。心理治疗有很多学派，不同的学派有不同的治疗方法。本章主要介绍心理治疗的含义，特殊儿童常见的心理问题，心理治疗的注意事项，以及对特殊儿童进行治疗的常用方法。

## 第一节　心理治疗的概述

> ### 一、心理治疗的含义

心理治疗（psychotherapy）又称精神治疗，就是治疗师应用心理学的理论知识和技巧，应用语言和非语言的交流方式，影响求治者的心理状态，改变其不正确的认知活动、情绪障碍，解决其心理困惑，改善非适应性行为，达到引起心理、行为和躯体功能积极变化的治疗效果的一种方法。

英国心理学家艾森克归纳了心理治疗的几个主要特征：①心理治疗是一种两人或多人之间的持续的人际关系；②参与心理治疗过程的其中一方具有特殊经验并接受过专业训练；③心理治疗的其中一个或多个参与者是因为对他们的情绪或人际适应感觉不满意而加入这种关系的；④在心理治疗过程中应用的主要方法实际上是心理学原理，即包括沟通、暗示以及说明等机制；⑤心理治疗的程序是根据心理障碍的一般理论技术和求治者的障碍的特殊起因而建立起来的；⑥心理治疗过程的目的就是改善求治者的心理困难，而求治者是因为自己存在心理困难才来寻求施治者给予帮助的。

> ### 二、特殊儿童常见的心理问题

广义的特殊儿童是指因残疾、学习困难和其他特殊性（如智力超常或有特殊才能）而产生特殊教育需要的以及处境不利的儿童。

不同类型的特殊儿童，其常见的心理问题也有所不同，下面分别讨论。

1.智力障碍儿童

在注意力方面,智力障碍儿童注意力难以集中、注意广度小、注意分配差。

记忆方面和思维方面存在困难,识记过程缓慢,保持不牢固,再现不准确;短时记忆有困难;不善于使用记忆策略;记忆活动缺乏目的性;思维水平低下,长期停留在直观形象阶段,思维缺乏目的性、灵活性、批判性和独立性。

语言方面有困难,语言发展迟缓,不少智力障碍儿童在构音、声音和语流方面存在障碍。另外,智力障碍儿童缺乏上进心;容易冲动、自控能力差;易受暗示、固执。

2.学习困难儿童

学习困难儿童在知觉方面,可能有知觉障碍。有感知觉问题的儿童无法识别、辨别和解释感觉刺激;有视知觉问题的儿童无法很快地在心理上形成视觉形象以确认事物;有听知觉问题的儿童不能区别音调的差异,对声音的知觉速度慢于一般儿童;有触知觉问题的儿童在辨认物体形状上有困难。

在注意力方面,学习困难儿童注意力不能持久;注意广度小;对不应该注意的刺激加以注意,对有意义的刺激不能专注;注意力转移有困难。

语言方面,学习困难儿童语言较一般儿童发展迟缓,在接受、处理和表达语言三个方面存在障碍。

记忆和思维方面,学习困难儿童在记忆广度、记忆速度和记忆精确度方面都比普通儿童差,常常前记后忘,缺乏特殊的记忆策略和技能;思维方面不能充分发挥类化、推理等思维活动,在概念形成上有困难;概括水平低。

另外,学习困难儿童常表现出较多的消极情绪,如情绪不稳定、悲观、焦虑,意志不坚定、缺乏上进心、自我评价低、自卑心理严重、缺乏社交理解技能、同伴关系差。

3.言语和语言障碍儿童

言语障碍通常分为构音障碍、声音障碍和语流障碍。语言障碍可分为语言发展迟缓和失语症。言语和语言障碍儿童在语言方面的障碍最为明显。

言语和语言障碍儿童由于语言发展得异常,与他人在语言交流上存在困难,接受知识的能力相对落后,学习成绩落后于正常儿童。同伴的嘲笑、排斥还会导致儿童出现退缩、逃避、自卑、焦虑、自我评价低、敌视、攻击性等情绪,造成社会适应不良、人际关系差。

4.听觉障碍儿童

在知觉方面,听觉障碍儿童由于听觉缺陷,导致其不善于有选择地进行感知、抓住本质特征;不善于把握整体和部分的统一关系;无法将感知和思维统一起来,感性知识贫乏、肤浅、缺乏系统性。

语言和思维方面,听觉障碍儿童由于听不到或听不真切别人的语言,无法进行模仿学习,不会说话或说不好话;听觉障碍儿童由于缺少词汇和概念,借助于手势及动作思维,思维只能停留在直观形象水平,导致其学习接受能力差、学习效果差。

另外,听觉障碍儿童由于语言交流障碍,容易对别人产生误解和猜疑,对周围人产生对立情绪;希望被人接纳、理解的基本需要得不到满足,可能会引发一定的情绪和行为问题,如自制力差、攻击性、自我中心、焦虑、退缩、胆怯、自我封闭。

5.视觉障碍儿童

知觉方面,视觉障碍儿童由于视觉感知通道完全受阻或严重受阻,难以获得有关外界事物的视觉信息,导致其感性知识经验的积累缓慢而贫乏;对许多事物的认识不全面或错误;许多东西只知其名,全无具体印象,对物体内部及物体间的关系的认识差。

语言和思维方面,容易发生构音障碍,对词语的理解缺少表象基础;语言方面的特点又必然反映到思维发展上,视觉障碍儿童的概念不完整、不准确;在形成空间概念时有困难,思维活动的发展明显落后于明眼儿童。

视觉障碍儿童容易出现下面的一些个性特点:退缩、依赖性强、敏感、意志薄弱、有孤独倾向、不愿意与明眼人来往。

6.情绪和行为障碍儿童

情绪和行为障碍儿童学业成绩往往低于一般儿童,常会出现抑郁、焦虑、恐惧、退缩、自卑、强迫、敏感多疑、情绪不稳等情绪问题;注意缺陷和多动;攻击性行为(如争吵、斗殴、破坏物品、虐待小动物);反社会行为(说谎、逃学、离家出走、偷窃、纵火)。

7.超常儿童

超常儿童是指智力和才能高度发展,智力、创造力及良好的个性特征相互作用构成的统一体。

超常儿童由于记忆力好、思维敏捷,可能会对常规课程厌烦,对同学不耐烦;由于目的性强,会被理解为固执、任性和不合作;由于其超前的道德判断能力,不能得到同龄人的理解和容忍,导致被拒绝和孤立;由于情绪深刻而强烈,异常敏感;由于生理发展和智力发展不协调,出现"不同步综合征",为其发展带来困难。

8.孤独症儿童

感知觉方面,很多孤独症儿童都存在感觉发展慢于同龄儿童的状况,并存在不同程度的"感觉统合失调"。例如:感觉输入似乎无法在大脑中留下痕迹,因此对周围漠不关心,有时又反应过度;前庭和触觉虽有作用,但调节相当不良,大多有重力不安和触觉防御过分等现象;对新的或不同的事物,大脑掌握特别困难,对有目的或需积极处理的事不感兴趣。

语言方面,孤独症儿童在语言习得和语言运用方面都存在严重的障碍。多数孤独症儿童的语言习得十分缓慢,甚至没有语言;能够习得一些语言的孤独症儿童,也只是习得个别词汇,无法使用词汇组成完整的句子;一小部分高功能孤独症儿童,虽然能说一些句子,但在语言交流方面还是存在许多困难,无法与别人保持有效而长时间的言语交流。

人际关系方面,孤独症儿童常常独自玩耍,不愿意与同伴游戏。部分孤独症儿童有与同伴共同玩耍的意愿,但缺乏与人沟通交往的基本技巧,不知该如何与同伴相处、共同玩耍,因此也常被同伴拒绝、排斥;多数孤独症儿童与父母长辈关系冷漠,缺乏应有的亲情,不愿意与父母亲近,甚至排斥父母。

情绪和行为方面,孤独症儿童常常出现大喜大悲、大哭大笑、尖叫。情绪很不稳定,反复无常,自控能力差;常常出现一些刻板的行为,如重复刻板地摆放物品、踮脚走路;常出现一些自伤行为,如抠眼睛、用头撞墙;还可能会有伤害他人的行为,如对他人进行攻击等等。

> ## 三、心理治疗的注意事项

### 1.建立和维持恰当的、有利于心理治疗的治疗关系

治疗师与求治者之间应该建立何种关系,不同流派的看法不同。有的主张发挥操纵、支配作用,充当"社会控制"角色,把求治者放在很被动的位置上,如某些类型的催眠。有的则强调中立或"多边结盟",面对求治者系统中的谁是谁非问题,不卷入具体事务和人际纠纷中去,这是系统家庭治疗的原则。在心理治疗中,只要是有利于心理治疗的治疗关系就是恰当的。但由于求治者的个体差异,治疗师要根据实际情况和具体情境作出灵活调整。

在治疗开始阶段,治疗师就得注意调整与求治者之间的价值观差异和期待差异,努力与求治者及其亲属建立起一种顺当和有效的互动关系,使他们感到舒服、自在,觉得受到接纳、理解,愿意与治疗师一起探讨心理问题和困惑。这样做可能意味着,治疗师要暂时放弃或掩饰自己的价值取向,目的是保证有适当的依从性。在这个阶段,任何一种特殊的技术都还不可能发挥作用,治疗师甚至还不知道与对方保持什么距离合适,也不知道要使用何种特殊理论取向的技术。治疗师建立治疗关系时要注意激活自己行为上与对方的需要和期望相符合的那些方面,但同时又要保持独立性。要为后来使对方逐步适应治疗过程留出余地。在建立治疗关系的过程中,治疗师开始对求治者的症状性问题、人格、应对方式、人际系统(包括家庭)、社会文化环境及资源等情况,进

行问询、观察，并作出多维评定与诊断。在此基础上，再确定使用何种治疗技术促进求治者的变化。

在心理治疗过程中，治疗师还会遇到一些棘手的问题，比如，一些求治者对治疗师发生移情，或者想与治疗师发展朋友关系、商业关系，甚至性关系。这一类的关系对心理治疗不利，甚至会带来伦理、法律上的麻烦，应该避免。总之，治疗师与求治者保持多大的距离，既有较定型的个人风格，有时也要依具体情境而定，要灵活处理。

2.有效而积极的交流和互动沟通

心理治疗的治疗效应是通过基本的治愈机制和特殊的治愈机制而实现的。基本的治愈机制包括治疗师对于求治者所表现出的基本关心，求治者对治疗师的信任，求治者觉得治疗师能作其精神上的后盾，并给予支持；治疗师能帮助求治者建立对未来的希望，求治者本身的动机与期待等等。在施行心理治疗时，这些基本因素往往在不知不觉之中会发生很大的功效。所谓特殊的治愈机制，是治疗师运用治疗原理，有意地选择执行某种治疗策略及技巧，希望产生特别的治疗功能。

无论是基本的还是特殊的治愈机制，均是通过治疗师与求治者之间发生的有效而积极的交流才能够实现的。在心理治疗过程中，求治者要相当主动地与治疗师进行合作，反思自己的心理与行为，并寻找改善的方法，促进自己的心理与行为的成熟。治疗师也要与求治者保持积极的交流，让求治者接纳治疗师，更深入地了解求治者的心理，反思正在采用的治疗技术的效果，只有这样，才能达到良好的治疗效果。

3.避免标签效应

治疗师如果把求治者当"病人"看待，可能会强化求治者本人及周围的人对于病态的注意，以及相关的负性情感体验，以致产生所谓的"标签效应"，不利于心理治疗和康复，所以要故意模糊病人与求治者之间的界限。

4.恰当而有效地使用心理治疗的基本技术

在建立治疗关系和对求治者作出多维评定与诊断的过程中，需要使用一些心理治疗的基本技术，这些技术使用恰当会收到良好的效果，如果使用不当则往往会带来不良的影响，治疗师要熟练掌握如何使用这些技术。

比如，沉默技术是指治疗师用非言语的方式对求治者的观点、意见和行为作出应答性的反应，以鼓励求治者继续倾诉。但如果使用沉默技术不当，求治者会误以为治疗师没有完全投入到治疗过程中，对自己不关心；同感技术是指治疗师与求治者产生"类似经验"的共鸣。

但如果当求治者的一些观点本身很极端或者认知有偏差时，就不能使用这一技术，否则会更强化求治者的错误观点；引导技术指治疗师要引发求治者的思考，发掘问题的根源,揭示问题的真相,从更深的层次上澄清问题、找到困扰源。治疗师引导得当,能帮助求治者发现问题的根源,引导不当,则会把心理治疗引入不正确的轨道;挑战技术指治疗师针对求治者的内心矛盾、不正确的观念、不切实际的想法等质疑,并与求治者进行激烈辩驳的过程。恰当地利用挑战技术,能帮助求治者发展对问题情境的正确认识和建设性的看法,自我修正认知观念。如果使用不当,则会引发争吵,甚至使心理治疗过程中断或结束。

5.治疗师的自我心理调节

治疗师由于其工作的需要,每天都要倾听和帮助各式各样的求治者解决各种问题,难免会影响到治疗师自身的情绪。因此,治疗师平时也要注意随时调节好自己的心理,保证自己的身心健康。在应激和挫折面前,善于调整心态,增强自我心理功能。

## 第二节　认知治疗

> 一、认知治疗的含义

认知治疗是以认知模式为基础的。该模式假设,人的情绪和行为受他们对情境的知觉的影响,即如何评价所处的情境影响了个体的反应,而对情境的评价又依赖于个体的信念、态度、规则及假设。认知治疗通过不断评估和修订个体的认知以及在这一过程中产生的认知观念来改变不良的情绪和行为。

尽管认知治疗方法多种多样,但都满足以下三个理论假设:认知过程是行为和情绪的基础;后天学习能有效地影响认知过程;心理咨询和治疗者是诊断家和教育家,能够发现不适应的认知过程并安排学习并改变他们。

通过大量的临床案例和深入的理论研究发现,认知治疗的适应症主要包括:

(1)各种情绪障碍:抑郁症、焦虑症、恐怖症、强迫症、急性应激反应等。

(2)行为障碍:多动性、冲动性行为障碍、各种药物滥用行为等。

(3)心身疾病:肥胖症、头痛、其他慢性疼痛等。

(4)精神分裂症等重性精神病的恢复期。

(5)人格障碍:如性倒错等。

> 二、认知治疗的理论

认知疗法产生于 20 世纪 60—70 年代。当时的精神分析治疗学派和行为治疗学派在心理治疗领域占主导地位。认知疗法的创始人最初也接受了这两种学派的训练，在临床实践中，由于对精神分析和行为治疗在实践中的不满，创立了自己独特的治疗理论。主要代表是艾利斯的理性情绪治疗和贝克的认知治疗。

（一）理性情绪治疗

理性情绪治疗（Rational-Emotional Therapy，RET）是 20 世纪 50 年代，由阿尔伯特·艾利斯（Albert Ellis）创立的。艾利斯认为患者的情绪困扰是由不合理信念、绝对性思考和错误评价引起的，所以要教授患者学习"理性治疗方法"代替"非理性思想"，以消除患者的心理困扰。

艾利斯对人性的解释有四点基本假设性看法：

（1）人具有"庸人自扰"的本性，人常为情绪所困，人是非理性的动物，而情绪困扰的原因多半是内生自取的，很少是由外因造成的。

（2）人有思考能力，但思考用于自身问题时，则多表现出损己害己的倾向，对关系到自身的事件，作过多的无谓考虑是困扰自身的主要原因。

（3）不需要有事实根据，单凭想象即可形成信念，这是人类有异于禽兽的独有特征。由于过多的无中生有的想象力，常将自己带入愈想愈苦恼的困境。

（4）人有自毁倾向，也有自救能力，如何转化前者、发展后者，正是理性情绪治疗的目的。

理性情绪治疗的理论核心为 ABCDE 理论：A 指诱因，诱发性事件；B 指信念，个体对诱发事件的认知；C 指情绪和行为后果。诱发事件 A 只是引起情绪及行为反应的间接原因，而 B 才是引起人的情绪及行为反应的直接原因。D 为驳斥非理性观念，指导来访者同不合理信念进行强有力的抗争，教会来访者理性思维方式。E 指治疗效果，患者建立新的合理观念，产生新的情绪和行为。为了帮助病人同不合理信念抗争，设计了各种练习和家庭作业来促进这一认知矫正过程。

艾利斯认为不合理信念往往具有以下三个特点：

（1）绝对化：以自己的意愿为出发点，对周围世界、人际、事件的绝对要求，对某一事物怀有绝对发生或绝对不发生的信念。它常和"必须"和"应该"这类词连在一起，客观事物不能按照个人意志而转移，那么持有绝对观念的人就容易产生情绪困扰。

（2）过分概括化：以偏概全、以一概十的不合理的思维方式。容易以一件事或事物的一个方面评价整体，因此容易造成对自身的不合理评价，如自卑、自责、自罪，以及焦虑、抑郁等情绪；另一方面是对他人作出不合理的评价，即别人稍有差错就认为他很坏，一无可取之处，容易导致个体对他人产生敌意和愤怒情绪。

（3）糟糕至极：对灾难、人祸的过分扩大。即认为某一事件一旦发生就会产生可怕的、糟糕的,甚至灾难性的后果,这种想法导致个体陷入极端不良的情绪体验,如陷入耻辱、自责自罪、焦虑、悲观之中难以自拔。

### (二)贝克的认知治疗

亚伦·贝克(Aaron beck)是认知疗法的重要代表人物之一,他在1976年出版了《认知治疗和情绪困扰》一书,明确提出了其认知治疗的理论观点:心理问题不一定都是由神秘的、不可抗拒的力量所产生,它主要是由于在错误的前提下,对现实误解的结果;这种错误可以从平常的事件中产生,如错误地学习,依据片面、不正确的信息做出错误的结论;或不能适当地区分现实与想象之间的差别等等。他进一步指出,一个人的思想决定了他的内心体验和行为反应。因此治疗者应着重帮助病人解除歪曲的假设并学会使用正确的方法去思维。

贝克认为情绪障碍的认知模型有三个关键成分:

(1)自动思维:经常自发产生,不加注意就不会意识到的判断、推理和思维。比如抑郁症患者通常对他们自身、周围世界和未来具有极端负性的思想,常常感到无用、内疚、无望等。焦虑症患者常常具有面临危险的思想。这些思想处于认知的表面层次,一般不被意识到,但经过仔细思考就能够意识到。因此,自动思维一般被界定为前意识水平的思维。

(2)认知图式或内部假设:图式是人们从童年期开始通过生活经验建立起来的一系列相对稳定的认知结构。图式既可以是积极的、适应性的,也可能是消极的、不适应的。抑郁症患者在生活经历中过多采用消极的解释和自我评价而形成的认知图式是消极的、易感的、功能失调的。

(3)认知歪曲:认知歪曲功能性失调图式与自动思维联系在一起,使个体在面临一定事件时产生消极的有逻辑错误的自动思想。

贝克总结了认知过程中常见的认知歪曲的五种形式:

(1)随意推论:在缺乏充分的证据或证据不够客观和现实时,仅凭自己的主观感受便作出草率的结论。

(2)过分概括:指在单一事件的基础上做出关于能力、价值等整体自我品质的普遍性结论,也就是说从一个具体事件出发作出一般规律性的结论。

(3)选择性概括:只依据个别、片面的细节而不考虑其他情况就对整个事件做出结论。

(4)"全或无"的思维方式:对事物的判断和评价要么是全对,要么是全错,把生活看成是非黑即白的单色世界,没有中间色彩。

(5)夸大或缩小:对客观事物的意义做出歪曲的评价,要么过分夸大,要么过分缩小客观事件的实际结果。

> ### 三、认知治疗的常用技术

在理性情绪治疗的整个过程中,与不合理信念进行辩论的方法一直是治疗者帮助患者的主要方法。贝克于1985年归纳了认知疗法的5种基本技术和手段。

(1)自动化思维的识别与检验:由于这些思维已成为患者思维习惯的一部分,多数患者不能意识到在不良情绪反应之前会存在这些思想。因此,在治疗过程中,治疗者首先要帮助患者学会发掘和识别这些自动化思维过程,尤其是识别那些在愤怒、悲观和焦虑等情绪之前出现的特殊思想。更为具体的技术包括提问、指导患者想象、角色扮演或模仿等。

(2)识别认知错误:所谓认知性错误即指患者在概念和抽象性上常犯的错误。典型的认知性错误有前面谈到的几种,如随意推论、过分概括、"全或无"的思维等等。这些错误相对于自动化思维更难于识别。因此,治疗者应听取并记录患者诉说的自动化思维,以及不同的情境和问题,然后要求患者归纳出一般规律,找出同一类负性自动思维的相同的功能性失调图式,或从自动思维的逻辑错误中找到认知歪曲。

(3)真实性验证:将患者的自动化思维和错误观念视为一种假设,然后鼓励患者在严格设计的行为模式或情境中将这一假设进行验证,可以通过盘诘:是否符合真实情况,是否现实可行,认知错误有哪些不利之处,从何而来;并配合实际行动,让患者认识到他原有的观念是不符合实际的,并能自觉加以改变。这是认知治疗的核心。

(4)去中心化:很多患者总感到自己是别人注意的中心,自己的一言一行,一举一动都会受到他人的评论。为此,他常常感到自己是无力、脆弱的。例如某个患者认为自己的行为举止稍有改变,就会引起周围每个人的注意和非难,因此治疗者让他不要像以前那样去与人交往,即在行为举止上稍加变化,然后要求他记录别人不良反应的次数。结果他们会发现很少有人注意他言行的变化,从而扭转了自己的思想。

(5)抑郁或焦虑水平的监测:多数抑郁和焦虑患者往往认为他们的抑郁或焦虑情绪会一直不变地持续下去。实际上,这些情绪常常有一个开始、高峰和消退的过程。如果患者能够对这一过程有所认识,那么他们就能比较容易地控制自身的情绪。所以,鼓励患者对自己的抑郁或焦虑情绪进行自我监测,促使其认识到这些情绪的波动特点,从而增强治疗信心。这是认知治疗的一项常用手段。

> ### 四、认知治疗的实施过程

认知治疗每次会谈的基本要素包括当前概要(包括心境评定和医药依赖性检查),

连接前面的会谈,日程设置,家庭作业复习,问题讨论,布置新的家庭作业,概括和反馈。针对特殊儿童的认知治疗过程大致分为以下三个阶段:

1.初期会谈

全面了解患儿的问题。包括关键问题是什么、问题的来龙去脉、生活环境、应对方式、社会支持等和有关的负性自动想法。根据病史和行为会谈以及其他检查资料(量表等)作出诊断,评估认知治疗的适合程度,并确立治疗目标。获得方式为患儿口述,对年幼或不合作的儿童,由其父母口述,加患儿的绘画补充。患儿画好后,可让他用口语解释绘画代表的意义等。初次会谈就要布置家庭作业,可让患儿或家长在家中采用日记或表格方式反应病情及相关因素,评估现有功能状况。

建立良好的医患关系。询问患儿及其家长对治疗的期望,了解患儿及其家长对自己、临床工作者和治疗的看法,要努力告诉患儿什么是认知治疗,解释认知理论和干预技巧,尤其要让患儿了解并重视其在治疗中的自主性和责任,避免对治疗者被动依赖。

另外初次会谈以后要分享患儿的感受,对治疗策略和目标的回应。鼓励患儿概括最近的问题,识别特殊问题并转化为治疗中的工作目标。治疗师在治疗早期就要诱导患儿了解和掌握自己的认知模式,成为自己的认知治疗师。

一般须就诊1~2次,才可摸清病情的基本情况,确立治疗目标并签署治疗协议。

2.中间阶段

这一阶段是治疗的重点。治疗者应根据患儿认知行为的特点和功能,逐步分析患儿的认知歪曲程度,并与患儿共同讨论并重建合理化的思维方式以替代消极思维,或通过认知技能训练协助其增加期望行为。选择具体的认知技术,由易至难,有计划、分阶段地合理安排治疗进程时间表。每次治疗时间为30~60 min。每次治疗完毕,要布置家庭作业。家庭作业可以是记录病情日记或设计成表格填写。比如可以采用简单的ABC技术,即A代表活动的刺激,B代表信念,C代表情绪和行为结果。较年幼的儿童还不善于用文字记述自己的思想,可采用绘画的方式。

3.结束阶段

在治疗快要结束的时候,要保持亲切的医患关系以防止病情复发。患儿要有更多主动性和责任感去发动讨论、熟练完成家庭作业和设定目标,自己掌握认知治疗的有关技巧。在最后几次面谈中,患儿和治疗者要讨论将来可能面临的问题和应对策略,患儿要为结束干预和继续在将来运用积极思维而做准备,以继续进行自我控制。

整个疗程一般为3~6个月(12~20次)。开始为每周1~2次,以后可为每两周一次,视病情而定。个别病例可短于此期限。

## 第三节　行为治疗

> ### 一、行为治疗的含义

行为治疗（behavior therapy）又称为行为矫正（behavior modification），是根据行为理论及学习理论等相关论点，配合实验心理学原理及各项行为操纵技术，从而引起人们行为改变的一种客观而系统的治疗模式。

行为矫正的主要特点有：

（1）行为矫正的研究领域集中于人的行为。

（2）行为矫正以行为理论及学习理论为基础。

（3）行为矫正运用实验心理的行为原理。

（4）行为矫正强调背景事件和前奏事件的重要性。

（5）行为矫正强调对行为改变的系统而客观的记录和测量。

（6）行为矫正拒绝对行为的潜在动因进行假设。

> ### 二、行为治疗的理论

"行为治疗"一词最早是由斯金纳等人于1954年提出的。行为治疗与心理分析不同，从一开始它就是植根于实验的发现之中。行为治疗的基本理论主要来自行为主义的学习原理，主要包括以下三个部分：经典的条件反射原理、操作条件作用原理和模仿学习的原理。其理论及治疗方面的主要代表人物，早期有巴甫洛夫（Ivan P. Pavlov）、桑代克（Edward L. Thorndike）、华生（John B. Watson）和斯金纳（B. F. Skinner），后来有沃尔普（Joseph Wolpe）、艾森克（H.J.Eysenck）和班杜拉（Albert Bandura）等。

巴甫洛夫进行了揭示经典条件反射基本过程的实验。他论证了反射行为（如看到食物分泌唾液的行为）可以对一个中性刺激形成条件反射。巴甫洛夫的实验是给一只狗喂食的同时也给予中性刺激（节拍器的声音）。后来，那只狗只听到节拍器的声音，而没有食物时，也会分泌唾液。

桑代克的主要贡献在于他的效果定律。效果定律的基本含义是：凡是导致满意后果的行为会被加强，而带来烦恼的行为则会被削弱或淘汰。桑代克的让饿猫学习逃出迷箱的经典实验就有力地验证了效果定律。

华生认为可观测的行为是心理学特有的主题，而且所有的行为都是受环境事件所控制。因此华生发动了心理学中称作"行动主义"的运动。

斯金纳研究了经典条件反射和操作条件反射之间的区别。他将有机体的行为分为两类:应答性行为和操作性行为。前者是指由特定的、可观察的刺激所引起的行为,后者是指在没有任何能观察的外部刺激的情境下的有机体行为,它似乎是自发的。相应地,这两类行为具有不同的条件作用形成机制,即经典条件反射和操作性条件反射。斯金纳利用斯金纳箱,对白鼠的操作性行为进行了一系列的研究。并且,他以类似的方法对其他动物和人也进行了研究,从中得出了操作性条件反射建立的规律,即"如果一个操作发生后,接着给予一个强化刺激,那么其强度就增加"。只不过,强化增加的不是某一具体的反应,而是反应发生的概率。例如,斯金纳箱里的白鼠偶然地一按杠杆,便获得食物,而食物的强化使白鼠按压杠杆的可能性增加,如此一来,连续的食物强化使白鼠很快习得了按压杠杆的反应。关于操作性条件反射的消退,斯金纳总结说:"如果在一个已经通过条件化而增强的操作性活动发生之后,没有强化刺激物出现,它的力量就削弱。"可见,与条件作用的形成一样,消退的关键也在于强化。例如,白鼠的压杆行为如果不予以强化,压杆反应便停止。所谓操作性条件反射的分化是指通过安排强化动物条件反应的某一个特征,如速度、持续时间和强度等,动物可逐渐形成有选择性的反应。与消退一样,分化的关键因素也是强化。例如,斯金纳在训练白鼠的压杆力量实验中,先是强化动物任何力量的压杆行为,然后制定一个较低的力量标准,只有超过这一标准的反应才予以强化,低于这一标准的反应便遵从消退原理而消退。此后逐步提高压杆力量标准,分别予以强化和不强化,如此可以训练动物以强力量做出压杆反应。可见,通过在反应的细微变化水平上实施强化,动物学会了特定的、表现出选择性的反应,最初的条件反应也就形成了分化。斯金纳的工作构筑了行为矫正学的基础。

班杜拉的观察模仿学习理论的主要观点有:①学习理论的三元取向。班杜拉认为,在社会环境中,环境因素、个人对环境的认知以及个人行为这三者彼此交互影响,最后才确定学到的行为。②学习的产生并非基于强化。班杜拉的学习理论不把强化视为加强刺激——反应联结的必要因素,十分重视学习时个体本身的自主性,认为即使个体自己未曾亲身体验行为之后的奖罚,单凭观察别人行为后的奖惩的效果,也会产生学习。③学习的观察与模仿。观察学习指个体只以旁观者的身份,观察别人的行为即可获得学习;模仿指个体在观察学习时,向社会情境中某个人或团体行为学习的历程,观察模仿学习说明在社会情境中个体的行为因受别人的影响而改变。④模仿学习有不同的方式,如直接模仿、综合模仿、象征模仿和抽象模仿。⑤模仿学习绝非机械式学习。每个人在接受刺激到出现反应之间,都有一段起中介作用的内在心理历程。

⑥观察学习的全过程包括四阶段：注意、保持、再生与动机。

> ### 三、行为治疗的常用技术

#### （一）正强化

正强化是指在某种情境或刺激下，个体作出某种行为或反应，随后或同时得到一种正强化物（能够满足个体的某种需求，为个体所喜欢），而使以后在同种情境或刺激下，行为或反应强度、概率或速度有所增加。

正强化原理强调行为的改变依据行为的后果而定。如果后果是愉快的、积极的、满足个体需要的，则其行为或反应强度、概率或速度会增加。严格地说，这里的正强化是连续强化，即所希望的行为一发生，就给予强化，而且行为每次发生都要给予强化。

#### （二）负强化

负强化是指在一辨别性刺激或情境下，个体做出某种行为之后，使得引起他厌恶的刺激（又称负强化物）移去或取消，则以后在同样的情境下，该行为会增强。因此，负强化的原理就是当有好行为出现时，就撤去负强化物。在本质上，负强化和正强化都是为了加强行为的过程，区别仅仅在于行为结果的性质不一样。

#### （三）惩罚

惩罚是指当个体在一定情境或刺激下产生某一行为后，如及时使之承受厌恶刺激（又称惩罚物）或撤销正在享有的正强化物，那么其以后在类似的情境或刺激下，该行为会减少。

惩罚有三种类型：体罚、谴责和隔离。体罚指随着儿童问题行为出现，及时给予一种厌恶刺激，以达到阻止或消除问题行为发生的目的。这里所说的问题行为只要满足以下三个条件之一：①影响个体或他人学习；②阻碍个体社交发展；③对个体、同伴、成人、家人有危害。这里所指的厌恶刺激包括能激活痛觉感受器的疼痛刺激或使其他感受器产生不舒适感的刺激，如鞭打，产生令人厌恶的声音、气味等；谴责是指当个体出现问题行为时，及时给予强烈的否定的言语刺激或警告信号，以阻止或消除问题行为的出现；隔离是指当个体表现出某种问题行为时，及时撤销其正在享有的正强化物或削弱某种问题行为的再现，或把个体转移到正强化物较少的情境中去。隔离的策略有两种：立刻停止强化活动或者立刻送进隔离室。

#### （四）消退

消退是指在一确定情境中，个体出现了一个以前被强化的行为，如此时该行为不再导致具有强化作用的结果，那么当他下次遇到相似情境，该行为的发生率就会降低。

（五）间歇强化

间歇强化是指在某种场合下对已确定的行为进行强化，而在另一场合下不给予强化。间歇强化可分为两种：增加行为的间歇强化和减少行为的间歇强化。间歇强化处于连续强化和消退这两种极端方法的中间，与连续强化和消退相比，间歇强化的优点有：①由间歇强化所增加的行为比由连续强化所增加的行为保持得更好，因为在间歇强化中，行为必须发生多次，才能得到一次强化，这种强化实际上是一种延迟强化，更不易消退；②间歇强化能克服连续强化中的"餍足"现象，连续强化是行为每次发生，都要给予正强化物，个体很有可能产生"餍足"现象；③在某种情况下，间歇强化比连续强化更容易操作。

在增加行为的间歇强化过程中，目标行为是要强化良好行为，并且当行为以一定高的比例或事件发生时，给予强化，且每次强化的行为量不断增加。这里间歇强化可分为四种基本类型：①固定比例强化（简称 FR），即只有当个体作出的反应达到所要求的一定次数时，才给予强化；②可变比例强化（简称 VR），即每次强化所要求的反应数目不是固定的，一般来说，可变比例强化程序中所要求的反应数目是按照一个平均值变化的，个体平均发出几次行为，才能得到一次强化，就称 VRn 程序；③固定时间间隔强化（简称 FI）是指需要强化的行为在前一次强化后，经过某段固定的时间，再次发生就给予强化；④可变时间间隔强化（简称 VI）是指在一次强化发生以后到下一次强化发生之前，两者之间的时间间隔围绕一个平均值不可预测地进行变化。

在减少行为的间歇强化过程中，目标行为是要减少问题行为，并且当行为以一定低的比例或事件发生时，就给予强化，每次强化所要求的行为量不断减少。减少行为的间歇强化的类型有：①低比例区别强化（differential reinforcement of low rates of behavior，简称 DRL），这一策略的目的不是消除问题行为本身，而是降低问题行为发生的频率，当问题行为减少到规定水平时，才给予强化；②其他行为的区别强化（differential reinforcement of other behavior，简称 DRO），只要特定的问题行为不发生，我们就给予强化，即强化任何问题行为以外的行为；③不相容行为的区别强化（differential reinforcement of incompatible behavior，DRI），即所强化的恰当的替代性行为与问题行为不能同时发生；④替代行为区别强化（differential reinforcement of alternative behavior，简称 DRA），所强化的替代行为可作为问题行为的替代物，产生和问题行为相同的强化后果。当恰当的替代行为增加时，问题行为随之减少。

（六）塑造

塑造是根据斯金纳的操作条件反射原理设计出来的，它是通过强化（即奖励）培养出来良好行为的一项行为治疗技术。就是建立个体在当时还不会完成的新行为的过程。如果个体要学会一个行为,而他一开始又不会做,简单地通过等待行为发生后,再给予强化来增加行为发生的频率是不可能的,所以只要当个体作出与目标行为有关或相似的反应时,就要给予强化。当这个起始反应发生的频率增大时,就应该停止强化它,而开始强化另一个更趋近目标行为的反应。通过强化不断趋近目标行为的反应,个体最终建立起目标行为。因此,塑造法也称作"连续趋进法"。

（七）渐隐

渐隐是指逐渐变化控制反应的刺激,最后使个体对部分变化了的或完全新的刺激做出反应。换句话而言,就是在个体的反应不变的情况下,改变刺激,直至达到适当刺激,以使个体对这个适当刺激做出反应。

（八）链锁

链锁是通过训练刺激—反应链来建立目标行为的方法。需要用链锁原理建立的目标行为通常都是比较复杂的序列性行为,如穿衣服、整理床铺、上厕所等日常生活技能。链锁是用来发展一连串"刺激—反应"序列行为的方法。在这个有序列的"刺激—反应链"中,每一步都自成一个刺激—反应的环节。

只有当刺激—反应链中的每一个环节都很牢固时,整个行为方能形成。当发现个体在行为链中的某一个环节有困难时,可以把这一环节打开,再细分为更小的系列刺激和反应,以促进行为的建立。

链锁训练有三种重要的方式:①整个任务呈现,即在每次练习中都从链的开始进行到结束,做完所有的步骤后,再给予强化;②逆向链锁,就是将整个刺激—反应链次序反过来训练。先训练最后一步,掌握后再教倒数第二步,并将之与最后一步连接起来训练,再教倒数第三步并将之与最后两步联系起来,直至所有的步骤都掌握;③顺向链锁,即先教第一步,再教第二步并将之与第一步联系起来,再教第三步,直至掌握所有的步骤。

（九）厌恶疗法

厌恶疗法又叫"对抗性条件反射疗法",它是应用惩罚的厌恶性刺激,即通过直接或间接想象,以消除或减少某种适应问题行为的方法。厌恶疗法的一般原理是:利用回避学习的原理,把令人厌恶的刺激,如电击、催吐、语言责备、想象等,与个体的问题行为相结合,形成一种新的条件反射,以对抗原有的问题行为,进而消除这种问题行为。

厌恶疗法的形式有:电击厌恶疗法、药物厌恶疗法和想象厌恶疗法。运用厌恶疗法进行治疗时,厌恶性刺激应该达到足够强度,通过刺激确实能使个体产生痛苦或厌恶反应,持续的时间为直到问题行为消失为止。

（十）系统脱敏法

系统脱敏法是利用对抗性条件反射原理,在个体放松的基础上,循序渐进地使个体的神经过敏性反应逐步减弱直至消除的一种行为治疗方法。系统脱敏疗法包括三个步骤:①建立恐惧或焦虑的等级层次,这是进行系统脱敏疗法的依据和主攻方向;②进行放松训练;③要求个体在充分放松的情况下,按某一恐惧或焦虑的等级层次进行脱敏治疗,直至个体对所惧怕的事物的敏感性完全消失。

（十一）模仿疗法

模仿疗法是通过模仿学习获得新的行为反应倾向,来帮助某些具有问题行为的人,以适当的反应取代其不适当的反应,或帮助某些缺乏某种行为的人学习良好行为。模仿学习疗法的心理学原理是班杜拉的观察模仿学习理论,该理论认为:学习的产生是通过模仿过程而获得的,即一个人通过观察其他人的行为反应而学会相应的行为。模仿疗法的基本类型有:①电影、电视或录像模仿疗法;②现场模仿疗法;③参与模仿疗法;④想象模仿疗法。

（十二）刺激控制

一定的刺激能引起一定的反应,如果我们能把与行为反应有关的刺激找出来加以控制或改变,就可以引起行为的改变。控制行为的刺激主要有四大类:①指导语,即为了控制行为而呈现的语言刺激,包括口头指导语和书面指导语;②示范,即向个体呈现某种行为范式,促使个体从事类似的行为过程;③动作指导,即通过身体接触使得个体学会某一目标行为;④情境诱导,即有意识地运用情境和场所来控制行为。

（十三）代币制疗法

代币制疗法是在斯金纳的操作条件反射理论,特别是在条件强化原理的基础上发展起来的一种行为疗法。凡是可以累积起来交换别的强化物的次级强化物就称为代币,代币制指的是一种用代币做强化物来进行的行为矫正程序。

（十四）前奏事件控制法

前奏事件控制法是指通过控制前奏事件,激发恰当行为的发生,减少问题行为的发生。其中激发恰当行为的发生的前奏事件调节法有:①呈现对恰当行为有控制作用的刺激或附加刺激;②减少恰当行为的反应难度;③使恰当行为比问题行为更有效。减少问题行为的前奏事件调节法有:①去除引发问题行为的线索或刺激;②增加问题行为的反应难度;③移除问题行为所能产生的功能。

## （十五）行为技能训练

行为技能训练是指通过示范、指导、练习和反馈,帮助个体学会有用的行为技能。其中示范是指向个体示范正确的行为,指导是指向个体恰当地描述某种行为,练习是指在观察行为示范和接受指导后进行实践练习,反馈是指训练者要对个体的练习及时给予反馈。

## （十六）自我控制

自我控制是指个体对自身实施行为矫正的程序,主要有两种类型:①学会抑制能带来即刻满足的过度行为;②个体通过努力增加良好行为。

自我控制的步骤是:①自我训导,即个体对自己下指令和要求;②自我记录,即个体对自己的行为作出系统的观察和记录;③自我实施,即当行为达到强化或处罚标准时,自己按照原来的规定对自己实施强化或处罚。

## （十七）习惯性扭转疗法

习惯性扭转疗法是用于减少不良的习惯性行为出现的频率的一种疗法,习惯性行为通常不会在很大程度上影响个体的社会功能,只是给个体自身及生活带来麻烦,常见的习惯性行为有神经性习惯(如咬指甲、揪头发)、肌肉抽动和口吃。

习惯性扭转疗法步骤如下:①教给不良习惯者分辨习惯性行为及行为出现的情况,例如,想办法让不良习惯者知道自己什么时候最爱咬手指头。②教给不良习惯者掌握在习惯性行为出现时运用的对抗反应。例如,对自己说:"医生说了,咬指甲容易生蛔虫。我不要长虫子。"③让不良习惯者想象用对抗反应控制习惯性行为时的情景,如想象肚子里不再有蛔虫,不再肚子疼了。④治疗专家及其他人(如父母或配偶)要给予必要的督促,当不良习惯者成功地使用对抗反应不再出现习惯性行为时,一定要及时给予表扬,这叫作社会支持。⑤治疗专家要考察所有不良习惯的场景及不良习惯是如何妨碍个体的,这样可以使个体在治疗课以外使用对抗反应控制不良习惯的可能性增加。

## （十八）行为契约

行为契约是指由达成协议的双方来签写,其中一方或者双方同意对行为采取一定程度的目标行为。此外,契约还规定了该行为出现(或者没有出现)将执行的相关强化结果。

行为契约的组成要素有:①明确目标行为,即对目标行为进行客观和可操作的描述,包括对期望行为的增加,对不期望行为的减少,或者两者都有;②规定测量目标行为的方法,即求助者和契约管理者必须对测量目标行为的方法达成协议,如固定的行为产物第三方直接观察和证明的行为;③确定该行为必须执行的时间或规定行为不出现的时间范围(目标行为本身和时间有关,时间限制则成为明确目标行为的一个部分);④确定强化和惩罚的发生;⑤确定由谁来实施这项强化。

> ### 四、行为治疗的实施过程

现代行为治疗的技术和方法多种多样,但针对某个案的治疗方案有其一般的模式,行为治疗一般遵循以下三个阶段:

（一）行为评估

应用行为治疗帮助患者减少和消除问题行为,首先要界定问题行为是什么,然后辨别出维持问题行为的因素。

1.收集信息

档案:收集个体的基本信息、问题行为和转介信息以帮助选择合适的访谈对象和设计问题。

访谈:开放性访谈,借助标准化问卷或量表进行结构化、半结构化的访谈,详尽而客观地描述问题行为。包括:

（1）问题行为特点、发生的频率、持续时间和强度。

（2）与问题行为有关的环境条件。

（3）与问题行为有关的情境变量,如患者治疗史及生理-心理状态。

（4）功能性的替代性行为及交往技能。

（5）潜在强化物和干预措施。

直接观察:通过直接观察进一步辨别维持问题行为的情境变量。在自然环境中辨别问题行为和恰当行为发生前的前奏事件、伴随行为发生的变量、行为后果,以及影响个体对前奏事件和后果反应的那些环境事件。

2.功能评估

功能评估主要是辨别问题行为或恰当行为的功能,即正强化、负强化或感觉刺激调整。一般采用 A-B-C 的模式,A 是前奏事件,即引起和维持问题行为或恰当行为发生的变量或刺激;B 是指行为本身;C 是指行为后果。另外,功能评估还要关注当时的情境因素,其中最重要的是界定行为的功能,进而为选择有效的治疗策略做好充分的准备。

（二）行为治疗

行为治疗是整个过程的中心环节,目的是改变或消除问题行为,或者是塑造恰当的替代性行为。在这个过程中要确立目标行为,选择治疗策略和实施治疗计划。

确立目标行为要考虑总体目标的实现和目标行为的精确性、易量化性、可操作性,以便于观察。

选择治疗策略是由治疗过程中可获得的资源、环境因素、问题行为及恰当行为的功能和性质来决定,同时可根据治疗效果的反馈随时进行调整。

开始实施治疗后,要根据治疗方案的要求给予相应的指导、示范,以及对刺激的控制,要随时监督和控制患者行为的改变情况。根据治疗效果随时调整治疗策略,并注意参与治疗计划人员的培训和合作。

（三）随访

行为治疗的最终目的就是使新获得的替代性行为在其他情境中得到迁移和维持,从而得到更好的巩固治疗的效果。因此,一个完整的治疗过程必须包括随访,这对患者和治疗者来说都是非常重要的。

> 五、认知-行为治疗

（一）历史背景

认知-行为治疗来自传统的行为治疗,是对经典行为治疗方法的一种革新。经典行为治疗的理论基础,无论是经典条件反射还是操作性条件反射理论,都是以 S-R 的观点来说明人的行为的,而越来越多的事实表明,简单的 S-R 模式并不能充分解释人的行为,尤其是人的学习和思维过程。尽管行为治疗与心理动力疗法长期处于疗法中的重要地位,但到 20 世纪 60 年代末,这种忽略人的内在心理过程的做法越来越受到批评和质疑。传统的行为治疗家主张通过建立条件反射和强化来改变人的外显行为,行为治疗的目的集中在外显行为的改变,而这并不能使全部问题或者问题的主要方面得到解决。拉扎勒斯（Lazarus）及其助手关于焦虑的研究表明:人的焦虑过程包含认知成分,而且认知对焦虑过程有着十分重要的影响。所以,任何关于焦虑症的病因学解释都应该充分关注认知因素的作用,而传统的行为治疗在治疗抑郁症上的失败也验证了这一点。

大量的中介变量在实验心理学中得到探究和发展,认知-行为治疗与行为治疗的最大区别就在于引入了认知中介变量。20 世纪五六十年代兴起的认知心理学关注人的认知过程和认知结构,它使行为治疗家开始重新考虑自身的局限并将认知引入到行为主义治疗模式中。一方面,梅钦鲍姆（Mechenbaum）等试图把个体内在的自我调节和自我控制机制纳入行为主义的治疗模式中,认为人具有一定能力设定自己的目标、支配自己的行为，并把自我与环境协调起来；另一方面，行为治疗家如汉密尔顿（Hamilton）等接受了认知心理学信息加工的模式，并将其运用于对心理障碍的临床分析和治疗。

此外，早期的认知治疗家艾利斯和贝克的临床研究促进了认知－行为治疗的形成。特别是治疗家贝克从个体的认知入手来探讨心理障碍形成的原因，运用调整和改变认知结构的方法成功地治愈了抑郁症，这一事实对行为治疗家们产生了很大震动。这使他们逐渐把眼光转向人的内在心理过程，并开始尝试把行为与认知两种治疗方法结合起来进行临床心理治疗，而大量的临床实践也证实了认知－行为治疗效果优于传统行为治疗。

（二）原理和方法

尽管具体的认知－行为治疗模式解释和治疗心理问题的侧重点不同，但都遵从三个基本的理论假设：

（1）个体的认知活动影响和制约个体的行为。认知活动是事件与行为的中介变量。现在有足够的证据证明，对事件的认知评估能够影响个体的反应，而改变认知评估在临床实践中具有很大的价值。尽管认知活动对行为产生影响的大小和内在机制并不清楚，但这一中介因素的重要作用却是毋庸置疑的。因此，认知－行为治疗不仅要改变外显行为，更重要的是改变内隐认知活动。

（2）个体的认知活动是能够加以控制和调整的。这一假设可以得出下面的推论。一是认知活动是内隐的，不像外显行为可以直接观察和记录，但我们可以通过行为者的自我报告来获得可能出现及已经出现的认知活动。然而这种方法的信度和效度仍须进一步证明，大多数认知评估领域的研究者通常通过认知评估策略并结合行为进一步确认。二是对认知活动能够评估就意味着可以改变认知活动。而这种观点是值得怀疑的，不能说我们能够评估和测量认知，就一定能够控制认知活动。认知评估策略关注的是认知的内容和对认知结果的评价，而非认知过程本身，对认知过程以及认知、行为和影响系统相互关系的研究，能够帮助我们更好地理解改变和控制内在机制。

（3）可以通过改变个体认知来改变个体的行为。也就是说认知的改变可以使行为发生所期望的改变，认知－行为治疗研究者通过一系列的实验和临床研究证明了认知过程的重要性。比如，对噪声的不同预期使同样的噪声能够引起不同的心理生理的应激水平。

由于治疗家理论背景和关注点的不同，所以出现很多种具体的认知－行为治疗方法，但所有的认知－行为治疗法都结合了行为策略和认知过程，并以行为和认知的改变为目标。将其大致分为以下 3 种类型：

（1）认知重组疗法：把个体情绪、行为上的困扰理解为是由不合理的认知和思维所造成的，心理治疗的关键在于让患者清楚地认识到它们的不合理性，并帮助患者用合理的认知取代不合理的认知，用合乎逻辑的思想取代不合乎逻辑的思想。比如梅钦鲍姆的自我指导训练、马尔兹比（Maultsby）的系统理性疗法和戈德诺与列奥蒂（Guidano & Liotti）的结构心理疗法，都是属于认知重组疗法。

（2）应对技巧疗法：帮助患者发展压力，在情境中解决心理困扰的技能和手段，以减轻消极事件对患者的影响。主要包括萨因与理查森（Suinn & Richardson）的焦虑控制训练和戈德弗里德的系统理性重建法等。

（3）问题解决法：特点是把认知重组和应对技巧有机地结合起来，强调较大范围处理问题的一般性策略与方法，还强调了在治疗进程中要建立积极合作的医患关系。这一疗法主要包括雷姆（Rehm）的自我控制疗法和德左里拉（DZurilla）与戈德弗里德的问题化解疗法等。

认知-行为治疗法除了要遵从通过认知中介变量来改变行为这一中心假设，还应具有以下 5 个特点：

（1）前问题的关注。研究和治疗的焦点集中于患者当前所遇到的问题上，分析和寻找目前所处的环境、所遇到的事件以及自身因素与心理疾患的关系，不应过多留意患者的过去，不把患者目前的问题与过去的生活经历联系起来。

（2）治疗目标具体化。在每一治疗过程中对治疗的目标予以一定的限制，使其清晰、明确，具有可观测性和可把握性，不追求过于空泛的治疗效果。

（3）短期治疗的方式。对问题的关注和治疗目标的限定，使认知行为治疗在几周或数月便产生效果，大概为 12～16 次。

（4）强调个体的主观能动性。认为个体应对自己的心理困扰负责，尽管所处的环境和所遇到的事件会对个体产生重要的影响，但最终说来，个体是自己心理障碍的制造者（不合适的认知导致错误的行为），同时，个体也完全具备足够的能力去解决自己的心理问题。

（5）积极合作的医患关系。治疗过程中治疗者和患者必须建立起相互信任、积极合作的关系，对双方而言，没有主动和被动之分，他们都是主动的投入者和参与者。最后，治疗者在治疗过程中要使患者成为一个学习者，治疗者不仅要去除患者的心理疾病，还要让患者掌握相关的知识和技能，以便能有效地应对将来可能会遇到的心理问题。

## 第四节　家庭治疗

> 一、家庭治疗的含义

（一）家庭治疗的概念

家庭治疗属于广义的集体心理治疗。其特点是把焦点放在家庭各成员之间的人际关系上，而不太注意各个成员的内在心理结构，其出发点在于家庭会经历各种发展阶段（如结婚、子女离家等），若某阶段在家庭结构、组织、交流、情感表露、角色扮演、联盟关系及家庭认同等方面出现不适应现象，影响到家庭的心理状态，难以由家人自行改善或纠正时，应寻求帮助及辅导，于是家庭治疗由此产生。

家庭治疗（Family Therapy）将家庭作为一个整体，而不是将其单个成员作为干预目标的一种治疗技术。在家庭治疗者看来，个体的问题反映了家庭的问题，个体的症状是功能失调的家庭系统的症状，因此，治疗的目标是改善整个家庭功能。

家庭治疗始于20世纪50年代初。当时，在美国，关于个体心理治疗的四个派别开始各自修正自己的观念，着手调查家庭成员表现在症状中所起的作用。这四个主要学派是：

（1）加州心理研究所的巴特森学派；

（2）约翰·霍普金斯大学的利兹学派；

（3）门宁格诊所的鲍恩学派；

（4）华盛顿特区的温派。

这四个派别的研究都侧重于精神分裂症。他们的研究发现，精神分裂症患者的行为表现与患者所在家庭有很大关系：精神分裂症是患者对其家庭的反应，要治愈他们，就必须改变整个家庭。

到了20世纪60年代，家庭治疗不再局限于精神分裂症患者的家庭，其研究和实践的范围扩展到违法者家庭、有症状家庭和正常家庭。结果表明，在精神分裂症患者家庭中观察到的功能失调的家庭关系，几乎存在于所有的家庭之中。

（二）家庭治疗的步骤

1.开始阶段

在治疗之初，治疗者应将家庭治疗的性质做简要解释，说明相互要遵守的原则，以便治疗工作的顺利进行。治疗者在治疗早期要用心让求治者的家人接纳自己，并共同寻找问题的所在及改善的方向。

2.进行阶段

在此阶段中，治疗者要运用各种具体方法，协助家人练习改善个人及彼此之间的关系。其中，最重要的是要适时去处理家庭对行为关系改变所产生的阻力，适当地调节家庭"系统"的平衡变化与发展，以避免一些成员变好时，而另一些成员却变得更坏。

3.结束阶段

求治者家人要养成自行审查、改进家庭病理行为的能力与习惯，并维持已矫正的行为。治疗者应逐渐把领导权交给求治者的家人，恢复家庭的自然秩序，以便在治疗结束之后，家庭仍能维持良好的功能，并继续发展与成熟。

> 　二、家庭治疗的理论与技术

家庭治疗的目的是使家庭系统能够更有效地发挥作用。然而究竟如何实现这一目的，各人的观点却相距甚远。除了 20 世纪 50 年代的倡导者们发展起来的方法外，对家庭系统中各种不同的新干预理论与技术日益激增，其为数之多，使人难以确切地估计。一般说来，较为常见的家庭治疗理论与技术有下述几种。

（一）结构疗法

该方法最初由 S.米纽钦提出，它强调家庭系统积极而有组织的整体性。米纽钦指出："实质上，对家庭的结构研究基于这样一个观念，即家庭并非它的各个成员处于一种个体的生物心理动态的关系之中。家庭各成员通常是以某种没有明确表现，甚至难以辨认的安排方式相连在一起，构成一个整体，而这种安排方式就是家庭结构。"家庭系统的结构为个人活动提供了基本的社会背景。个人影响其社会环境，同时又受该社会环境的影响。因此，家庭结构的变化有助于该家庭系统中成员的行为和心理的改变。

家庭系统由家庭成员构成亚系统，并通过这些亚系统而发挥作用。这些亚系统可以包括两个人，如父子或父女，也可按辈分、性别、兴趣或活动组成。每个亚系统与不同的能力水平、不同类型的相互作用方式相联系。如果亚系统之间的界限不够分明或过分僵死，则可导致两种异常：当这种界限变得模糊不清时，例如，孩子被允许进入父母亚系统，家庭系统就开始陷入困境，缺乏有效发挥作用的动力；当界限太死时，各亚系统之间的交流产生困难，家庭就趋于分解。解体的家庭成员缺乏归属感与忠诚，在需要帮助时将缺乏寻求支持的能力。

结构疗法就是要求家庭结构能够不断地适应变化着的要求。当困境或分解产生时,必须改变家庭的系统结构。为此,结构疗法实施三大步骤来实现这种改变:①治疗者加入这一家庭,成为不同亚系统中的一员并使自己适应于这个家庭的处事方式、风格、情感和语言;②治疗者在加入这个家庭后进行观察,对这个家庭的结构做出评价,这一诊断过程贯穿于整个治疗过程,并随家庭的重新组织而不断修正评价;③创造一种能够改变这种结构的环境。治疗者在家庭系统中扮演领导角色,有利于使用种种技术,以完成这一步骤的治疗。具体的方法包括重新疏导相互作用、明确分界、指定任务、控制情绪以及提供支持、教育和指导。

（二）行为疗法

行为疗法的基础是从社会学习理论中引申出来的经验主义方法论和一些特定的原理。行为主义者认为,单个家庭成员的行为是由环境中的事件塑造的,因此,改变行为的最佳途径是改变环境的相倚性。这种治疗的要点是:通过训练父母有效地运用相倚管理来矫正儿童的行为。

行为治疗者之间在父母培训的内容上有很大差别。有的强调教授一般的理论和主要的行为矫正技术,有的则着重教授干预特定问题的专门技术。然而,行为治疗在选择行为技术时都考虑到父母的老练程度、可用于培训的时间、儿童的年龄以及所要改变的行为类型。大多数行为技术既包括消除不当行为的技术,也包括促进正当行为的技术。这些技术通常相互结合使用。培训的主要成分有:教父母客观地定义问题行为,分析其前提事件与随后结果对这种行为的影响,追踪和记录这种行为的出现频率或时间间隔,不断地评价其干预效果等。

在行为治疗者看来,促进合理行为的主要技术是增加相倚的正强化,特别是表扬之类的社会强化;而消除某些行为的技术则是暂时中止正强化,包括消除获得强化的机会,也即将儿童隔离在这样的区域,在这样的隔离区域里,不合乎需要的行为出现后不会马上出现带来强化的人或物。对于严重破坏性的行为,在其他干预方法失败之后,通常采用暂时中止法。言语谴责或不予注意（忽视）等惩罚措施,若能一贯使用也很奏效。

（三）交流疗法

该疗法出现于 20 世纪 50 年代中期。当时,与加州帕洛阿尔托心理研究所有协作关系的 O.杰克逊、J.黑利和 F.萨蒂尔提出基本假设:通过研究家庭成员之间的交流方式,可以很好地理解家庭系统。他们认为,所有行为都代表着某种交流。交流有两个方向:其一是信息的内容或实际所说的东西;其二是第二层次的信息,它阐发了第一层次即内容所表达的意思。第二层次的交流又称作"元交流"。当这种元交流不清楚或与信息的内容相矛盾时,就会出现问题。在这种情况下,信息接受者便被置于一种冲突的情境,因为他不清楚自己应对哪个层次的信息做出反应。

杰克逊认为,所有的信息交流都是对等的,或者说互补的。在对等的交流中,两个人的关系是平等的,都可以充当主角;而在互补的交流中,一个人充当主角,另一个人则充当配角。在杰克逊看来,家庭是一个相互作用的交流网络。这种相互作用的方式是通过自动平衡来维持的。自动平衡指保持家庭功能的内部平衡或现状的过程,因此,家庭中某个成员的行为变化会导致家庭系统的不平衡,从而影响该系统中其他成员的行为。结果,要么对有问题的家庭成员施以干预,要么让其他家庭成员发展他们的异常行为。唯有如此,才能给家庭系统施加一种压力,使该系统回到以前的自动平衡状态中去。当然,前者是积极的,后者是消极的。

黑利认为,权力与控制是理解家庭系统中交流的关键。他的治疗目标是,帮助家庭更有效地进行交流,帮助家庭成员认识到他们正在进行一场关系上的权力之争。改变权力关系的症状,是取得对家庭系统控制的另一条途径。黑利对家庭进行的许多治疗性干预,都试图既将权力从家庭转移到治疗者一方,又将权力从一个家庭成员转移到另一个家庭成员一方。他用好几种技术实现家庭关系形式中的这些变化,包括对家庭发出自相矛盾或有冲突的指令,或者故意叫患者去从事机能障碍性行为。这些技术以治疗者的控制作为一种促进家庭中行为变化的手段,因为家庭为维护其自身对情境的控制而在反抗治疗者的指令时所作的典型反应将导致问题行为的改变。在某种意义上说,家庭是通过反抗治疗者的控制策略来改变其相互联系方式的。

萨蒂尔赞同杰克逊和黑利提出的许多概念,但她强调交流的情感方面,主要关心家庭系统中发生的感情交流。萨蒂尔帮助家庭成员清晰地表达感情,强调情感信息在内容和交流方面的一致性。治疗的目标是帮助家庭找到进行交流的规则,如在家里能跟谁谈话,人们能表达什么样的情绪,以及在互不理解时,家庭成员该怎样互相提问等。

(四)心理动力学疗法

从精神分析角度研究家庭治疗的学者把家庭看作一个关系密切的系统,其中,家庭成员受其他每一成员心理特征的影响。最早运用精神分析理论来研究家庭系统的是 N.阿克曼和 M.鲍恩。根据阿克曼的观点,单个家庭成员内部的无意识冲突会相互影响,从而产生成员之间紊乱的关系方式,导致一个或更多成员的异常行为。阿克曼认为,健康的家庭系统应有适应变化的能力,家庭中的角色关系既灵活又明确。为了改变家庭中的异常行为,必须将内部的心理冲突公开,并把它提到人际关系冲突和相互作用功能失调的高度来认识。阿克曼指出,治疗的目的是"帮助家庭适应新经验,开拓家庭角色关系中互补性的新水平,寻找解决冲突的途径,建立良好的自我意象,提倡防止焦虑的关键形式,并为创造性发展提供支持"。

鲍恩将家庭看成一个感情关系系统,并引进"未分化自我团"这个概念,用以解释家庭的感情亲密性。鲍恩指出,家庭若能在感情上非常亲密地"粘在一起",那么家庭的需要与其成员单独的需要便难以区分。在紧张的条件下,当每个人的感情需要太含糊,以致很少有个人同一性时,就可能在一个或更多的家庭成员身上出现异常。在这个框架中,治疗的目的就是帮助每个成员从家庭的感情系统中更多地分化出来。家庭成员必须学会用有意义的方式与家庭系统发生联系,而不在感情上与家庭融为一体。为了说明家庭对紧张和焦虑的反应,鲍恩提出了感情三角形的概念。当家庭中两个人的关系变得紧张或尴尬时,家庭中的第三个人很可能在努力扩散或减少这种紧张关系时迁进该情境之中,成为其中的第三者。最可能成为第三者的是家庭系统中最脆弱的人。通常的感情三角关系由母亲、父亲、孩子三人组成,其中,婚姻关系的压力使孩子成为双亲之间紧张关系的焦点。如果反复将孩子牵进这种三角关系中,那么不仅使父母难以解决他们的冲突,而且会使孩子容易出现异常行为。鲍恩的治疗方法是通过帮助家庭成员直接解决互相间的冲突,借此矫正家庭中的三角关系。使他们不必将其他人牵进他们的关系中去。

(五)多维影响的家庭治疗

这是一种对处于危机情境中的家庭进行的简洁而强烈的治疗方式。该治疗假定危机中的家庭成员对改变他们的机能障碍性相互关系模式最不设防。在这种家庭治疗方法中,一个多学科治疗小组通常要对一个家庭治疗好几天。第一天,治疗小组要同整个家庭进行第一次诊断性会谈,然后与每个家庭成员单独会谈。这一天结束时,每个人重新聚集起来讨论由诊断性会谈得到的信息。第二天再进行类似的会谈,主要目的是诊断家庭中机能障碍性的交流方式。家庭与治疗小组之间最后的会面在第二天稍晚时进行。治疗者讨论他们的观察结果并对家庭做出具体的忠告,以提高他们解决将来可能产生的问题的能力。治疗小组还安排几个月后与这个家庭的再次会面,以评定这个家庭是否成功地实施了这些劝告。

(六)多家庭治疗

这是一种团体治疗方式,一般是4~6个家庭每周相聚一次。由一个合作治疗小组在这些家庭讨论其问题过程中给予指导,并促使该问题的解决。这种家庭治疗的倡导者们认为,家庭团体中的每个家庭可通过观察其他家庭解决他们自身问题的类似尝试,以团体的经验使他们学会解决冲突的新方法。此外,来自团体中其他家庭的这种观摩作用,会使治疗经历变得十分自然,从而使家庭更多地参与治疗过程。

（七）社会网络家庭治疗

有些家庭治疗者认为，功能失调的家庭关系可能源自在适应剧烈的社会变化中所产生的那些问题，包括失去社会方面的支持。社会网络家庭治疗主要是建立广泛支持性的社会网络，使家庭能更好地处理危机。它要求家庭成员、朋友、邻居以及学校、工作单位和其他社会机构中的重要人物聚集在一起，共同帮助家庭学会更有效地解决自身的问题。治疗小组通过加强社会联系，并通过这个大的社会单位内的新的交流渠道，来动员这个社会网络中的支持和辅助力量。在几个月的过程中要多次聚会，会上由家庭向来自这个社会网络的团体介绍其问题，讲解这些问题的可能的解决办法。治疗小组辅助这个团体成员实施解决家庭问题的特定方法，并帮助社会网络制订一个继续介入该家庭的计划，以确保对这个家庭的现行支持网络。

> 三、家庭治疗的实施过程

（一）多组合会谈，了解家庭结构模式

咨询师与家庭成员进行多组合分别会谈，以发现这个家庭的结构关系、家庭的亚系统组织，以及它们内部各自的和它们相互之间的界限是怎样的一种状况。

（二）咨询师的分析

结构家庭治疗流派认为，一个正常家庭不是没有问题，而是可以很好地处理出现的问题。良好的家庭结构是这样的：夫妻从自己原生家庭分离出来，原生的家庭比之新婚的家庭退居二线；夫妻双方都与自己的原生家庭之间有清晰的界限。孩子出生以后，父母亚系统和孩子亚系统之间有清晰的界限。清晰的界限既不是僵硬的，也不是模糊的，它能够保证父母的独立性和权威，也能够保证孩子可以和父母交流。家庭成员可以直接地和坦诚地沟通，情感可以公开表达。

家庭也有其生命周期，家庭里的危机常发生在家庭生命周期的转折点上。比如生孩子、孩子长大离家、父母退休等等，这些关键点最易出问题。家庭作为一个单位，有其能力的差别。通常，家庭是有能力应对家庭出现的问题的，但一些家庭会发生麻烦，情况取决于"家庭内部的关系"。家庭问题通常表现为两种情况：一是家人之间界限模糊，过于"缠结"，结果是磕磕绊绊，互相牵制；二是界限僵硬，彼此"脱离"，缺乏情感的交流和沟通。

（三）对家庭进行评估

（1）对家庭主系统进行评估。

（2）对家庭亚系统进行评估。

（四）确定治疗方案,进行治疗干预

在评估的基础上,咨询师拟订初步的方案,并征得家庭的认同。

具体操作一般分两个步骤进行。第一步,咨询师一边先与求治者本人进行面谈,一边继续与家人进行不同组合的摄入性面谈,以进一步收集信息,进行评估;第二步,进行治疗性面谈。

（五）检验治疗的效果

治疗周期结束后,治疗者要对治疗效果做出科学的评估,总结本次治疗的得失,为今后的治疗积累经验。

【思考题】

1.简述心理治疗的含义及注意事项。

2.特殊儿童有哪些常见的心理问题?

3.认知治疗常用的技术有哪些?

4.行为治疗常用的技术有哪些?

5.家庭治疗的理论与技术有哪些?

# 第十五章
# 游戏治疗

**内容提要:**游戏治疗是特殊儿童康复方法之中的一种治疗方法。本章主要讲述游戏治疗的概念及游戏治疗的发展过程,让学生了解掌握几个主要学派的游戏理论学说与方法,学会初步运用游戏疗法进行个案治疗。

近年来,国外教育界普遍重视游戏对于儿童情感和社会性发展的价值,把游戏看作是与童年的快乐、未来健康生活有关的活动。越来越多的学者将游戏治疗用于治疗儿童心理障碍与行为异常。游戏治疗是以游戏活动为媒介,让儿童有机会很自然地表达自己的情感,暴露问题,并从中自我解除精神困扰的一种教育方法。游戏治疗已经在特殊教育领域和帮助儿童克服情绪障碍方面发挥了重要作用。本章将系统回顾近年来国内外有关游戏治疗的研究文献,分别从儿童游戏治疗的概念界定、形成与发展、方法及其具体实施等几个方面介绍游戏治疗研究的最新进展。以期为游戏治疗的进一步研究及其在实践方面的合理应用提供参考。

## 第一节　游戏治疗的概述

> 一、游戏治疗概念的界定

（一）游戏对儿童发展的意义

游戏是儿童生活的重要方式。它不仅仅只是打发时间、发泄精力和促进身体协调,同时也具有主动探索、发表感受、学习社会性及引发活动等特质。皮亚杰认为,游戏就是把真实的东西转变为他想要的东西,从而使他的自我得到满足。儿童通过游戏重新生活在他所喜欢的生活中,解决了所有的冲突。尤其是他可以借助一些虚构的故事来补偿和改善现实世界。也就是说游戏是通过同化作用来改变现实的。以满足他把握、控制和确定外部现实的要求。因此,游戏对儿童的发展具有重要的意义,具体表现在:

1.游戏促进了儿童认知能力的发展

在游戏中,儿童可以接触到有关时间、空间、因果等概念,有利于其概念的发展。

通过假装游戏,可以发展其表征能力和心理理论。同时,游戏对儿童的操作性思维和发散思维有很大的推动作用。

2.游戏促进了儿童社会化的进程

游戏能帮助儿童在交往活动中消除以自我为中心的缺点,学习掌握社会角色,尤其是性别角色,学习社会道德规范以及培养协调和竞争的社交技巧等。

3.游戏促进了儿童健康人格的形成

游戏有助于儿童宣泄不良情绪,获得心理平衡。它为儿童表现兴趣和特点,探索个体自我的发展道路提供了途径和机会。

### (二)游戏治疗

游戏治疗是以游戏为媒介,让儿童有机会自然地表达自己的感情、暴露问题,并从中自我解除困扰的一种治疗方法。游戏不仅仅是游戏,还是活动,是儿童表达无意识幻想、探索和把握外部世界的方式。游戏治疗对于儿童来说就相当于成人的心理治疗。传统的游戏治疗理论认为,每个儿童都有一些基本的需要,儿童总是在不断地努力去满足这些需要。当这些需要可以直接得到满足时,儿童表现出适应性;当这些需要受到阻碍时,要通过不适当的途径来满足,儿童就表现出不适应性。游戏治疗主要分为指导性游戏治疗和非指导性游戏治疗。指导性游戏治疗是专门针对面临压力情境的儿童,其倡导者莱维认为没有必要解释而是深信游戏的消散效果。治疗者的角色主要是改变者,即由选定的玩具来重新创造情境和改变儿童焦虑。非指导性游戏治疗又称"个体中心治疗",其倡导者强调儿童有追求成长的天赋和自我指导的能力。治疗者不控制和改变儿童,只是静静地陪伴在儿童身边,让儿童主动地表达想法和情绪,当儿童的情感被表达、了解和接纳后,他们就能接纳自己,且能成功地处理自己的情感经验。

非指导性游戏治疗给予儿童一个机会,儿童通过游戏这个媒介表达出他们积累的紧张、不安全、担忧和混乱等,把这些内心深处的感情带到表面上来,并学会控制它们,放弃它们。通过游戏治疗,孩子们感到感情上的放松,唤起自身的力量。从而成为一个有自主权的人,一个独立做出决定的人,一个心理上更加成熟的人。非指导性游戏治疗的实施要遵循6项原则:

(1)治疗者应与儿童建立融洽的关系。由于游戏治疗要使儿童真正地放松,能毫无拘束地自由地表达自己的情感,因而治疗者应与儿童保持高度的融洽。治疗者首次与儿童见面时,应满面笑容,满怀热情地欢迎儿童。

(2)治疗者要完全接受儿童的现实表现。治疗者是否完全接受儿童主要表现在他的态度上,他要有耐心,不厌其烦地和儿童保持平静、稳定和友好的关系,儿童非常敏感,治疗者微小的表示,他就能体会到是接受还是拒绝。治疗者完全接受儿童,时刻保持宽容、认可的态度是治疗成功的关键。

(3)治疗者要迅速地承认并反馈儿童表达的感情,使他们能洞察自己的言行。承认感情和解释感情是截然不同的,但两者之间又难以绝对区分。儿童的游戏是他们感情的象征,无论何时,治疗者如试图把象征性的行为翻译成语言,用语要谨慎。

(4)治疗者要始终相信儿童自己有解决问题的能力,应该让儿童负有自己选择和改变情况的责任,要使儿童的行为改变具有持久的价值,必须使他内心获得自知力。治疗者把改变或不改变的责任交给儿童时,他就正在把治疗集中在儿童身上。要让儿童学会自己承担责任,需要从小的事情开始,并贯穿在整个治疗过程中;要让儿童有机会获得自己的平衡;要让他们渐渐树立自尊心;要让他们认识到时间是他的,可以由他自己自由支配,要玩什么完全由他自己选择,无论儿童玩什么,如打娃娃,把娃娃衣服都脱下来或在地下打滚,治疗者都不要反对。

(5)治疗者不要企图以任何方式指导儿童的言行,限制儿童的行为。要让儿童领会,治疗者应始终坚持非指导方针,不要提探索性问题,不说表扬的话儿童就不会装出想得到更多的表扬的样子;不批评儿童所做的事情,他就不会感到泄气和不适应。如果儿童要求帮助,就应该帮助,如果儿童要求指导怎样使用玩具,治疗者就给予指导。

(6)治疗者应该承认治疗是一个渐进的过程,不能企图加快治疗进程。简言之,治疗者不能急于求成,儿童若准备好要在治疗者面前表达感情时,他是会这样做的,治疗者如果催促或强迫,只会使他们退却。治疗过程中,儿童好像在平平淡淡度过游戏时间,其实这段时间是要求治疗者耐心观察,了解儿童的。有些儿童在治疗时不活跃,其实他可能正在为表达自己做准备,如果治疗者不干涉,让儿童从容不迫地活动,反而会因治疗者的耐心而获得成功。

## ＞　二、游戏治疗的形成与发展

游戏治疗的发展起源于 20 世纪 20 年代,当时精神分析学派努力将其理论运用于儿童身上。游戏治疗的概念最早由莱维提出,后来由弗洛伊德的女儿安娜和弗洛伊德的学生克莱因将这种方法用于心理障碍儿童的实际治疗。安娜主要把游戏作为一种建立积极情感关系的方式,认为游戏本身并不具有任何治疗的功能。克莱因则最终将游戏发展成为精神分析游戏治疗,她主张游戏提供了治疗儿童时不可或缺的分析素材。此后,游戏疗法被众多的分析者所采用。1938 年大卫创立了发泄游戏治疗,主张设定场景和选定玩具来重新激起儿童焦虑反应的经验,让孩子发泄掉伤痛及紧张。到了 1955 年高文发展出结构式游戏治疗,强调治疗者主动设计出游戏、安排儿童进入经过设计的游戏情景并将能量发泄出去。后来当事人中心学派的鼻祖罗杰斯的学生亚瑟把当事人中心学派的理论应用到儿童身上，发展出非指导式游戏治疗。1991年加里将此理论延伸为儿童中心游戏治疗。非指导式游戏治疗的影响十分广泛，人们认为罗杰斯所建构的理论是建立在一个根本不存在的现象之上，于是参考了威廉·格拉瑟的现实治疗理论，又撷取行为改变技术的种种技巧，形成了公平游戏治疗。随着对游戏治疗理论研究范围的不断拓展，游戏治疗在实践运用中不断变化。早期的游戏治疗着重让儿童发泄内在的抑郁及不良情感，游戏环境为被抑制的情绪和情感提供了自由表达的场所，成人从中了解儿童的欲望、焦虑和问题，从而向儿童解释、说明儿童的不当的语言和行为，以此来帮助儿童解决存在的问题。

近些年来，随着游戏治疗在实践中的运用，国外特教界对游戏治疗的认识开始出现了变化，学者们越来越推崇通过游戏给儿童创设一种温和、信任及完全的自由环境，让儿童主动积极而毫无压力地活动，从而更真实地洞悉儿童的内心世界。儿童之所以会有适应困难、烦恼和焦虑等心理异常状态，主要是由于不利环境使他们自然成长倾向受到歪曲、阻拦，自由的游戏环境是建立在相信儿童有自我导向、自我治疗能力的基础上。在这里治疗者不是医生、专家，而是教师、朋友。他们以平等的关系真诚地对待儿童，不给予儿童具体的指导和分析，只引导儿童抒发情感、挖掘自己的潜力。这种做法改变了早期治疗者把自己的判断和价值观强加给儿童，让儿童无条件接受的状况。

总结起来，特殊儿童游戏治疗的发展经历了以下四个阶段：

第一阶段：精神分析游戏治疗。弗洛伊德是最早使用游戏进行心理治疗的心理学家。弗洛伊德在1909年对一个5岁的患有恐怖症的儿童"小汉斯"进行治疗时，建议他的父亲积极回应"小汉斯"的游戏行为。随后，弗洛伊德的女儿安娜将游戏与自由联想联系在一起，使得游戏治疗成为进入儿童潜意识的一种方法，将游戏治疗进一步发扬光大，创立了精神分析游戏治疗学派。

第二阶段：发泄疗法。心理学家列维提出发泄疗法，该疗法主张为特殊儿童设置一定的情境重新激起儿童的焦虑反应，让儿童重新处于焦虑经验当中去发泄伤痛和紧张。治疗师会控制游戏情境中的场景布置和玩具使用，发泄疗法经过一系列演变，最后发展成当前的结构化游戏治疗。

第三阶段：关系游戏治疗。继发泄疗法之后，心理学家安伦和塔福特创立了关系游戏治疗，他们将游戏治疗带入了第三个发展阶段。安伦和塔福特不强调特殊儿童的经历和潜意识，他们关注的是治疗师和特殊儿童之间的情感关系，这种情感关系的力量决定了治疗的成败，而这种情感关系是通过允许特殊儿童自由选择游戏，并相信儿童具有内在的自我改变的力量而建立起来的。

第四阶段：儿童中心游戏治疗。儿童中心治疗是一种以特殊儿童为主导的游戏治疗方式。在游戏治疗中，特殊儿童成为游戏的主导，教师只是特殊儿童的跟随者，他们及时地反应特殊儿童的内心感受，给予特殊儿童关爱、温暖和理解，让儿童在游戏中充分表达个人的情感和需求，从而实现特殊儿童自我了解、自我成长的目的。

特殊儿童游戏治疗经过不断地发展，到目前为止形成了以下几种类别：

第一种：团体性游戏治疗。团体性游戏治疗是强调特殊儿童与普通儿童的融合，在融合的环境中促进特殊儿童高品质的社会互动的一种方法。

第二种：亲子游戏治疗。亲子游戏治疗是家长在家庭中，以游戏为媒介，通过创设自由的游戏环境，让特殊儿童在游戏环境中锻炼身体机能，发展智力的一种治疗方法。亲子游戏治疗不仅可以促进特殊儿童的康复，在治疗中家长和特殊儿童还能互相沟通，有利于亲子互动关系的发展。

第三种：非指导性游戏治疗。非指导性游戏治疗也就是儿童中心游戏治疗，即以特殊儿童为中心，教师没有特别设计活动计划，而是辅助特殊儿童，让儿童在游戏中实现充分的自我觉察与自我接纳。

第四种：发泄性游戏治疗。发泄性游戏治疗是通过游戏让儿童发泄愤怒等负面情绪，恢复内心平静，促进心理健康发展的一种治疗方式。

第五种：支持性游戏治疗。支持性游戏治疗是给需要个别化互动的特殊儿童提供机会，治疗师通过系统观察并了解特殊儿童的发展过程，进而制订游戏治疗计划的一种方式。

一般来讲，在游戏治疗中，治疗师会根据特殊儿童的情况综合使用几种治疗方法，并配合儿童游戏的其他形式，让游戏治疗在特殊儿童康复中发挥作用。

## 第二节　游戏治疗的特点

游戏治疗和一般的游戏活动是有区别的，主要有以下几个方面。

> ### 一、游戏治疗是经过精心设计的

游戏治疗中，教师根据每一个有特殊需要的儿童的具体情况，分别设计适合不同类型儿童的个别游戏计划，以便使儿童从中受益。因此，第一次和儿童见面后，教师就要针对该儿童自身的特点和存在的问题，制订一个长期的、渐进的发展目标，以帮助特殊儿童逐步克服障碍向前发展。由于聋儿、智力落后儿童、孤独症儿童等的特点不同，

因此目标的制订也会有很大差异。另外,游戏环境的选取、布置、游戏的进程也都需要深思熟虑。

### > 二、游戏治疗中包含着充分的教育因素

有特殊需要的儿童,由于自身的障碍,生活范围狭小、生活经验有限,这样就影响了他们对知识的获取。游戏治疗通过游戏中角色、动作、语言、玩具材料等直观具体的元素,使儿童可以身体力行、发展自身的各种能力,不断积累有关生活的知识经验;游戏能激发儿童的自我中心言语,促进思维的发展,使儿童对自己的行为有更清楚的认识;游戏治疗是儿童调整消极情感、建立积极情感的途径,也是他们表露、发泄情感的渠道;游戏以其娱乐性、趣味性激起特殊儿童良好的情绪和积极从事活动的力量,给他们带来舒适、愉悦,并能从中体验各种情绪情感。如孤独症儿童在玩抱娃娃的游戏中,能体验到妈妈及老师对自己的爱和关心;有攻击性行为的儿童在游戏中发泄了自己的内心冲动后,能慢慢掌握一定的行为规范,理解自己乃至他们的行为是否符合标准,给消极的情绪提供出路,减少情感上的失调和障碍,从而建立新的情感。

智力落后儿童由于自身发展缓慢,加之父母溺爱或放弃不管,造成他们孤僻、退缩、任性等社会适应能力低下的缺陷,他们在与同伴的交往时,多表现为被动接受或不会交往,通过游戏,使儿童在模仿现实的过程中,提高了与人交往的能力。学会如何与同伴交往、学会如何控制疏导自己,学会适宜地表现愿望,克服自卑心理、认识自我价值,促进他们社会性的发展。

### > 三、游戏治疗充分体现儿童自主性

在游戏治疗的过程中,儿童是整个活动的主人,儿童自己自由地选择游戏活动的形式、玩具材料,按自己的意愿进行游戏,自由操纵游戏过程,游戏的整个过程中没有任何来自外界的批评、指责、建议、干涉、劝告或表扬、赞同、鼓励等,自主性、主动性得到了最大限度的发挥,儿童就会认识到自我的力量,由自己做出选择和决定,可逐渐学会完善自我、增强自尊和自信。由于主动性、积极性没有受到丝毫压抑,在游戏中儿童更喜欢表达他们开放、诚实的一面,许多无意识的心理内容也随之投射出来,真实情感暴露无遗。因此,游戏治疗可帮助教师洞悉特殊儿童心理行为障碍的深层心理机制,以进一步制定措施,进行矫治。

### > 四、游戏治疗是安全的、愉快的

在游戏治疗的过程中,儿童所处的游戏环境是安全的、自由的,在这样环境里他们

没有任何的担心和焦虑,不会害怕成人的干涉或同伴的侵犯;教师的态度温和、信任、友好,对他们的言行是接受、容忍、耐心的;游戏的时间是固定的,儿童不用担心游戏时间不够。在这种安全的环境气氛中,儿童将一切有碍于成长的问题都暴露出来,获得了情绪上的松弛;游戏治疗在儿童看来是一种自由、愉快的游戏活动,通过趣味性的游戏,儿童抒发了情感,获得良好、愉快的心境,使他们充分发现自我、认识自我价值,树立自信心,以促进健全人格的发展。

游戏治疗是成人了解特殊儿童实际发展水平的最好手段,是成人对他们施加教育影响的良好途径。游戏可以给特殊儿童提供充分活动和自由练习的机会,使他们在游戏中增长知识、积累经验;促进言语和社会性的发展及良好的情绪情感、品德和行为习惯的形成。游戏治疗还可以有效地提高特殊儿童与周围环境交互作用的兴趣和愿望,帮助他们打破自我封闭的坚壳,建立并巩固新的情感交往模式,游戏使孤独的残疾儿童合群了,智力落后儿童知道关心人了。由此可见,游戏治疗这种儿童喜爱的形式,是其他方法所不及的,它是可以达到多种效果的导向教育。

## 第三节　游戏治疗的分类

### ＞　一、儿童精神分析游戏治疗

该学派认为儿童天生具有的种种内在的需求和欲望需要得到满足、表现和发泄,但是儿童所生活的客观环境不能听任其为所欲为,从而使其内心产生抑郁,导致儿童的自私、爱捣乱、发脾气等各种不良行为。于是,儿童就要在游戏中发泄情感、减少忧虑、发展自我力量,以补偿现实生活中不能满足的欲望和需求,从而得到身心的愉快和发展。精神分析游戏治疗就是借助游戏这个媒介分析潜意识,将这些尚未解决的潜意识内容,提升到意识层次,从而彻底解决问题。在儿童精神分析游戏治疗中,游戏是用作与儿童建立分析性关系、观察的媒介,分析资料的来源和导致顿悟的工具。这种心理治疗技术比较注重各种不同类型的个人的游戏。

### ＞　二、人本主义游戏治疗

以罗杰斯的人本主义心理学理论为指导思想,本质是相信每个儿童都有自我发展的力量。亚瑟兰提出的8项原则至今仍为儿童中心游戏治疗方法所遵循:①治疗师必须尽快和儿童建立起温馨友好的关系。②治疗师应该无条件地接受儿童。③治疗师应该营造一种宽容的氛围,使儿童能够充分自由地表达其内心感受。④治疗师必须迅速识别儿童所表达的情感,以富有洞察力的方式向儿童解释这些情感体验,获得对儿童行为的领悟。⑤治疗师应该始终尊重儿童自己解决问题的能力,相信只要给以适当的条件,儿童就能够自己处理困难。⑥治疗师不能以任何方式企图指导儿童的行为或对话过程,儿童应该引导治疗的进程。⑦治疗要循序渐进,不可操之过急。⑧游戏过程中要建立一些必不可少的限制,以保证治疗建立在现实世界的基础上。目前该疗法在一些发达国家已广泛用于对有情绪和行为障碍的儿童的治疗,但是国内却应用很少。其多适用于年龄在 3~12 岁且具备一定的言语表达能力和运动功能的非智商低下的儿童,主要包括:社会适应障碍不良行为、学校恐惧症、孤独症、多动症、抑郁(轻度到中度)、神经性厌食、口吃、缄默等,其中以社会适应障碍和不良行为的效果最佳。

> ### 三、格式塔游戏治疗

该疗法的背后蕴涵着庞大的理论体系,其基本原则除了来自精神分析理论、格式塔心理学、各种人本主义理论以外,还吸收了现象学、存在主义等观点,它采用一些投射性的技术,使儿童以一种非威胁性的、有趣的方式表达出内心深处的情感体验。其基本原则是:①建立良好的治疗关系。治疗师以非评判性的、尊重的态度对待儿童,为儿童提供一种全新的体验,这种关系本身就具有治疗作用。②保持良好的接触,解决阻抗问题。③帮助儿童发展出坚定的自我感觉。引入不同的体验来加强儿童的自我,为其情绪表达提供所必需的自我支持。④为儿童提供各种各样的体验。目前在格式塔游戏治疗中较多采用的是一些创造性、表达性以及投射性的技术,包括绘画、捏黏土、拼贴图、陶艺、饲养小动物、多种形式的音乐、木偶剧、讲故事、沙盘游戏等,这些技术架起通向儿童内在自我的桥梁。由于格式塔治疗的指导性与集中性,该疗法对受到丧失与悲伤问题困扰的儿童有较好的疗效。

> ### 四、亲子游戏治疗

这种方法适用于多种情况,尤其对于那些由于病态的家庭系统而造成的心理障碍或行为异常的情况,亲子游戏治疗是最有效的方法。在治疗中,治疗师应训练并督导父母,通过特殊的,以儿童为中心的游戏治疗程序,帮助父母为他们的孩子营造出一种舒适的、安全的环境,使儿童能充分表达他们的感受并建立起对自己和父母的信心。其治疗过程可简单概括如下:①治疗师向父母解释基本理念与方法。②治疗师演示游戏治疗的过程。③治疗师训练父母掌握最基本的游戏治疗技能:建立结构、共情式倾听、以儿童为中心的想象性游戏以及设立限制。④父母在治疗师的督导下与自己的孩子进行游戏活动。⑤父母独立在家里开展游戏治疗,并将这种技能扩展到日常的生活中。

> ### 五、集体游戏治疗

集体游戏治疗是一种低成本、高效、且便于推广的心理治疗方法,但是国内外在这方面的相关文献并不很多。目前的文献报道中,多见于针对社交退缩儿童和遭受躯体虐待或性虐待的儿童。

# 第四节　游戏治疗的过程

> ### 一、游戏治疗的媒体

游戏治疗往往借助各式各样的媒体来进行,而这些媒体一般来说可分为以下几类:

(1)真实生活的玩具:如娃娃屋中的房子、人物和动物等;玩具收银机让儿童在按键、数数时,很快地发展一种控制能力;汽车和卡车等是儿童想要移动及探索房间的极佳媒介。

(2)行动化与发泄攻击的玩具:结构化的玩具及器材,如玩具兵、玩具枪等都可以被儿童用来表达生气、敌意或挫折。射击、啃咬和打击等在游戏中是被接受的。黏土是一种适合创造性及攻击性的器材。

(3)创造性表达及情绪发泄的玩具:沙和水是儿童最常用的非结构化的游戏媒体,这对羞怯或退缩等紧张型问题儿童尤其有帮助。

> ### 二、游戏治疗的具体实施过程

游戏治疗可以以个人或小组的形式进行。个人治疗能较有效地解决由儿童本身的残障而产生的问题,如对有攻击性行为的聋儿、孤独症儿童等的治疗较为适用。集体治疗由于有参与者之间的交流和互动,会使治疗过程更具有真实性,因此对有社会适应困难的儿童更为适用。游戏治疗方法在各类特殊教育机构和幼儿园都可以进行,具体做法是:在专职的教育者为儿童创设良好、安全、自由的游戏环境的条件下,让儿童玩他自己想玩的任何游戏,儿童的一切言行都是能被理解和接受的,教师的主要任务是观察儿童的言行,适时地引导儿童向着有利的方向发展。

（一）初期阶段：要与特殊儿童建立友好的游戏关系

游戏关系可以是教师与一个特殊儿童之间，也可以是教师与一组特殊儿童之间的相互关系。创设一种自由游戏的气氛，对特殊儿童的行为表现和家长的态度进行初步观察，并要求特殊儿童的父母积极配合，随时反映治疗期间特殊儿童在家庭中的表现。此时治疗者要接纳特殊儿童，简单说明你想和他在一起玩，并且可以玩很长时间，一定要强调想和他在一起玩，而并不是想帮助他。对儿童的态度既不淡漠也不过于亲密。将儿童引入游戏室，并向他简单介绍玩具、材料。刚开始时，儿童或许不习惯自己一人玩，可能会请求父母、教师参加，那么父母、教师就应该完全听从儿童的要求，把精力完全集中在儿童需要的方面，随儿童的情绪变化而做出相应的反应，让他享受充分的自由，感受到治疗者接受并允许的态度，即没有批评、指责、歧视、建议、命令、否认等气氛。游戏治疗的成效，并不依赖于教师所受的训练和掌握的技巧，而主要与教师对特殊儿童的态度有关，教师要无条件地尊重、同情、谅解特殊儿童，对他们表现出极大的耐心，这是游戏治疗顺利进行的第一步。

（二）中期阶段：在游戏中观察特殊儿童的问题

经过初期阶段，当儿童对治疗者已经发展出信任关系后，攻击和宣泄的情形会逐渐表露。表现在行为上的不反应、不听从，出现负面的态度或行为，哭泣、疲倦的表情等；同时儿童与治疗者也产生正移情的关系，视线的接触、身体的接触以及交流一些更加亲密的问题，如向治疗者提出要求等。此时治疗者让儿童进入游戏室，使他产生被许可的感觉，能自由表达他的全部感情及内心体验，这是治疗成功的关键。此时教师的主要任务是：在儿童自由游戏时，耐心、仔细地观察儿童游戏的表现并做好记录，不给儿童任何肯定或否定的评价。让儿童尽情地、充分地渲泄内心体验、暴露心中存在的问题。一旦儿童能在游戏中自由地通过语言和行为表现自己的感受，那么他紧张、焦虑等不良情绪表现就会随之减轻。因此，教师要无条件地接受儿童，以帮助他尽情地表达思想感受；同时教师还应仔细观察儿童的细微变化，儿童在游戏中的一个眼神、一个笑容、一个动作或许都有一定的含义，尽管理解和解释儿童所有的游戏行为是困难的，但应该坚信儿童在游戏中每一件事情都是有意义的。

（三）末期阶段：在游戏中理解和解释儿童的言行

由于长期受压抑、忽视等原因，儿童不能很好地认识自己的行为及表达内心体验，因此要对儿童做过的动作或说过的语言给予适时的重复或解释，目的在于向儿童传达教师已充分认识和了解他的体验的信号。理解了儿童的内心体验后，教师再将儿童刚表达的体验，用儿童容易理解的简单明了的语言进行描述，并把它反馈给儿童，使他能洞悉自己的言行、认识自己、理解自己、明白自己所做的事情,逐渐形成新的适应性行为,树立自信心。

　　整个游戏治疗过程,治疗者一定要持耐心、接受、认可的态度,尊重并相信儿童的能力,不要急于求成。因为治疗是一个渐进的过程,不能企图加快治疗的过程,例如催促或强迫儿童,这就会使他们产生压抑感、紧张感,使他们的积极情绪遭到打击,从而影响治疗的效果。一般而言,游戏治疗8~10次为一个治疗阶段。前面1~3次是暖身期,4~7次是真正的工作期,而最后的8~10次是结束期。影响游戏治疗次数的主要因素包括治疗者的专业水平、儿童问题严重程度以及儿童家庭环境等。

> ### 三、游戏治疗者的任务

　　建立期望与价值,就是把社会中的标准,转译成为当事人可以了解的、清晰的、符合发展阶段的常规,如守时、不偷东西和不破坏公物等。

　　说明、解释和示范有关行为的理由,通过语言、表情和手势等交流方式来鼓励和抑制儿童的行为。如不能拿走和破坏游戏室的玩具,因为别人还需要玩等。当儿童不破坏玩具而是按规则进行游戏时,需要及时给予强化鼓励,以增加期望行为发生的频率。

　　教导行为后果,允许儿童有做错和修正的机会。在儿童出现行为上的改变时给予强化,在对行为结果的教导中既要接纳儿童良好的表现,也要接受和容许错误的发生。当儿童出现了错误,要正面处理,不回避、不否认。对出现错误的儿童能表达原谅、接受道歉等行为,希望能以此影响儿童,发展出同样能宽待自己与别人的立场和生活态度。

## 第五节　游戏治疗应注意的问题

　　为了保证游戏治疗能顺利进行,有利于特殊儿童的发展,教师在进行游戏治疗时应注意以下几点:

> ### 一、提供丰富的游戏环境

　　玩具材料是儿童游戏的支柱,通过对玩具材料的操纵、摆弄,可以帮助儿童释放其侵犯行为的冲动,儿童可以对他释放感情的玩具材料发号施令,甚至可以"殴打"玩具,"破坏"玩具。因此,准备的玩具材料应是有选择的,不仅要考虑其材料的坚固、耐用;还要考虑到儿童自身的人身安全,那些有毒、有棱角、锋利的、有锈的玩具不宜提供;由于玩具可能时常更换,要考虑其经济和实用价值,不仅要美观大方,还要考虑儿童的心理特点,便于儿童操作。可提供的玩具材料有以下几类:娃娃家玩具、医院玩具、餐厅玩具、结构玩具等。

玩具材料应放在专为游戏治疗用的特设游戏室里。在康复中心或幼儿园可视条件开辟一间活动室,条件不允许的也可把活动室的一角作为特殊儿童的游戏环境,但一定要保持室内安静,游戏室地上最好铺上地毯,地毯上有几个软软的靠垫,以便儿童自由活动;室内还可放一两张桌椅备用;并有陈列玩具的玩具架、玩具箱;为了便于重复观察现象,室内要有录音、录像等设备;有条件的康复中心或幼儿园可在游戏隔壁专设一观察室,由专人观察室内情况,以取得更为真实、自然的资料;游戏室布置应尽量突出安全、自由、轻松、愉快的气氛。

> ## 二、保证充足的游戏时间

要有一个严格的时间表,一般每周安排一到两次,每次时间为一到一个半小时。刚开始可视情况稍稍缩短,随着游戏次数的增加,再逐渐延长时间。游戏时间一旦确定,就要固定下来,不能随便更改或取消。让儿童在充足的时间里,充分表现自己,不能因催促或时间不够使儿童产生焦虑,而影响游戏的顺利开展。

> ## 三、建立必要的游戏规则

为了保证游戏能顺利进行,游戏治疗中应有一些必要的规则或限制,使儿童明确自己的责任。如儿童发生故意破坏游戏材料、破坏游戏室、攻击教师等行为,就让他停止游戏或将他带出游戏室;又如游戏结束后,保持环境的整洁,应收拾整理好玩具材料再离开游戏室等。建立的这些规则都需要让儿童在自由主动的活动中自觉地掌握和遵守。

> ## 四、发挥教师的隐性作用

特殊儿童在接受治疗的过程中,应得到教师无条件的接受和真诚的信赖,体验到从未有过的宽松、和睦。但由于特殊儿童的年龄特点及自身的特殊需要,他们不能很好地把握和控制自己,这就需要教师发挥隐性教育作用,把握好游戏过程中儿童充分表达的度,成为儿童游戏的幕后策划者、组织者;当儿童需要帮助时教师就应自然地投入,充分发挥潜在的导向作用,视儿童自身特点选择更为恰当的游戏形式,教师对儿童在游戏治疗过程中的一切行为、表现都要保密;对游戏治疗的过程教师应作连续记录,以观察儿童的发展变化及治疗效果,并以此作为评价的依据。

【思考题】

1.什么是游戏治疗?

2.概述游戏治疗的产生与发展过程。

3.从不同学派理论出发可以将游戏治疗分为哪几类,简单进行评述。

4.游戏治疗过程中需要注意的问题有哪些?

5.请根据游戏治疗具体实施过程,给一名问题儿童制订游戏治疗方案。

# 第十六章
# 艺术治疗

**内容提要**：本章主要讲述艺术治疗的兴起、艺术治疗的分类，重点讲述音乐治疗、舞蹈治疗、戏剧治疗的定义、构成元素、分类、作用、程序和应用等。

艺术治疗兴起于第二次世界大战后，最初产生于欧美，它逐渐发展为一个专业领域。早在远古时期，人类就已经进行了各种各样的艺术活动，比如庆典、祭祀等，借此表达情绪、抒发感情，从而产生一定的治愈效果，调节身心状态，促进健康。千百年来，人们在生活中举办了不同形式的艺术疗育活动，人们通过音乐、舞蹈、绘画、戏剧、文学创作等形式，使心灵得到抚慰，使情绪得到宣泄。

虽然艺术治疗师已经传达了不同的艺术治疗定义，但主要集中于两类：第一类是相信艺术创作历程的内在治疗力量，认为艺术创作历程是一个治疗性的概念，它可以是个人想象力、真实性及自发性经验的表达，进而可以进行情绪补偿及转化等。这种观点认为创作历程具有提升健康以及产生成长经验的作用。第二类认为艺术是一种符号象征的沟通，主要指艺术心理治疗，强调作品——素描、彩绘及其他艺术表现。心理治疗在这种观点中是不可缺少的，而艺术图像对于提升个人与治疗师之间的言语沟通及获得洞察力具有重要意义，不但可以帮助人们解决问题，还可以引导患者向好的方向改变。整体来说艺术治疗可以帮助人们成长、康复以及治疗，协助人们理解自我的艺术表现；可以帮助我们表达恐惧、焦虑以及其他压力情绪。

艺术治疗发展到今天，在国内和国外发展状况明显不同。艺术治疗在国外已经取得了专业共识，从而成为了一个职业，从事这一职业的人都是经过系统训练的艺术治疗者。然而，艺术治疗在我国起步比较晚、发展比较缓慢，并没有取得显著的成效，更缺乏符合我国国情的本土化实践。艺术治疗并没有一个统一的定义，大致有两种说法。第一种认为艺术治疗就是利用各种艺术形式，对生理和心理出现问题者进行身心调节的一种方法。第二种认为艺术治疗就是利用视觉符号与表象，帮助被治疗者调节身心的一种心理治疗方法。不管哪一种说法，都是在生理上和心理上对治疗对象进行干预和康复，都为艺术治疗的发展贡献了力量。本教材主要针对艺术治疗中的不同治疗形式，如音乐、舞蹈、戏剧治疗方面进行系统阐述，共同为特殊儿童的康复进行服务。

# 第一节　音乐治疗

> 一、音乐治疗的概述

音乐作为一门艺术,除了能够表达感情,还能对人们的情绪产生强烈影响。音乐治疗师就是利用音乐治疗法的这种影响,让被治疗者产生生理、心理变化,从而改变行为。

音乐治疗是一门新兴的交叉边缘学科,它涉及多种学科,比如音乐学、心理学等等。1950 年,美国国家音乐协会成立,此时音乐治疗作为一门正式学科而屹立于世界舞台;1998 年美国音乐治疗协会成立,使美国在音乐治疗方面获得了专业发展,从此美国占据了音乐治疗的核心地位,至今已有七十多年的历史。我国现代音乐治疗的起步时间比西方国家晚很多,1980 年才第一次接触音乐治疗,是由刘邦瑞教授介绍到中国的;发展到 1989 年,我国成立了中国音乐治疗学会,从此开启了音乐治疗,从而促进了它的发展;1996 年中国代表参加世界音乐治疗法联合会第八届学术会议,正式把我国的音乐治疗与国际进行接轨;中央音乐学院于 2003 年开启了招收音乐治疗方向的本科生和硕士研究生的先河;南京特殊教育职业技术学院于 2007 年建立了专科层次的音乐康复专业。

(一)音乐治疗的定义

对于音乐治疗的定义,学者们有不同的阐述,选取部分典型的代表,详见图 16-1 所示。

以上多种音乐治疗定义,对于儿童音乐治疗都或多或少具有理论支撑意义,综合起来主要集中于以下几点:第一,音乐治疗是一个专业治疗过程;第二,音乐治疗运用各种音乐表现形式;第三,音乐治疗要包含必要的元素,如音乐、治疗师、患者以及形成治疗关系。

(二)音乐治疗的目的和目标

音乐治疗是一种音乐的特殊运用,不是以音乐审美或技巧训练为最终目的。它是运用不同的治疗方法,依靠不同流派的理论,在治疗师的指导下消除被治疗者的不良症状,增加他们的交流,进一步让他们的身心状况得到改善。由此可以确定音乐治疗的最终目的就是改善患者的身心健康状况,消除不良症状及表现,增强社会认知力,促进人格转变和适应社会生活。因此,在进行音乐治疗时,重点不是追求音乐活动的艺术性和高水平的表演,而是运用适合于患者的音乐,让患者打开心门,让他们自身产生内在的动力,消除、改善不良症状,以此来适应社会。音乐治疗师要把握患者的整体情况,针对不同患者采取个别化的治疗方案,以此来达成音乐治疗的目标。

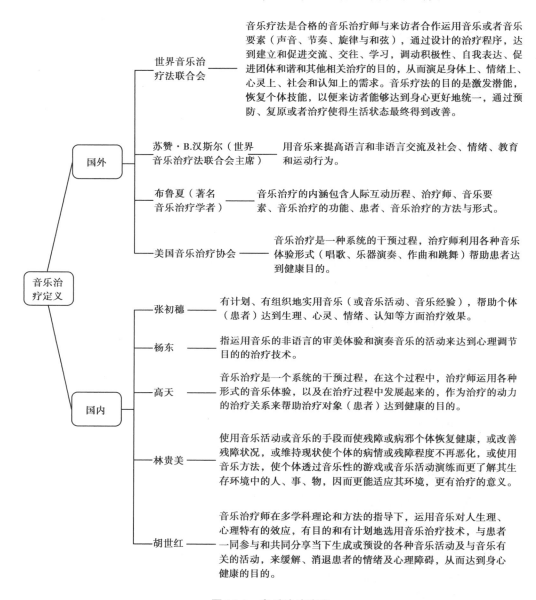

图 16-1　音乐治疗定义

## (三)音乐治疗的主要元素

"音乐体验至少需要三个人参与,即作曲家、演奏者和听众各一名。除非三人齐聚,否则就不能构成音乐经历……听众需要付出的努力和其他两者是一样的,这是由作曲家、演奏者和听众组成的神圣三角形。"由此可见,一个完整的音乐治疗离不开音乐、治疗师、被治疗者以及所形成的治疗关系,这些被称为主要元素。

1.音乐治疗师

音乐治疗师通常简称为治疗师,他们可以是专业的人员,也可以是对音乐治疗有兴趣的人员。这些人员不但需要音乐方面的素养,也需要音乐方面的训练,同时还要具备生理与病理学、心理学等学科的知识与技能。

专业音乐治疗师协会的职业小册子规定,要成为一名音乐治疗师,必须经过大学音乐学习或者在音乐训练中提高专业水平。在音乐治疗师培训中的专业认证主要和音乐家本身与音乐的关系相关。音乐疗法课程的申请者来自不同的背景(教育、社会工作、音乐表演相关的心理学和医疗领域),在审核时主要看他们如何使用自己的主要乐器,而不是申请者通过了多少考试,赢得了多少比赛,同时还要提供一份证明其主要乐器学习的经历,评审小组会审核注重的是交流和灵活性。

相对于国外,我国对于专业音乐治疗师的培养、训练还处于开始阶段。近年来,我国虽然也相应地开设了音乐治疗相关的课程,大大提升了音乐治疗师的专业技能水平,推动了治疗师队伍的发展,但尚无专业师资的认证。而我国台湾地区真正符合从业资格的音乐治疗师也是屈指可数,他们大多都是从西方留学归来的"海归派",并持有音乐治疗师资格证书。

音乐治疗师在音乐治疗中具有举足轻重的作用,他们通过组织音乐活动等交流方式,来达到减轻患者症状的目的,治疗师的交流沟通技能、知识和能力水平直接影响到患者的治疗效果和康复情况。在整个音乐治疗的过程中,需要治疗师关注下列四种情况:第一,共情反应,就是指治疗师认真倾听患者的倾诉,并给予积极的反馈,让患者体验到他被治疗师所深深地理解,从而产生共情;第二,移情,就是患者对治疗师产生的一种强烈的情感,指患者把自己对重要人物的情感体验转移到治疗师身上的过程,这种移情可能是爱或依赖,也可能是恨或愤怒;第三,反移情,顾名思义就是治疗师把对生活中某个重要人物的情感转移到患者身上。比如在治疗过程中,治疗师对患者过分敌视或过分热情;第四,阻抗,就是患者不想改变自己的观点、行为,拒绝改变的一种情况,治疗师需要经过长期的努力,使患者认清存在的问题,并愿意改正,使治疗继续进行下去。

2.患者

患者指在音乐治疗活动中接受服务的人,有时也称为病人、来访者、受治者、案主等等。接受音乐治疗的患者不受民族、性别、年龄、职业等限制,大多数人都会从音乐治疗中受益。一般包括智力、学习、情绪与行为、言语与语言、肢体等障碍人群,也帮助一般人的压力舒缓、心灵成长、疼痛控制等。因此,音乐治疗的对象较为广泛。

### 3.音乐

布鲁夏指出,在治疗中音乐承担了不同的角色,主要包括两种类型,即治疗中的音乐和作为治疗的音乐。无论是哪个种类,在治疗中的重要性及治疗的深度和层次上没有高低、主次、深浅之分,如背景音乐、辅助音乐或增进治疗效果的音乐,虽然不是治疗的手段,但是它可以在心理治疗、放松训练、肢体康复中使用,成为其他治疗手段中强有力的"助手",而且很难被替代。作为治疗的音乐,主要把音乐当成是手段,治疗师作为辅助去促进患者进行音乐体验。在这种类别中音乐被当做唯一的、基本的治疗手段,直接作用于患者,通过患者对音乐活动的体验来完成,从而产生功效。

### 4.治疗关系

治疗关系主要是来访者与治疗师之间、来访者与音乐之间等存在的关系,具体是指音乐治疗师在音乐的辅助下对来访者进行治疗,在这个过程中所形成的关系。治疗关系之所以重要,主要在于它的好坏是影响治疗进程和治疗效果的直接因素。因此,要建立融洽、和谐的治疗关系,便于促使患者获得理想的治疗性改变。

### (四)音乐治疗的作用

音乐的力量是无穷的、震撼的,可以直接触及人类的心灵深处;能影响人的情绪、引发情感;能有效地进行现实与非现实的沟通;能分别作用于自我、本我及超我;能提供欲望及心灵需求上的满足;是一种能够在非语言环境下达到有效沟通的方式。有学者归纳了音乐治疗的作用,主要体现在物理、心理、人际交流等方面。

### 1.音乐治疗的生理物理作用

很多研究结果表明,音乐可以让人产生各种生理反应,比如血压降低、肌肉点位降低、血液中的去甲状腺含量增加等,最终能够让人体达到内稳态平衡,从而达到放松状态;它还可以产生明显的镇痛作用,当大脑神经中枢受到音乐的刺激时,会抑制相邻的痛觉中枢,同时还可以使血液中的内啡肽含量增加,从而明显地降低疼痛。另有学者的研究表明,音乐可以让免疫球蛋白的数量增加,从而改善人体的免疫系统功能。音乐治疗有其独特的活动形式,以即兴演奏来说,可以让儿童使用简单的乐器,跟随音乐动起来,从而增强他们的肢体协调能力。

### 2.音乐治疗的心理情绪作用

对于不同群体来说,音乐治疗会产生不同的效果,但归根到底都离不开音乐对人情绪的作用,就因为音乐会对情绪产生作用,所以治疗师就通过这种方式来消除人们的不良情绪,从而减少不良的身心反应,最终改变人们的认知。在音乐治疗中,优美动听的旋律会使人心情舒畅；欢快活跃的旋律会使人喜悦愉快；旋律怪诞的音乐会让人紧张、心情烦躁；萎靡不振的音乐会让人心情不悦、意志消沉等。在使用音乐治疗时，治疗师会使用非常多的负性音乐来让患者抒发他们的不同情绪体验，促使他们把痛苦的情绪释放出去，而不是简单使用正性音乐。这样的方式并不是意味着从头至尾都使用负性音乐，当患者的消极情绪释放到一定水平时，开始使用正性音乐，来帮助患者激发内在的积极情绪，从而跳出痛苦的心境。特殊儿童是一个独特的群体，很多儿童不理解、不会表达各种情绪，继续发展下去不利于他们的康复，这时可以采用音乐治疗的方式，让他们在演奏音乐的过程中把消极情绪释放出去。治疗师也可以选择使用负性的音乐，激发患者的不良情绪，进而帮助他们把这些情绪发泄出去。

3.音乐治疗的人际社会作用

音乐用其非语言的形式构成了一种交往活动，音乐治疗师利用合唱、乐器演奏等方式，为患者创造了一个安全愉悦的舒适环境，让这些患者能够保持和发展彼此的社交能力，并在音乐活动中能够积极与他人合作，从而增强自信心、提升自我评价能力。除了上述所说，在整个音乐治疗活动中，治疗师可以为患者提供使用音乐来表达自己、宣泄自己心中不满的机会，也能让患者之间进行交流，产生共情，从而获得理解与支持，最终让患者从痛苦中走出来，保持良好的身心健康水平。大部分的残疾儿童都或多或少存在障碍，尤其是社交障碍，在使用音乐治疗时就需要治疗师选择合适的音乐形式和内容，还要注意融合游戏与活动的方式，可以将需要训练的语言变成歌词融到音乐中，便于患者提升语言表达能力。当然治疗师也可以用音乐交流的方式与残疾儿童建立关系，依靠音乐的魅力减轻残疾儿童的社交恐惧。

（五）音乐治疗的分类

在治疗过程中，由于个体差异性，音乐治疗师会设计不同的活动形式、使用不同的技术方法、选择不同的音乐活动，从而达到不同的作用和目的。

1.音乐治疗的基本形式

从治疗师的维度出发，音乐治疗通常包括主动和被动两种形式。主动音乐治疗是指用音乐作为自我表现的方式。主要的音乐治疗法代表有柯达伊和达尔克罗兹、奥尔夫、鲁道夫-罗宾逊等等。在音乐治疗的过程中，音乐治疗师利用敲击、弹唱、演奏等方式与患者进行互动，患者就会将内心世界的内容外化为行为，尝试着与他人沟通，逐渐进行自我调整，重新构建自我、情感、交往模式以适应社会生活。被动音乐治疗通常也被称为接受式音乐治疗，治疗师使用准备好的音乐或者现场弹奏音乐，让患者以静坐或卧听方式被动地接受音乐，进而让患者产生联想、进行回忆等；也可以视情况而定进行听后讨论等。

从患者的维度出发,音乐治疗包括个体和集体两种形式。个体治疗,顾名思义就是个别化的治疗方式,即一个治疗师对应一个患者,而他们的关系成为治疗好坏的主要影响因素。另外两个值得关注的就是移情和反移情,移情关系处理的好坏,直接影响治疗的进展,如果处理得当,就会加速治疗的进展,反之将阻碍治疗的进展。集体治疗与个体治疗相对应,是指患者在集体治疗中所形成的一种多层次的互动关系,包括患者与其他成员之间的关系、患者与治疗师之间的关系。集体治疗的形式一般用于情感接受障碍者、交往障碍者及沟通障碍者。在治疗过程中不能忽视患者的实际情况和治疗目的,遵循集体治疗规律,否则将影响治疗的进行。

从理论维度出发,音乐治疗包括心理治疗取向、音乐取向、教育取向三种形式。心理治疗取向就是以心理治疗学派理论为基础,来讨论音乐治疗相关理念,比如从心理治疗学派衍生出来的有心理动力学取向、行为取向、认知取向的音乐治疗。音乐取向就是强调音乐技巧和音乐要素,从而产生的一种形式,比如创造性即兴音乐治疗。教育取向就是强调音乐教育的重要性,旨在提升患者的身心功能,比如主动音乐治疗中的奥尔夫、柯达伊和达尔克罗兹等。但要特别注意不能把音乐教育与音乐治疗两个概念相混淆,因为两者的目的完全不同。

2.音乐治疗的基本方法

音乐治疗的基本方法目前没有完全统一的划分,时刻处于不断的变化中。不同学派秉持自己的观点。在实际治疗过程中,因为患者的不同、治疗师的背景不同,很难做到完全一致。一些学者将它分为聆听式、再创造式、即兴演奏式等,另有一些学者把它分为接受式、创造式等。本章根据相关资料选取了一些常用的音乐治疗方法加以讨论。

(1)接受式音乐治疗

指患者通过聆听喜欢的音乐、歌曲、曲子等,从而达到身心共鸣,进而会用音乐的形式展现自己对音乐含义的理解,或者同治疗师或其他患者进行交流想法的一种治疗。这种治疗方法运用了冥想、引导、聆听、讨论、欣赏等多种聆听技术,它不但可以用于个体治疗,也可以用于集体治疗,通常以集体治疗为主。我国已经开始对成年人使用此种治疗方法,可以帮助他们减少压力、放松心情等,也可以用于由于各种原因导致的交往障碍、语言障碍等类型的儿童。例如,让老年人通过讨论、表演、聆听青春时代的美好回忆,以达到缓解生活中由于各种原因导致的精神压力;治疗师可以选取适合特殊儿童的音乐进行播放,激活这些儿童内心的快乐情绪,引导他们加入通过歌唱或者律动进行宣泄的表演中,使他们从精神压力中解脱出来,回归到积极的生活状态中来。

（2）再创造式音乐治疗

再创造式音乐治疗是通过主动参与音乐作品的演唱、演奏或音乐活动，让患者的音乐能力、身心功能有所改善，从而达到治疗的目的。在此过程中，需要的不仅仅是患者能够聆听播放的音乐，最主要的是患者能够跟随治疗师的引导，自觉参与到音乐活动中进行不同程度的音乐表演。这种治疗方法不但可以用于个体治疗，也可以用于集体治疗，治疗师会酌情考虑采用何种形式。

诺道夫-罗宾斯"创造式音乐治疗"体系的贡献非常大，得到了各国认可，是音乐治疗中不可缺少的一个流派。他们早期的音乐治疗活动是从特殊儿童集体音乐治疗着手的，借助音乐的引导，让儿童使用不同的道具扮演不同的角色，在音乐治疗的过程中，就训练了特殊儿童克服心理障碍的能力。

（3）即兴演奏式音乐治疗

是指以人声和乐器相结合，患者自由表达情绪和感觉的一种方法。患者可以根据治疗师确定的主题即兴演奏，也可以挑选自己喜欢的打击乐器即兴演奏。音乐治疗师可以使用钢琴等乐器进行伴奏，然后指导患者进行讨论、评估、分析，以此来达到治疗的目的，但这种方法比较适合于成年人。这种形式可分为精神分析、人本主义、格式塔取向的流派，治疗时可以是个体的，也可以是团体的，要根据患者的实际情况和治疗目标来确定。

目前适合我国儿童的音乐治疗方式主要有两种，即奥尔夫和诺道夫-罗宾斯，里面都包含了比较多的即兴演奏，与成年人即兴演奏区别明显的地方在于儿童即兴演奏中不能加入很多运用语言的内容。奥尔夫把动、说、唱、奏进行有效的融合，提倡儿童用不同方式来表达内心感受。在训练中，治疗师站在儿童的视角开展音乐活动，仅仅向这些儿童提供某些初始的材料，儿童就会在治疗师的启发下，自觉进行集体创作学习，可以即兴创编歌曲等，然后用自己创造的音响和图形来记录音乐，创造属于自己的"乐谱"。儿童通过即兴创造过程，培养和发展了创造力，或者创造了补偿身心缺陷的机会。奥尔夫音乐治疗的即兴演奏式可以遵循奥尔夫教材，而诺道夫-罗宾斯"创造性音乐治疗"体系中的即兴演奏更加体现个性化的即兴创作特点，一方面更加强调针对性，另一方面每一位治疗师都可以根据自己选择的多种风格的音乐素材创造出个性化的治疗风格，并且所有书籍几乎都是在音乐治疗的现场即兴创作的。

以上就是对几种不同形式的音乐治疗方法进行简单介绍。实际上，音乐治疗的方法是多种多样的，呈现多元化的趋势，在进行治疗的过程中，选择适合患者的方法，才能达到治疗目的。

## > 二、音乐治疗程序

苏赞·B.汉斯尔教授描述了音乐治疗的十个阶段:①采用音乐治疗;②建立和谐的感情;③评估;④目标、目的和靶行为;⑤观察;⑥音乐治疗策略;⑦音乐治疗计划;⑧实施;⑨评价;⑩终止治疗。结合我国音乐治疗的实际情况,采用胡世红所划分的步骤来进行,即将特殊儿童音乐治疗分为前期准备阶段、制订计划阶段、实施干预和中期评估阶段、成效评估和终结阶段。

(一)前期准备阶段

特殊儿童具有较强的个体差异性,在进行音乐治疗之前,音乐治疗师要做好前期准备工作,以确保治疗的有序进行。这一阶段的工作重点在于音乐治疗师与特殊需要儿童建立关系上,收集背景资料的过程就是关系建立的开始。为了更好地收集到所需资料,音乐治疗师就要与相关的医务人员、家长、教师等建立联系。治疗师收集到的资料越详细,在确定音乐治疗的目标和制订方案方面越有利。首先,音乐治疗师应查看权威医院的诊断证明,如果个别儿童没有相关的诊断证明,则需要建议家长带特殊儿童前往权威医院进行检查。这样治疗师不但可以得到诊断结果,还可以得到医生的有益明示。其次,治疗师要通过家长问卷、教师问卷和访谈会晤的方式搜集特殊儿童的相关资料。治疗师可以编制详细的家长调查问卷、教师调查问卷和访谈会晤提纲,以获取可靠的背景资料。再次,治疗师需要跟班观察特殊儿童上课、课间、吃饭等方面的表现和所具备的能力,并做好记录。最后,治疗师统合所有资料,对特殊儿童的认知、语言、情绪、动作与社会等进行前期测试、分析和评估,用奏、唱、动等音乐形式进行测试,也可以用评估量表进行测试。最后将所有收集到的资料进行整理、分析、评估,填入特殊儿童音乐治疗的档案中。

(二)制定计划阶段

在搜集医生诊断、家长及教师调查和对治疗对象进行评估后,就要音乐治疗师制订详细的治疗计划。只有对音乐治疗进行细致入微的思考和准确的定位,才能达到满意的效果。

1.确定靶行为

当音乐治疗师初步了解了在前期准备阶段特殊儿童存在的问题,接下来就是确定当下的主要问题,并且找出靶行为,然后指定治疗目标。靶行为就是音乐治疗师为治疗对象设定的某一比较典型的具体行为改善目标。其中要注意靶行为是可以观察、可以测量、可以记录的,也就是要具有较高的信度。

2.确定治疗目标

特殊儿童与普通儿童具有较大的差异性,有些特殊儿童经过音乐治疗不可能达到WHO制定的健康目标,只能最大限度地改善和提高他们的生活质量,最大限度地重返社会。

特殊儿童音乐治疗的目标可以分为:最终目标、长期目标、中期目标和短期目标。最终目标:指通过音乐治疗达到特殊儿童的健康目标,包括解决自信心和自尊、语言能力、社会交往能力、自理能力和社会适应能力等非器质性问题;解决情绪困扰、注意涣散等问题;促使特殊儿童生活质量得以提升。长期目标:指特殊儿童在接受音乐治疗一学年或更长时间段后,能合理达成预期效果。比如让特殊儿童最大限度地适应社会、提高生活质量就是一个长期目标。而音乐治疗通过长期目标的实现,来帮助特殊儿童消退问题行为,获得和发展音乐以外的正向行为。中期目标:为了使音乐治疗过程中不出现偏差,可将长期目标分解为若干具体时间段的目标。短期目标:将中期目标分解成更细、更小的,可以操作、观察的小目标。

（三）实施干预和中期评估阶段

实施干预是音乐治疗整个过程中最细化、最有成就感的实际操作过程。针对特殊儿童的靶问题,用聆听、歌唱、吟诵、即兴演奏、节奏训练、肢体律动等方式进行干预,确保干预的时间足够长。在治疗过程中,还要进行中期评估,以确定特殊儿童经过一定时间的音乐治疗之后,目标行为持续时间是否发生变化,目标行为发生频率是否发生变化,通过这些来确定问题有没有得到改善。

（四）成效评估和终结阶段

在音乐治疗结束后,治疗师还要针对特殊儿童的治疗效果进行评估,在每次治疗后,音乐治疗师都会以文字的形式写一个治疗总结附到来访者的病历文件中。整个治疗过程中所有的评估内容、方式、方法、评估表格等都要一致,这样才具有可比性。在终结阶段,需要考察特殊儿童的问题有没有得到改善,才能决定是否要改变治疗方案,直到治疗师认为不需要再进行音乐治疗为止,或者需要进行其他治疗而终结音乐治疗活动,这时治疗师要对终结音乐治疗的特殊儿童写出治疗成效评估报告。

特殊儿童的音乐治疗是以积累阶段性治疗目标的实现,来逐步达成特殊儿童个体某些基本能力的改善。因此,音乐治疗对特殊儿童康复起到非常重要的作用,这也是一种最自然、最高效的方法。

> 　三、音乐治疗的应用

音乐治疗的应用范围比较广,不但可以应用到成人身上,也可以应用到儿童身上;

不但可以应用到普通人身上，也可以应用到特殊人群身上。

（一）音乐治疗在普通人群中的应用

音乐具有改变情绪的作用，在现实生活中正常人群体也会做音乐治疗，以增进心理健康水平，而心理健康水平常常影响着人们的生理健康质量。许多人开始意识到提高生活质量离不开适当的心理治疗和音乐治疗，于是在成年人中出现了定期去接受音乐治疗的群体。普通儿童中也有许多可以接受音乐治疗或被称为音乐心理干预的群体，如在普通学校和幼儿园的奥尔夫教育课程中就有音乐治疗作用的体现，只不过教师可以"拿来就用"而不需要强调"治疗"二字。

（二）音乐治疗在特殊人群中的应用

1.音乐治疗与孤独症谱系障碍儿童

音乐治疗对孤独症谱系障碍儿童的治疗主要体现在语言发展、社会交往、情绪情感、运动发展等模块。国内外很多学者都谈到了孤独症谱系障碍儿童对于音乐的感受，音乐治疗专家们从改善孤独症谱系障碍儿童情绪入手，通过长期的临床研究，证实音乐对情绪的影响可以缓解孤独症谱系障碍儿童严重的情绪问题。

国外的创造性音乐治疗体系对孤独症谱系障碍儿童的治疗都取得了比较好的效果，推动了音乐治疗的发展。我国各领域的学者，自从开始使用音乐治疗对孤独症谱系障碍儿童进行康复治疗，也发现长期接受音乐治疗可以帮助他们提高综合康复训练的质量。

2.音乐治疗与脑瘫儿童

国内外对脑瘫儿童的康复训练基本已经形成了一个相对完整的体系，主要有中医治疗、运动疗法、康复护理、音乐治疗等。大部分脑瘫儿童都有不同程度的肢体残疾，给他们的生活带来诸多困难，容易引发焦虑情绪，因此可以选择音乐治疗来改善消极情绪，增加对康复治疗、康复训练的信心。除此之外，脑瘫儿童由于肢体障碍会不同程度地产生自卑心理及过度戒备心理，这时也可以使用音乐治疗，来削减过度戒备心理，促进人际交往能力的发展，加快了融入正常学习生活的进程。

陈莞的研究发现，在音乐活动中按照节奏做身体律动、在音乐中演奏打击乐、根据歌词内容演唱和表演、根据乐曲特点即兴创编舞蹈等，都不同程度地促进了脑瘫儿童的粗大动作和精细动作，发展了主动或被动肢体动作，说明了音乐治疗对脑瘫这类儿童的康复具有重要作用。

3.音乐治疗与言语与语言障碍儿童

大多数特殊儿童都存在言语与语言方面的问题，音乐治疗中可以使用旋律、节奏、速度等音乐元素,通过聆听、歌唱、旁白等方法,将康复训练的目标融入音乐元素中,增加言语与语言障碍儿童的说话机会,达到训练语言的目的。正确的呼吸和发声器官的肌肉控制是正确说话的前提,患者通过学习治疗师为他们设计的歌曲来进行节奏训练,可以提升这些儿童的言语流畅性。有研究显示,音乐治疗可以明显地缓解口吃的现象。

4. 音乐治疗与学习障碍儿童

学习障碍儿童不同于其他儿童,他们是需要特别关注的一类。他们的能力远远没有达到本身应该有的水平,而且这些差异不是由智力落后所导致的。当对这些儿童采用音乐治疗的方法,发现他们都不同程度获得了提升,也说明音乐治疗发挥了巨大作用。在训练中,音乐治疗师可以让学习障碍儿童打击乐器,让他们在节奏中增强协调能力。整体来说,不但可以通过音乐治疗提高学习障碍儿童的交往能力、集中注意能力、语言表达能力等,还可以通过音乐治疗改善他们的情绪后促进个别化教育训练的进行。

5. 音乐治疗与智力落后儿童

我国儿童音乐治疗在发展早期就开始对智力落后儿童音乐治疗进行了研究,比如何化均、卢廷柱所编著的《音乐疗法》中阐述了他们对智力落后儿童进行的大量的音乐治疗活动;另有学者也出版了针对智力落后儿童音乐治疗的研究专著,不但阐述了儿童音乐治疗理论与应用方法,也阐述了音乐治疗的实践。对中、轻度智力落后儿童见效比较快,而对于重度智力落后儿童开展的音乐治疗很难在短时间内见到效果。由于音乐治疗是在欢快的气氛中进行,不但可以促进智力落后儿童集中注意力,还可以改善智力落后儿童情绪的不稳定状况,整体上提升了综合康复训练的效果。

6. 音乐治疗与视力障碍儿童

这类儿童由于视觉器官出现问题,影响了视觉感觉输入,所以他们对声音格外敏感。有些儿童非常热衷于音乐,而且想象力特别丰富,音乐治疗又需要建立在想象的基础上,因此视力障碍儿童可以从音乐治疗中得到科学的治疗,克服自卑心理,增强适应社会的能力。在国内,很多盲校把音乐活动作为课程之一,如果能在音乐活动中加入针对性的治疗内容,就更能凸显音乐治疗对于视力障碍儿童的帮助。

7. 音乐治疗与听力障碍儿童

听力障碍儿童大多不能掌握健听人的说话模式,近年来听力障碍儿童的语言康复水平取得了较大进展。我国听力障碍儿童的康复课程中,开设了以形体训练为主的音乐律动课程,充分发挥了他们的视觉优势,但是却没有发挥出音乐的作用。还有一些人对音乐治疗的训练作用存有怀疑态度,在音乐治疗的开展中不积极不主动。而发达国家对听力障碍儿童开展了几十年的音乐治疗,对于听力障碍儿童进行音乐治疗,不仅仅是听力训练,主要在于培养听力障碍儿童在听力训练中的乐观态度和自信心。音乐治疗特有的动、奏、听、唱等训练项目将会提高他们的语言康复质量。

## 第二节　舞蹈治疗

> 一、舞蹈治疗的概述

(一)舞蹈治疗的定义

舞蹈治疗有时又称为舞动治疗、舞蹈动作治疗、舞动心理治疗等,虽然用词不一样,但是它们表达的意思基本一致。它是一门以特殊需要人群为研究对象,以舞蹈/动作为媒介工具,通过系统地舞动激发人性中的健康本能,来治疗个体心理、情绪、行为以及交流等方面身心障碍与创伤的一门学科。20世纪40年代到50年代,舞蹈治疗这门学科逐渐发展起来,它将现代舞运动与集体和个人心理治疗理论融合在一起。

1957年,美国舞蹈治疗研究联盟会针对健康、生理教育、娱乐、舞蹈进行了专门研究,结果表明舞蹈治疗所运用的方法已经超过了舞蹈的教育范畴,进而对舞蹈教育产生了推动作用。因此这些研究者将舞蹈治疗定义为:舞蹈治疗就是通过将舞蹈作为一种细致的引导工具,从而给那些情感上或生理上的残疾人带来符合他们期望的生理、情绪或行为上的变化。1995年美国舞蹈治疗协会对其进行界定:舞蹈治疗是个体通过舞蹈和表达性的动作,创造性地融入在个体成长和发展的进程中。1995年又重新进行定义:舞蹈治疗是以动作为基本媒介,把个体的认知、情感、身体进行融合的治疗过程。学者认为,不管是从广义角度出发还是狭义角度出发,舞蹈治疗不但是一门艺术,也可以作为一门科学,都是强调通过舞蹈运动这种方式,促进人体生理机能得到恢复、内心功能得到改善的一种方法。它的延伸范围比较广,涉及到医学、运动学、心理学、康复学、治疗学等学科,让舞蹈在艺术领域之外获得应用和发展。

舞蹈治疗是新兴的项目与学科,在西方艺术治疗领域占据着比较重要的地位,在英美等国家也逐渐作为新兴的职业出现在大众视野。近20多年来,我国学者也逐步开始对舞蹈治疗进行相应研究,他们在本土文化的基础上,对舞蹈治疗进行借鉴、参考,并进行了创新,探索出了一套符合我国国情、符合特殊儿童的舞蹈治疗理论和技术。

### (二)舞蹈治疗的构成元素

特殊儿童舞蹈治疗主要包括舞蹈治疗师、舞蹈治疗的对象、舞蹈治疗的媒介、舞蹈治疗关系四个主要构成元素。这些构成元素彼此发挥着非常重要的作用,在进行舞蹈治疗的过程中缺一不可。

1.舞蹈治疗师

美国舞蹈治疗协会指出舞蹈治疗必须以动作作为链接纽带,治疗师具有整合舞蹈治疗的知识、技能;要有心理学的知识和助人的技巧,并建立多元的价值观;要能有系统地整理出动作的观察、分析、判断和评估的能力;了解个人和团体的心理动力过程;针对不同的疾患、病情、需要能掌握治疗的目标;了解个人的专业角色和责任。

在英国,舞蹈治疗师必须有硕士学位,接受两年或两年以上的培训,所有课程都由英国舞动疗法协会进行认证。接受培训的所有成员都必须接受个人治疗,知识系统学习方面主要有心理学、精神疗法学、生理与病理学、舞动治疗等内容;实践学习方面包括每周一次的舞动治疗团体活动,200个小时的接待来访者的临床工作和200个小时的非接触性的相关工作。实践的操作都要接受团体督导和个别督导。在我国,有研究者指出舞蹈心理治疗师除了必须有广泛的舞蹈或动作知识水平和经验,还要修读所有硕士阶段应该学习的知识。同时,还必须按个人专业分科的选择,学习专门舞蹈治疗(比如各类身心障碍治疗法、儿童或老人治疗法等)。

对于特殊儿童来说,舞蹈治疗师不但要清楚地掌握这些儿童肢体动作展示的含义,还要利用自己的舞蹈知识对他们进行有效的训练,从而发现动作背后隐藏的情感。舞蹈治疗师还要了解特殊儿童生理和心理上存在的问题,还要掌握舞蹈学、医学、生理学与病理学、心理学等学科知识等。

2.舞蹈治疗的对象

舞蹈治疗的对象相对比较广泛,大量的研究证实,舞蹈治疗对于健康人群产生积极影响,也能改善精神疾病人群的心理疾病,舞蹈治疗还能为老年人提供更多的人际交往机会,预防老年孤独;有身体或智力有缺陷的成人接受舞蹈治疗后,他们的身体和心理方面都不同程度地发生了积极变化;舞蹈治疗能够帮助视力障碍儿童通过肢体活动感受空间动作、帮助精神发育缓慢或孤独症儿童提高智力水平和沟通能力、有效改善残疾群体的肌肉控制能力和平衡协调能力等。

除此之外,特殊儿童的个体差异性较强,治疗时不但需要使用正常的康复治疗措施,还需要为他们准备个别化的内容和方法等。再加上特殊儿童的父母,当他们得知自己的孩子是特殊儿童时,会存在不同程度的心理问题。舞蹈治疗师可以帮助家长及相关人员了解舞蹈治疗策略和方法,不但可以增加家长和孩子之间的亲密互动,还可以为特殊儿童提供良好的心理援助、缓解家长的自责、焦虑、抑郁、失望等心理问题。

3.舞蹈治疗的媒介

媒介是艺术表现活动所不可缺少的,在治疗活动中发挥着不可替代的作用。舞蹈治疗的核心媒介是身体动作,而作为舞蹈治疗的身体动作要通过其他各种各样的媒介形式来实现。凡是能利用身体动作与治疗对象产生联系的物质都可以作为舞蹈治疗的媒介,比如舞蹈、音乐、游戏、戏剧等等。

4.舞蹈治疗的关系

舞蹈治疗的关系比较复杂,舞蹈治疗中的创造性过程一般发生在患者、舞蹈治疗师以及舞蹈/动作之间的关系中,主要有患者与舞蹈治疗师之间的关系、患者与舞蹈/动作之间的关系、舞蹈治疗师和舞蹈/动作之间的关系等。在关系的发展中,舞蹈治疗师使用针对舞蹈/动作体验的特定方式与患者分享和探索身体空间,推动并促进舞蹈治疗的进程。舞蹈治疗的效果跟舞蹈/动作表达的意识是密切相关的,而舞蹈治疗师起着非常重要的作用。

（三）舞蹈治疗的关键原则

英国的 Meekums 总结了舞蹈治疗的关键原则:身心是相互交融的,如果动作上发生改变将会使整体功能受到影响;动作反应人格;治疗关系至少部分地区以非言语的方式进行调节;动作有符号象征的功能;患者可以尝试探索即兴动作;舞蹈治疗重现、总结早期客体关系,并用非言语的方式进行调节。美国的 Fraenkel 总结了舞蹈治疗的原则:舞蹈、动作是一种沟通交流的方式;舞蹈动作的元素与文化、人格、心理状态、舞蹈治疗的疗愈过程相关联;舞蹈治疗借鉴舞蹈本身的动觉层次进行转化;动作共情促成和支持治疗联盟的建立;在治疗过程中加入非言语和辅助言语指标。

（四）舞蹈治疗的作用

舞蹈治疗主要凭借舞蹈运动的方式,对人体身心机能进行调节,从而可以让患者抒发负性情绪、治疗疾病,最终维持身心平衡的一种治疗方法。另外,舞蹈本身就具有较强的艺术性,可以陶冶人们的情操、保持良好的心态。具体有以下几方面的作用。

1.提高审美能力

发展审美能力是审美教育的重要任务,舞蹈治疗通过自然的行为方式,让正常群体及特殊群体感受生活的美,具有欣赏美和创造美的能力,从而具有较好的审美素养。有学者认为,个人审美能力的不断发展,其实就是人格逐渐走向完善的一个主要通路。因此,舞蹈治疗的审美教育作用不可低估。

2.改善人际关系

舞蹈治疗主要是人们通过肢体语言所进行的有效沟通,从而可以促进人们之间的交往,改善彼此之间的关系。人们的肢体语言蕴藏大量的讯息,在交往过程中就会被激发出来,治疗师通过肢体语言来获取讯息,从而可以对患者进行针对性的指导,消除他们的不良情绪,改正交往中的缺点,从而提高人际交往能力。

3.调控情绪情感

情感和情绪的关系非常密切,两者相辅相成,情感通常要借助情绪而发展起来,又通过情绪表现出来;同样情绪的不断变化其实都是情感的深度体现。舞蹈作为一种肢体语言,能够很好地调控儿童的情绪情感。治疗师可以通过舞蹈动作让患者表达出自己的内在想法,并不断的释放出来,当面对不良情绪的时候,沉着冷静应对,在舞蹈中努力找到解决对策,从而促进身心健康发展。

4.提升康复训练效果

特殊儿童的康复训练是贯穿始终的,在对他们进行训练的过程中,舞蹈治疗发挥了较大作用。与传统治疗方式相比,舞蹈治疗可以让特殊儿童更容易接受,把体能训练和康复训练两者结合在一起,凸显了舞蹈治疗的康复训练作用。

(五)舞动治疗的理论基础

舞蹈治疗是以一定理论原理为指导的,它强调自我和身心的结合,只有身体和心理充分整合才能获得完美的结果。舞蹈治疗的理论基础很多,重点在于下面几种:

1.心理动力学理论

心理动力学包含多种分类理论,主要有弗洛伊德的驱力理论,荣格的人格发展观、客体关系理论,海兹·科胡特的自体心理学理论等。这些理论都是舞蹈治疗的重要理论基石。

弗洛伊德的驱力理论:把人的心理分为前意识、意识和潜意识,舞蹈就是意识和潜意识之间的神奇桥梁。在舞蹈治疗的过程中,寻找意识作用与无意识作用间的平衡点及其关系就显得非常重要。根据弗洛伊德的驱力理论观点,能量的总量是有限的,在本我—自我—超我系统中达到平衡,如果一方的能量过多,其他的就相对欠缺,因此释放能量成为特殊儿童舞蹈治疗中需要重点关注的问题。弗洛伊德精神分析中的自由联想、移情、解释成为舞蹈治疗中的常用技术。

荣格的人格发展观:荣格完善了弗洛伊德的驱力理论,他提出了个体具有的体验是心理能量,人格的能量是由欲望、动机、竞争、思考、观察等产生的,他创造出"集体无意识"的概念。根据他的观点,舞蹈动作中的即兴创意表现可以象征性地表明个人的原始想象和感情。先驱怀特豪斯在荣格理论基础上,创立了荣格舞蹈疗法。

客体关系理论:客体关系即指人际关系,此理论是在精神分析的理论框架中探讨人际关系,主要关注环境的影响。苏兹·托特拉的舞蹈治疗就是建立在早期儿童客体关系发展的理论上,融合了拉班动作分析理论和舞蹈治疗的实践,创造性地运用了各种动作模式。特殊儿童的早期客体关系主要存在于家庭,因此在家庭中进行舞蹈治疗更为有效。

科胡特的自体心理学理论:科胡特指出,儿童早期的"自体"是由夸大的自我和儿童理想化了的父母"意象"两部分组成,舞蹈治疗借助贴近体验式的内省、同理、观察等,通过自体镜像迁移,让特殊儿童熟悉自我身体并增强自体体现。舞蹈治疗的主要任务之一就是让特殊儿童能够解读自己的身体语言、情感经历等隐喻符号含义。

## 2.格式塔心理学理论

Fritz Perls 与他的妻子创立了格式塔疗法,该疗法特别关注通过非语言性的行为来加强身体意识。而身体动作、肢体语言就是舞蹈治疗的关键媒介。在舞蹈治疗方面,舞蹈治疗家在格式塔心理学原理的基础上,创建了"完形动作疗法",已成为当代舞蹈治疗中影响较大的流派之一。针对特殊儿童舞蹈治疗,它的目标是舞蹈治疗师以创造性的治疗方式将特殊儿童及其过去的经验带到此时此刻,协助他们通过各种身体动作体验来获得当下的自我觉察能力,最终使他们能够用自己的能力解决问题。

## 3.阿德勒个体心理学理论

阿德勒认为个体就是一个完整统一的有机体,美国舞蹈治疗学家 Liljan Espenak 依据阿德勒的理论,创立了"精神运动疗法",该疗法的基本目标是通过生物能力处理被压抑的攻击型驱力,帮助特殊儿童增加自我意识,掌握具有社会兴趣和集体感觉的行为方式。特殊儿童的自卑情结通常与身体动作隐喻联系在一起,舞蹈治疗师就是通过身体动作唤起这些儿童对自卑情结的注意,从而创造出丰富的身体动作隐喻情境。当特殊儿童与别人一起舞蹈时,孤独感会随之减少,也能让他们感受到被同伴接受,从而获得归属感,舞蹈治疗动作诊断测试和即兴是它的主要治疗技术。

## 4.人本主义心理学原理

人本主义代表人物罗杰斯,他的《来访者中心治疗》《一种存在方式》等著作为特殊儿童舞蹈治疗提供了有力的理论支撑。舞蹈治疗先驱 Alma Hawkins 在人本主义的基础上,将意象、舞蹈元素、创造性动作融合在一起,形成一个正式的治疗经验,构建了人本主义取向的舞蹈疗法。这个取向的舞蹈治疗师注重人性建设中积极的一面,比较在乎特殊儿童如何与他人交往、如何克服障碍,确保在自由宽松的舞蹈氛围中,实现特殊儿童的需求。

5.行为主义学派的基本理论

行为主义学派主张研究可观察的行为,比如经典性条件反射、操作性条件反射和班杜拉的社会学习理论、艾利斯的合理情绪理论、贝克的认知行为理论等。舞蹈治疗主要是依据行为主义理论,注重从特殊儿童的非语言行为的特点中研究其心理。比如系统脱敏法就是基于经典条件反射原理发展而来的,它经常被用于特殊儿童舞蹈治疗的评估和热身活动中。舞蹈治疗非常注重特殊儿童在治疗环境中学习的行为模式,因此在舞蹈治疗中,团体环境能为特殊儿童提供学习合理行为的模式。舞蹈治疗师玛格丽特运用艾利斯的合理情绪行为理论对运动意识和行为与人类之间的联系进行了探索,罗达·温特·拉塞尔完善了玛格丽特的方法,发展了自己的舞动治疗方法论等。

6.皮亚杰的发生认识论

皮亚杰关于动作建构的理论,帮助人们理解舞蹈/动作与心理治疗之间的关系,它为舞蹈治疗提供了强有力的理论支撑。动作既可以为特殊儿童提供认知经验,也能为他们提供挑战的情景,促使他们发展出更为复杂的、更为灵活的、更为有效的动作,在其基础上实现心理结构的重建。

7.拉班动作分析理论

德国鲁道夫·冯·拉班借助不同的学科创建了"拉班动作分析理论",其核心主要包括"力效"学说和"球体空间"理论,为舞蹈治疗理论体系提供了跨越舞蹈学科领域的重要理论基础。"力效"学说存在着空间(直接和间接,或者阻塞和流畅)、重量(强和弱,或者重和轻)、时间(快和慢,或者瞬间性和持续性)、流畅度(自由和束缚,或者无拘束和受限制),四种动作元素在使用过程中,常用动作特性来讨论个体的心理问题。"力效"主要阐述动作的"表现性",便于人们理解。"球体空间"理论,进一步拓展了人体运动的空间理论,可以对于运动要素进行定位。该理论可以很好地解释个体在空间里协调并流畅地从一个点移动到另一个点,能帮助个体认识他们的身体动作具体在表达什么意思。

> 二、舞蹈治疗的程序

舞蹈治疗的程序可以从以下五个方面进行阐述。

(一)前期准备阶段

在这一阶段主要包括收集资料和初期评估。舞蹈治疗师要通过查阅病历,了解特殊儿童的病史、疾病诊断、治疗经历等资料,便于选择合理、准确的治疗方法。除了通过查阅病历,还可以与特殊儿童及其家长、教师等人员进行调查、谈话,从而获得更详细的资料。掌握这些内容之后,舞蹈治疗师要根据特殊儿童的实际情况,选用合适的量表、评估方法等,还要结合舞蹈治疗自身的特点,用舞蹈/动作方面的要素对他们进行初次评估,以便为治疗计划的制订、实施提供依据。

### (二)制订治疗计划阶段

通过前期准备工作的完成,舞蹈治疗师就要依据特殊儿童的具体情况来制定治疗计划,具体目标一般包括长期、中期和短期。

长期目标:指患者进行舞蹈治疗后,达到的一个较为理想的预期效果。也就是通过舞蹈治疗,患者在行为活动上的改善情况、这种改善是否需要在特定环境下才能完成、对行为活动进行评价。长期目标的实现一般都有赖于多个中期目标的实现而实现的。

中期目标:指构成长期目标的若干具体时间段的目标。这一目标的确立要有明确的治疗目的和时间要求,并且都要反映患者的需求。

短期目标:指根据患者在舞蹈治疗中的行为表现,将中期目标分成更小的、更具体化的和可操作的小目标。

### (三)实施治疗计划和中期效果评价阶段

实施治疗计划阶段是最实质性的操作过程。计划的实施要根据患者的不同需求而不断调整和完善治疗方案的,一般四种动态过程支配着一个治疗期。分别为建立融洽的治疗关系、表达感受、培养技巧和疗愈性舞蹈。在舞蹈治疗过程中,要考虑患者的治疗目标、禁忌证或注意事项、患者的心理需求、外部环境、有效的活动和训练等问题。随着舞蹈治疗的实施,还需要进行中期效果的评价,主要在于判断问题是否有改善、改善的程度如何、方案是否需要调整等内容。如果不符合就要重新审视计划、方案、方法等,从而提升治疗效果。

### (四)末期效果评价和结束阶段

末期效果评价通常是在舞蹈治疗结束时进行,要特别注意结果要与初期和中期进行比较,所选用的评估工具、评估内容、评估方法等与初期和中期一致、标准化的评估方案需要进行严格的培训。末期效果评价主要判定通过治疗患者是否改善了相应问题,结果有没有达成,同时要对仍然存在的问题给出建议。如果已经达到预期目标,就考虑结束治疗。

> ### 三、舞蹈治疗的应用

### (一)舞蹈治疗在正常群体中的应用

舞蹈治疗可以满足不同群体的需要,它可以提升患者的身体素质、身体柔韧性,还可以作为发泄情绪的一种方式。它不但可以用于个人，也可以用于家庭，还可以用于企业，通过舞蹈治疗来帮助患者解决问题、树立信心、缓和家庭成员的关系、激发员工创造力、减少员工压力等。

（二）舞蹈治疗在特殊群体中的应用

1.舞蹈治疗与智力落后儿童

由于智力落后儿童在智力、言语等方面存在不同程度的缺陷，因此缺少了接触社会、学习知识的机会，阻碍了他们进一步的发展。舞蹈治疗可以为智力落后儿童提供丰富的认知经验，便于他们去认识事物的核心。再加上舞蹈本身具有的动作性和审美性，不但为智力落后儿童提供了改善身体的条件，也为人们更好地理解他们奠定了基础。通过舞蹈治疗，可以提升智力落后儿童的认知和情绪发展、社会性发展等。很多学者利用舞蹈治疗对这类儿童进行治疗也都取得了一定的成果，也在不断地探索更合适、更有效的方法对其进行康复。

2.舞蹈治疗与孤独症谱系障碍儿童

这类儿童在兴趣与行为上表现出刻板性，在社会性互动和社会沟通方面存在严重的缺陷。舞蹈治疗不但可以为孤独症谱系障碍儿童提供一个"属于自己身体动作"的发泄场所，帮助他们找到利用身体动作方式表达自己情感的途径，也为舞蹈治疗师找到了一条与这些儿童进行有效沟通的路径，方便他们掌握这些儿童的需求和感受。在舞蹈治疗过程中，舞蹈治疗师把舞蹈动作元素当作一种手段，治疗师会创造动作对话，观察孤独症谱系障碍儿童的非语言交流模式，鼓励他们把感知身体与舞蹈动作结合起来，促进他们个性和自我意识的发展。

3.舞蹈治疗与运动功能障碍儿童

这类儿童是特殊教育与康复的对象之一，在临床上通常诊断为运动发育迟缓、姿势异常等。舞蹈治疗师发挥引导作用，让患者体验动作经验所带来的身体感受，最终使患者能够更好地了解自己的内心状态。舞蹈治疗师引导患者跟随节奏，通过舒缓的舞蹈动作，进行一定时间的重复训练，能够改善运动障碍儿童的肌肉控制能力和平衡能力，让他们快速地获得运动技巧。治疗师也可以根据患者的程度设计不同的舞蹈造型，帮助他们改善肢体不协调的状况，也可以通过自发性的动作，结合舞蹈治疗的故事情节，帮助这类儿童充分认识到自己的角色，能够接纳自己，从而增强自信心。

4.舞蹈治疗与沟通交流障碍儿童

沟通交流障碍儿童由于言语、语言方面存在问题，从而导致在沟通中出现明显的障碍，直接影响他们的正常发展。这类儿童大多数很难融入集体，可在创造性舞蹈训练中锻炼他们勇于自我表达，并肯定自我，让他们享受参与的乐趣，产生集体归属感与认同感。另外,沟通交流障碍儿童大多数缺乏自信,平衡协调能力较差,节奏性舞动可以培养他们的协调性和平衡能力,通过听、触觉的刺激和对肢体的锻炼达到放松身心的效果,增加他们的自信,更容易融入集体。

5.舞蹈治疗与感觉统合失调儿童

这类儿童通常没有智力上的问题,但是他们缺乏系统的整合能力,阻碍了智力水平的充分发展,从而导致他们在学习方面、情绪理解与表达方面、肢体运动方面、人际交往方面出现不同程度的问题。舞蹈治疗的过程中,治疗师可以让感觉统合失调儿童在触觉板上完成舞蹈的动作,这样不仅增加了活动的趣味性,也强化了他们的触觉训练。另外,舞蹈治疗师可以让儿童跟随熟悉的、节奏性强的音乐,一边唱一边做相应动作,治疗师提示儿童注意动作与音乐的协调性,或者让这些儿童做走、跑、跳等简单的律动。除了儿童本身的身体动作,还可以与其他人组合,提升他们的本体觉和前庭觉。

# 第三节　戏剧治疗

> ## 一、戏剧治疗的概述

戏剧的逐步演变促进了戏剧治疗的发展与进步,人们只有确确实实了解了戏剧本身,方能更深刻地理解戏剧治疗,其中戏剧和剧场演出成为它不可缺少的重要部分。"戏剧"一词由希腊人创造,主要指"行为"或"一种人为设定的活动",而"剧场表演"就有特定的规则,表演者和观众处于不同的区域,表演者会有专门的表演区域或者舞台。1955年Hunningher在《剧场表演的起源》中指出,最初戏剧只是一种成人群体之间的游戏,慢慢才发展成为具有仪式性的舞蹈。人们通过隐喻方式来进行情感的表达和紧张情绪的舒缓,为戏剧治疗奠定了坚实基础。随着"剧院"的出现,舞蹈形式逐渐脱离了仪式性,发展为剧场表演的艺术。这个过程发展得非常漫长,在此期间人们通过在舞台上的表演逐渐认识到自身的感情和问题。而人们在观剧的过程中,也开始尝试找出并深挖自己的问题,从而使戏剧的治疗价值初次得到认可,为戏剧治疗的发展奠定了基础。

欧美地区最早提倡戏剧治疗,它的发展遵循一定的线索。一般认为,英国学者Peter Slade第一次使用"戏剧治疗"这一词汇,这个词语使用后首次肯定了戏剧治疗的价值。继Peter Slade之后,就出现了大量的学者投身于理论和实践,进一步促进了戏剧治疗的快速发展,但是他们未曾接受过将戏剧和剧场作为一门艺术的专业训练。对戏剧治疗的发展产生巨大推动作用的 Sue Jennings，构建了第一个理论体系，从此将戏剧治疗真正发展成为一种全新的心理治疗模式，实现了戏剧治疗的从无到有的蜕变。随着美国戏剧治疗协会成立，戏剧治疗开始作为一个独立的学科屹立于世界。

（一）戏剧治疗的定义

戏剧能够让人暂时脱离现实生活，也能够让人进行反思和回忆，它可以净化人的心灵，释放情绪。另外，人们聚集在一起观看戏剧的行为具有社会性，参与戏剧可以使人与潜意识和内心的情感建立联系。"治疗"最初由希腊语演化而来，意为疗愈，后来是指疾病的诊断和治疗。"心理治疗"是对心理问题的疗愈，是指为精神和情感上受挫或管理不善的人们提供某些帮助，让服务对象缓解情绪从而适应社会。而"戏剧治疗"主要是使用戏剧方式来达到疗愈。

对于戏剧治疗的界定，不同学者关注点不同，通常可以分为三种倾向：第一种倾向侧重治疗，第二种倾向侧重戏剧，第三种倾向就是保持中立。

1979 年，英国戏剧治疗协会指出，戏剧治疗可以缓解身心社问题，以及精神疾病等。此定义并没有对精神疾病有明确的界定，所以很快被否定了。后来此学会又对戏剧治疗的含义进行了修订，认为戏剧治疗就是利用戏剧的疗愈性质而对患者进行治疗的一种方法，此定义同样存在各种各样的问题。美国戏剧治疗学家 David Read Johnson 认为戏剧治疗同美术、音乐、舞蹈治疗一样，依靠艺术媒介的使用而进行心理治疗。

英国戏剧治疗学家 Sue Jennings 和美国戏剧治疗的领军人物 Renee Emunah 则偏向了戏剧。Sue Jennings 认为戏剧治疗师是依据剧场结构和戏剧过程来达到治疗目的的。Renee Emunah 认为戏剧治疗是表演者通过使用戏剧/剧场的方式，从而实现心理成长的目的。虽然这个定义中包含了戏剧/剧场和心理治疗，但诚如 Renee Emunah 所说，"所有传统里最显著的就是剧场"。

美国的 Robert Landy 学者是作为第三种倾向的代表，认为戏剧治疗是以戏剧为导向的，主要在于帮助患者具有扮演不同角色的能力。同时治疗作为它的主要特质，对教育性和娱乐性也进行了兼顾。除此之外，它与大部分心理治疗学派秉持同样的观点，即患者的意识和无意识会受到大脑、身体、感觉的共同影响。

由于戏剧和心理治疗所占比重不分上下，所以很难下一个统一的定义。但是无论采纳哪种倾向的定义，都不能否认戏剧治疗的重要价值。本书中的定义为：戏剧治疗，又被称为戏剧疗法，是指有策划、有系统地通过戏剧表演来实现减轻症状、整合情感以及促进个人成长的一种治疗方法。

（二）戏剧治疗的主要内容

一般来说，戏剧治疗的主要内容包括对白、朗诵、吟唱和表演，这四个方面对情境的体验逐级提高。

1.对白

对白也称"对话",是指在电影电视、戏剧中所有说出的台词。对白在戏剧治疗过程中有表意和审美两方面的功能。

对白在戏剧中的主要功能为表意,由于戏剧舞台的特殊性,表意功能就显得格外重要,而戏剧语言就成为展示时空的艺术。对白除了表意功能,它的审美功能往往被人们遗忘,但在戏剧中,对要求画面美的追求与表意功能是紧紧联系在一起的。戏剧中的美直接通过画面的造型、色彩、线条进入人们的眼帘,这种美却是直观的。

2.朗诵

朗诵,指大声朗读。就是把文字作品转化为有声语言的创作活动,是通过将不同语言手段融合在一起,完整展现出作品思想感情的一种语言艺术。

朗诵诗是最具有教育性的文学样式之一,它具有针对性、灵活性的特点,在某些特定情境下,更能打动听众。因此,在选取方面,尽量更多地表现出患者熟悉的生活或自己的形象,可以帮助患者明晰自己的情感,改正缺点,释放不良情绪。

3.吟唱

吟唱,意思是吟咏歌唱。"吟"即依据一定的腔调慢慢地诵读;"唱"即依照乐律发出的声音。通常情况下所说的吟唱主要是指诗词的吟唱。

在某种程度上,吟唱可以促进儿童良好生活习惯的养成,这在使用戏剧治疗时显得非常重要。吟唱时可以选取语言重复性强、内容生动有趣、来源于儿童生活的儿歌,在不断地吟唱中促进这些儿童的成长。

4.演唱

演唱,以唱的方式来表演歌曲、戏曲、歌剧等。最初来源于人类的祭祀活动与宗教活动,在这些活动中,逐渐出现了有节奏、有韵律的语言方式,即最初的"演唱"。

演唱已经成为戏剧治疗非常重要的方法之一,它以表演和歌唱的方式直接反应社会现实生活、表达思想感情,成为特殊儿童生理宣泄和情感宣泄的重要手段。

(三)戏剧治疗的技术

经过多年的实践,戏剧治疗已形成了一套独特的技术,主要有以下两种:

1.戏剧化投射技术

主要指患者将不同层次的自我及自我经验投射到戏剧的内容和表演当中,并通过这种方式把内在的冲突转变为外在可见的影像。其实就是一个选择自我角色的过程,即运用戏剧治疗的体验来改变一个人对当下情形的认识。戏剧治疗中的投射是帮助患者最大限度地表达真我的重要手段。在治疗过程中,戏剧治疗师需要使用一定的工具帮助患者进行经历投射。

2.角色技术

现实生活中每一个个体都扮演着不同的角色,在进行戏剧治疗的时候,戏剧治疗师可以在保证患者隐私的情况下,让患者根据自己的需要选择不同的角色,可以在一定的距离思考他们在真实生活中承担的角色。简言之,角色技术就是让来访者通过角色取代(角色准备、角色活动、角色离开和角色融合)重塑自我。

（四）戏剧治疗的类型

1.发展型

发展型戏剧治疗认为治疗过程和儿童学习玩耍的方式之间是有关联的。儿童的游戏有化身游戏、投射性游戏和角色扮演三个发展阶段,进而这一类型的戏剧治疗有三种模式,即化身、投射和角色扮演。发展心理学强调的是人们生命阶段的先后性,某阶段的障碍可能成为生活中的问题,戏剧治疗师就是为了找出错误的阶段,然后通过戏剧治疗加以修正,从而改变患者的观念。总之,戏剧治疗师鼓励患者使用任何一种模式来探索人生不同阶段的经历。

2.创造表达型

这一治疗类型非常注重创造性,重点在于当前的创造性表演本身,不用回忆过去的事情,也不用疑惑现在发生的是什么,为什么会这样。创造表达型戏剧治疗的目标在于提高患者已有的技能,从而产生自尊。在使用创造性表达方法时,通常会用到相关的戏剧创作来激发想象力,帮助患者发挥潜在能量。

3.综合型

综合型就是两个或两个以上的类型的结合。Sue Jennings 论述了创造表达型与获取技能结合、任务型与心理治疗干预和解释两种方法。治疗过程中经过组员讨论后,小组再决定自己的主题。治疗师引导患者探究自我问题,包括解决问题、发展技能或进行自我反省等。

4.准戏剧型

Jerzy Grotowski 在准戏剧研讨会上使用的是仪式、声音和肢体动作。他发展出一种能把所有在场人员包含进去的剧场表演,强调的是眼下发生的事情。Mitchell 进一步阐述了在戏剧治疗中的技巧调整,这一类型所依据的是通过共同的肢体和认知表演,患者可以做好准备来展示个人和情感问题,达到治疗的效果,即仪式的促进性转变。

5.角色型

Moreno 在角色概念的基础上建立了治疗性剧场,他主要关注人们所扮演的角色,以及在不同角色下怎么做事。在此基础上,Landy 创造出角色型戏剧治疗方法,强调患者在治疗过程中完全通过扮演假想的角色和该角色的对立面,来理解所表演的角色和反角色的矛盾本质。Landy 对角色法进行了细致描述,大致有角色激发、角色命名、角色表演、探索饰演角色的特殊品质、对角色扮演的反思、把虚拟角色与现实生活联系起来、把所有的角色整合起来,形成一个功能性的角色体系、社会建模等八个步骤。但是此类型的戏剧治疗使用的是虚拟角色,没有让患者走进真实的角色,所以强度较心理剧稍低。

6.剧场型

Brenda Melder 在与学生私下交流时,把戏剧治疗组的结构和过程比喻成剧场制作,将戏剧治疗师当作起移情作用的导演,把患者当作演员。导演在治疗中相当于倾听者,鼓励个人发现障碍、克服阻力,并加强小组凝聚力。这种类型的排练通常都以热身开始,逐渐进入到正式排练,演员把自己完全融入扮演的角色中,在观众面前进行表演,并进行角色探索。

(五)戏剧治疗的构成要素

(1)演员:接受心理辅导者;可以是多人一起,而且在演出的过程中也可以进行变换,比如一人饰演两个不同的角色或两人饰演同一角色。

(2)导演:一般是由专业心理辅导人员担任,主要负责对现场进行指导、监督,同时也要控制剧情的发展。

(3)助理导演:顾名思义就是对导演进行辅助、对演员进行支持,同时还要作为中间桥梁的人,一般都是由心理健康的人或者团队中具有较强沟通能力的人物来担任。

(4)舞台:安排在合适地点即可。

(5)观众:指戏剧治疗中的其他参与者,人数不固定,一般 10～30 人,他们是剧情的参与者,同时也是受辅导者。

(6)剧本:剧本主要是由台词和舞台指示组成的,它是舞台表演的必要工具之一,成为戏剧创作的基础,是导演与演员演出的依据,剧中人物对话时参考的文本。然而戏剧治疗本身就没有现成可用的剧本,患者和治疗师在表演过程中所进行的活动就成为了剧本,所以就是一种即兴表演。

(六)戏剧治疗的主要流派

1.整合性五阶段法

Renee Emunah 在《演出真实的生命》中论述了整合性五阶段法,它在戏剧治疗领域占据非常重要的地位。这个理论流派把戏剧性游戏、剧场、角色扮演、心理剧与仪式等进行整合,是一个具有完整体系的治疗理论。

第一阶段:戏剧性游戏,这一阶段通常受到游戏理论的影响。这个阶段的主要任务是为成员建立一个轻松有趣而安全的环境,让成员之间自主进行游戏及扮演,从而培养他们之间能够相互信任。创造性戏剧活动、即兴表演、互动游戏、结构性的剧场游戏是它的主要活动。

第二阶段:场景表演,这一阶段受剧场理论和实践的影响。戏剧治疗师鼓励成员去扮演不同于自己的任何角色,通过自由表达来获得新经验。

第三阶段:角色扮演,这一阶段通常受角色法的影响。在这个阶段,患者通过戏剧的方式把自己的真实生活展现出来,在此过程中,人们可以正视困难,从而转化态度。

第四阶段:总结扮演,这一概念主要来源于心理剧。此过程主要审查患者生活中真实的事件和矛盾。演完假想的事件后,患者可以在表演现实中面对的问题时,把它们当作目前正在发生的事情,从而进行寻找,并做出符合现实的调整。

第五阶段:戏剧性仪式,这是一个发生蜕变的过程,主要是引导患者把在戏剧治疗中获得的改变迁移到日常生活中。以图像、故事、诗词、动作等创作的方式来进行回顾,让成员表达自己的感想。

2.角色法

Robert Landy 在《人格面具与表演:角色在戏剧、治疗与日常生活的意义》中系统地研究了角色法。他的研究指出,如果人们想要获得不同的角色,就必须接受、代替、扮演这个角色。角色接受者是人们出生前或者出生时自带的角色,主要任务是完成吃、喝等最基本的功能;角色代替者是人们认识到"我"与"非我"概念后,经过系列的模仿认同,内化为一个重要他人的角色,然后在角色系统中创建该角色的过程;角色理论中最重要的就是角色扮演者,人们通过角色扮演者可以释放内在被取替的角色,还可以适应外在环境。Robert Landy 的角色法深深地碰触到了戏剧治疗的核心,也就是他倡导的世界就是舞台,人们在这个舞台上扮演着不同的角色。

3.发展转化法

David Read Johnson 博士在实践中创造了发展转化法(DvT),成为当代戏剧治疗不可缺少的一个流派,美国的养护院就是最早的实践地点。

发展转化法戏剧治疗强调游戏、即兴、真实动作、自由行动实践,主要是用来帮助患者用创造性的活动认同或者经历生命中出现的事件,通过对不同场景、剧情的转换,从而对身体里、人际关系里和社会环境里正在经历的各种不确定和不稳定进行转化。整体来说,戏剧治疗师承担移情人物的角色、剧中人物的角色、治疗师的角色,分别对应心理角色、戏剧角色、社会角色等三种。治疗过程中,戏剧治疗师会带领团员进行热身,让成员根据自己的意愿,自发性地进行即兴表演。伴随剧情的发展,治疗师会根据即兴表演中的场景,利用特定方法来帮助患者在表演中实现转化,释放压抑的情绪。其实就是通过游戏和即兴表演,帮助患者用游戏的方式转化固有观念,从而更好地处理生活中的各种冲突。

David Read Johnson 的发展转化法结合了不同学科的理论,如哲学、戏剧/剧场、心理学等,成为最有发展潜力的理论流派。但是由于哲理较深,人们很难在短时间内发现它的真正魅力。

4.叙事戏剧治疗

著名学者 Pamela Dunne 把将叙事疗法和戏剧治疗进行融合,开创了叙事戏剧治疗。他在《叙事剧:整合戏剧治疗、叙事性艺术和创造性艺术》中系统介绍了该治疗的理论和实践方法。叙事戏剧治疗认为,人们就是通过故事来展现生活的,人们在故事中对生活进行描述,对生活进行塑造。

叙事戏剧治疗的最终任务是帮助患者寻找资源、寻找角色、找回自信,从而改变目前的故事结果。在治疗过程中,治疗师通常首先会帮助患者外化问题,通过外化,让患者意识到有问题的是问题本身,而不是他们自己。其次经过问题的逐步外化,患者就会看到更好的可能性。然后治疗师会把更好的可能性摆在患者面前,让患者想象在问题状态下未来的五年是什么样子的,在更好的可能性状态下又是什么样子的。最后,由患者本人决定是固步自封还是选择改变,或者对自己和问题之间进行重新定义。

> 二、戏剧治疗的程序

一般而言,戏剧治疗包括暖身、表演和结束三个方面。随着社会的发展戏剧治疗的程序也逐渐变得细致、完整,其中 Phil Jones 的五阶段划分法被大多数人所接受,即暖身、聚焦、主要活动、闭幕与去除角色、结束。

(一)暖身

戏剧治疗通常以暖身开始,经过暖身,患者可以充分对角色进行认识,向角色靠近,从而把情绪稳定下来,进而逐步缓解焦虑,更快地投入进去。戏剧治疗师通常采用团体活动开展暖身,借助游戏或者音乐引导患者进入预定的主题中。

(二)聚焦

戏剧治疗中重要的一环便是聚焦。当患者进入该阶段,就代表他已经准备好对某个议题进行深入的探讨。戏剧治疗师需要敏锐地抓住患者的兴趣和主动性,引导他们聚焦问题,并据此作为开展下一阶段活动的准备。

### （三）主要活动

此阶段是患者正式进行表演的阶段，主要通过三种形式来进行表演，分别为单人或多人表演、团体共同表演、团体成员分组表演。患者通过动作、语言等进行探索自身存在的矛盾冲突，而戏剧治疗师则协助患者克服自己存在的问题。

### （四）闭幕与去除角色

此阶段为结束治疗前的准备阶段。闭幕一般会有一个明确的时间点，比如患者离开或者不愿再进入戏剧空间，观众与表演者之间不再产生隔阂。去除角色是指表演者脱离戏剧情境，顺利地实现由治疗情境到现实生活的过渡。角色脱离有助于引导患者思考如何以不同的方式完成或经历一些事情。

### （五）结束

此阶段就是戏剧治疗过程的正式完结，通常包括一个或几个有组织的活动和一个仪式化的结尾。在结束阶段，戏剧治疗师要留有足够的空间来整合主要活动阶段所处理的材料，以及同时离开戏剧治疗的情境。

## ＞　三、戏剧治疗的应用

戏剧治疗是一种独特的治疗方式，它有自己特定的群体。一般来说，戏剧治疗可以在特殊教育学校、精神病医院、监狱里应用。本书主要论述戏剧治疗在以下领域的应用。

### （一）戏剧治疗与孤独症谱系障碍儿童

孤独症谱系障碍儿童在对语言韵律的感知和表达方面明显异于常人，他们经常会出现语调单调或者异常的高声尖叫现象，并且很少关注叠词类的词语，对词汇的理解能力低于常人，他们缺乏主动引导话题和保持话题的能力。戏剧治疗可以用于改善这类儿童的韵律问题。"节奏"是语言韵律矫正的核心思想，而戏剧中很多都具有押韵、对仗、抑扬顿挫的特点，可以用来作为训练的素材，在训练过程中也可以加入相应动作，便于表达。另外戏剧治疗也可以提高这类儿童的社交能力，Miranda、Corbett 的研究都给予了证明。

### （二）戏剧治疗与认知障碍儿童

戏剧治疗是一种非常适合儿童的治疗。运用戏剧治疗不仅仅是为了心理治疗，更多的是让儿童在角色扮演中学会一些认知的概念。儿童游戏中常用到的角色扮演活动和即兴表演均可用于认知障碍儿童训练中，从而提升这些儿童的逻辑思维能力和语言能力。另外，富有感情的朗诵也可以提高这类儿童的语言能力，也利于他们理解词汇和文学作品中的思想情感。

（三）戏剧治疗与沟通交流障碍儿童

戏剧治疗是一种积极的方法，可以使特殊儿童的情绪得以宣泄、表象理解能力得以提高、角色能力得以增强，从而提升他们的沟通交流意愿。比如沟通交流障碍儿童在朗读对白和朗诵时不仅可以体验艺术美、语言美，还能提升口语能力，并学习交流技巧，提高自信和表达能力。

（四）戏剧治疗与感觉统合失调儿童

戏剧治疗借助表演的方式，通过韵律动作、语言表达等来扮演戏剧角色，可以有效改善儿童的问题行为，从而提升整体心理健康水平。感觉统合失调儿童在前庭觉、本体觉、语言表达等方面或多或少存在问题，戏剧治疗师可以借助戏剧载体进行语言的开发与训练，经过相应训练的这类儿童，他们的语言能力得到了开发。比如进行对白练习时，需要多感官协调工作；在训练前庭觉和本体觉的时候，可以让儿童进行角色的扮演，不但增加训练趣味性，也训练了他们的统合能力。

（五）戏剧治疗与学习障碍儿童

戏剧治疗从诞生起，就在学习障碍领域起着不可替代的作用。戏剧治疗可以辅助患者在基本的生活中达到最佳的状态。对于所有患者而言，戏剧治疗活动的性质是由患者的性质及其严重程度所决定的。对于轻度学习障碍儿童而言，在戏剧治疗游戏中，可以尽情地放松自己，通过游戏缓解压力，提高社交能力；中度学习障碍儿童，可能要花更长的时间去把握个人选择带来的影响，以及如何表达个人诉求，对于他们来说，戏剧治疗为他们提供了学习自我表达、自我调适、自我管控的机会，以及增强自尊的机会；对于重度或多重学习障碍儿童来说，会遇到更多的挑战和困难，这时个别化的治疗和两三人的治疗小组就显得格外重要。在戏剧治疗过程中，重度学习障碍儿童的创造力有限，这就需要治疗师选用适当的方式手段调动他们的创造积极性来刺激他们的想象力。

（六）戏剧治疗与物质滥用患者

戏剧治疗对于物质滥用患者起到相应的治疗作用。滥用非法药品、吸入剂或是酗酒等通常给个体造成身体上和行为上的问题。Mackay 在对患者进行戒断治疗的过程中，帮助他们扮演不同的角色，通过这些角色宣泄情绪，并探索便于情感表达的反应。一般情况下，戏剧治疗主要在戒瘾治疗的后期康复阶段使用。在这个阶段，患者通常都希望改变生活环境，摆脱成瘾物质，希望获得新的角色、新的生活。

（七）戏剧治疗与生理缺陷患者

生理上的问题可能给患者留下一连串的不良反应。这些患者需要更多的时间、精力来适应新的与以往不同的生活方式，比如视力障碍、视力障碍、肢体障碍等。戏剧治疗在一定程度上可以帮助患者适应生理上的缺陷，从而适应日常生活。

（八）戏剧治疗与心理困扰患者

戏剧治疗对于患有慢性疾病和遭遇急性心理困扰的人有一定的疗效。这类人群包括童年期遭受虐待的儿童、性虐待的患者、老年人等。

童年期曾遭受虐待的人，他们的心理、情感和精神都会不同程度地受到影响，而这些影响往往会持续到成年。戏剧治疗师帮助患者保持合适的"治疗距离"，着力解决童年受虐待所带来的负面影响，保证不会对患者造成二次伤害。

对于遭受性虐待的患者，治疗过程可能会很长时间，在治疗过程中，治疗师必须意识到患者的弱点，让患者起主导作用，从而自主决定治疗的进度和节奏，治疗师根据他们的进度和不同康复阶段进行治疗。一般情况下，最后阶段都是角色扮演，但是要在患者能够面对现实的前提下进行。

戏剧治疗可以促进老年人保持身体健康、精神和情感健康。当面临退休、子女离家或者是配偶死亡时，他们扮演的熟悉角色就会消失，他们可能不愿意接受年老带来的影响，也不愿意接受新的社会角色，从而心理上就会出现困扰。戏剧活动可以激发老年人的活力、创造力，从而让他们积极地参与到社会活动中，增加与外界的交流互动频率。在使用戏剧治疗时要特别注意老年人的身体状况，做好安全防护措施，以免受到伤害。

【思考题】

1.音乐治疗的基本形式和方法有哪些？

2.如何有效地应用音乐治疗？

3.论述舞蹈治疗的理论基础。

4.舞蹈治疗有哪些构成元素？每个元素都发挥着怎样的作用？

5.戏剧治疗的程序有哪些？

6.怎样区分戏剧治疗不同流派的理念与技术？

# 第十七章
# 言语治疗

**内容提要**：本章主要讲述言语治疗的概念、诊断与评估，言语、语言障碍及其康复治疗。

## 第一节　言语治疗概述

语言是一种作为社会交际工具的符号系统。语言不仅是人们用以沟通思想，表达情感，适应生活的交际工具，也是思维的外部表现。言语是语言的表现形式，是有声语言形成的过程，是在中枢神经系统控制下，通过周围发音器官来完成的。所谓言语能力，就是运用语言进行交往的能力。在现实生活中，人们主要通过言语进行交往，并获得发展，对于言语能力正常的人来说，它应当包括听说读写。但也有一些人由于某种原因（如听力损失、声带问题等）使语言信号的认识、接受、中枢整合及言语输出机制发生障碍，致使听、说、读、写有一定问题，并且言语发展水平低于正常同龄人的平均水平，口头语言中的发声、发音及言语节律性地出现障碍。在特殊教育领域中把这种现象称为言语障碍。

有言语障碍的儿童即是言语障碍儿童。值得提出的是，通常由于听力损失导致的言语功能障碍也占了相当大的比例。言语障碍影响到儿童的正常交流，同时对儿童心理发展有不良影响。这些儿童均应达到应有的康复训练，从而使其得到最大限度的康复。由于言语的特殊功能性与复杂性，本书中所提到的感统训练、运动疗法、音乐疗法等的应用都不能完全使这类儿童得到言语上最大限度的康复。他们需要专门的针对言语障碍的言语康复训练。言语治疗即是针对言语障碍儿童言语康复需要量身定做的。言语治疗由于其独特的言语针对性、广泛的可行性和良好的收效性成为这类儿童的重要康复途径，并被广泛应用于由于各类原因导致的言语障碍儿童的康复训练实践中，为这些儿童的全面康复、融入社会做出了不可或缺的贡献。

> ### 一、言语治疗相关概念

所谓言语治疗，是为了治疗或减轻言语、语言障碍，帮助患者恢复或部分恢复说话能力,提高言语交往效果所进行的一系列医学治疗、心理治疗和设计的教育训练活动和练习。言语治疗目的是通过医学的、心理的、教育的手段对言语障碍施加影响,使患者言语障碍得到恢复或减轻,能够进行普通交流。

从这个概念我们能知道言语治疗包括了医学、心理、教育训练三部分。

(1)医学治疗主要是通过医学手术、药物等,彻底改善言语器官的机能,使患者的言语生理机制得到恢复或提高,从而有效改善言语障碍的症状。例如声带息肉的治疗等。

(2)心理治疗主要是通过心理辅导,帮助患者建立信心,配合治疗。比如治疗口吃时,可以运用系统脱敏法,暴露疗法。另外,部分失语症和心因性言语障碍患者伴有其他神经症。

(3)教育训练活动主要是由专业的特殊教育教师、言语治疗医师等,根据患者障碍情况,制订训练计划,选择训练内容和方法,对患者言语活动,如发音习惯、嗓音、呼吸等进行训练,以使其得到康复。人们常说"医学的终点是教育的起点",有一定的道理。在医学治疗的基础上,通过训练帮助其功能康复,是康复重中必不可少的一环,如果没有教育训练活动,医学的努力也会功亏一篑。应该说,它直接关系到整个康复的最终效果,同时,也是教育工作者能用心用智慧最大限度发挥自己的作用的一环。因此,应该作为重点来掌握。

当然,医学治疗、心理治疗、教育训练活动这三部分各有其作用,是互相促进,互为补充,不可或缺的,它们共同构成了言语治疗,我们需要以一个整体的观念来看待这三部分。

## ＞　二、言语障碍的诊断与评估

要对其进行有效的言语治疗,首先应对言语障碍状况进行诊断和评估。找出言语、语言障碍儿童的语言行为或语言能力与其他儿童有多大差异,只是诊断评估的一小部分,更重要的内容与目的在于:第一,界定障碍,诊断障碍的类型、程度、知道障碍的表现、特点。如果能够准确而科学地确定患者的障碍属于一般生理上的障碍,而且该障碍能够通过医学手段来改善言语机能,那么就应该建议障碍儿童接受医学治疗。如果还包括心理原因,则需要接受心理治疗。第二,评估儿童言语发展状况,确定儿童的言语发展情况,其言语强项、弱项、判断预后、制订矫治和教育计划。

(一)语言评估的常用方法

语言评估常用方法包括观察法、访谈法、测验法及语言样本分析法等。观察法是指在真实的情境中,有目的、有计划地调查和描述儿童在任何时期的言语交际行为的方法。访谈法是指通过对儿童有深入了解的家长、教师等成年人进行访谈,收集有关儿童语言能力的有效信息的方法。儿童语言能力测验通常包括标准化测验和目标参照测验两种。标准化测验也称常模参照测验,是语言能力评估中最主要的正式评估方法,是一种脱离语境的、在标准化情景下开展的测验形式。儿童目标参照测验是指用以判断个体康复目标是否实现的测验形式,其主要目的是在被测内容中了解个体的水平,出发点是个体本身的绝对水平,而不是个体间水平差异。语言样本分析的方法是将儿童的言语数据逐字转换成文本,然后采用定量分析或定性分析来探究儿童的语言能力。

### (二)语言能力评估的常用工具

1.S-S 语言发育迟缓评价法(sign-significance,S-S 法)

S-S 法是日本音声言语医学会审定的方法。语言发育迟缓状况可为诊断和评定提供客观依据。中国康复研究中心语言科依据汉语的文化特点研制了中国版。S-S 法可以对儿童的各种语言障碍评价进行综合评价,也可以对导致语言障碍的交际态度和非语言功能进行密切评价。S-S 法从语法规则、语义、语言应用三方面对语言发育迟缓儿童进行评定,包括促进学习有关的基础性过程、语言符号与指示内容的关系、交流态度三方面。其核心是对语言符号与指示性内容之间关系的检查。适用于 1~6.5 岁的语言发育迟缓儿童。

2.皮博迪图片词汇检查(PPVT)

1965 年美国心理学家 L.M.Dunn 修改并发表 PPVT,其通过听觉词汇来测试语言技能,是一套测量"使用"词汇能力的测验工具,可供年龄范围为 2.6~90 岁人群使用,有 240 张黑白卡片和 240 个目标词配对,4 个小图印成 1 张卡片,测验卡片按照从易到难的顺序排列。

在测试过程中,测试者拿出一张卡片,说出目标单词,并要求被试在图片卡片上的 4 张小图中指出离目标单词最近的一张小图片,记录受试者反应结果。每答对一题记 1 分,连续 8 个词中错 6 个停止测试。顶点数减错误数为总得分。测验所得的原始分数可以转化为智龄、离差智商分数或百分位等级,比较该受试者与同龄正常儿童之间的语言水平发育的差异。该方法特别适用于语言能力丧失(如失语症、脑瘫)或语言表达能力较弱(如口吃、智力低下、害羞孤独、听力障碍等)的儿童,因为测试过程中受试者不需要说话。这种测试方法只需要 10~15 分钟,易操作。但该方法存在形式单一、儿童容易在测试中失去耐心、国内版本测试材料为黑白图画等缺点,可能会影响测试效果。

3.伊利诺伊心理语言能力测验(ITPA)

1968 年,ITPA 在美国第一次发表,从儿童交往活动的侧面来观察儿童的智力活动情况。ITPA 包含了词汇测验,而且对语言获得在哪部分发生了感觉技能障碍进行检查。ITPA 是由美国伊利诺伊大学的柯克以奥斯古德的交流模型为基础编成的语言交流回路诊断测验,包括回路(听觉、发音、视觉、运动回路)、过程(接收过程、表现过程、综合过程)、水平(表象水平、自动水平)的三维结构。其中包括 10 个正式测验和 2 个备用分测验,适合年龄范围为 2~10 岁儿童。ITPA 对于探明精神迟滞儿童、语言迟缓儿童和心理语言能力的个别差异特别有效。测验的结果用心理语言年龄和测验得分来表示。

4.西方失语成套测验(western aphasia battery,WAB)

WAB 是目前在西方国家应用较广的失语症评价方法,受民族、文化背景影响较少,并且简明有效。该测验有自发言语、理解、复述、命名 4 个分测验。自发言语包括信息量检查、流畅性检查、语法完整性和错语检查;理解包括回答是非题、听词辨认、执行指令;命名包括物体命名、自发命名、完成句子、反应性命名。每项后有不同的相应分值及评分标准,最后通过给定公式的折算得出测验失语商,参照失语鉴别流程,即能判定何种失语。

5.中国康复研究中心的构音障碍评定法

中国康复研究中心的构音障碍检查包括两部分:构音器官检查和构音检查,检测患者每个构音器官的解剖形态、各个方向的粗大运动、各个言语水平的清晰度和构音错误的发生情况。构音器官检查需结合医学、实验室检查、语言评定才能做出诊断。比如用压舌板、鼻镜、叩诊槌、指套等工具对呼吸情况、喉、面部、口部肌肉、舌、硬腭进行检查,看其构音器官是否异常及是否有运动障碍。构音检查包括会话、单词、音节复述、文章水平、构音类似运动检查,是对儿童各个言语水平及异常进行系统的评定以发现异常构音。此检查对训练具有明显的指导意义,并对训练后再评定也有价值。

6.普通话儿童语言能力临床分级评估量表(MCELF)

MCELF 是华东师范大学康复科学系开发的一款儿童语言能力测评工具,旨在通过对儿童语言障碍程度的评估和判断,帮助康复人员了解儿童语言障碍康复的领域和内容,为语言障碍儿童康复训练方案的制定提供更直接的参考。主要包容包括主测验板块(标准化测验)和辅助测验板块(目标参照测验)两种。MCELF 根据儿童语言发展规律,从前语言交际领域出发,逐步考查语音、词语、句法,最后考查独立组织语言的看图叙事能力。

（三）其他的相关诊断和测验

（1）病史的采集：包括出生史、生长发育史、疾病史、家族史、语言环境等。

（2）听力检查：根据情况采用纯音测听法和脑干诱发电位检测等。

（3）脑部和神经检查：CTH 或 MRI 检查，脑电图检查。

（4）儿童精神活动发育检测：中国儿童适应行为量表（CABS）、贝利婴幼儿发育量表（BSID）、韦氏学龄前儿童智力量表（WPPSI）等，可以测定儿童语言、智力和行为发育状况。方法学的研究，特别是对言语障碍的成因和类型的一些检测方法的发展，是第一个前沿问题。在这方面，国外有许多经验可以借鉴。本章不可能详尽地收集各种测试数据，只介绍一些常用的测试方法。

# 第二节　言语障碍及其矫治

> 一、构音障碍及其矫治

（一）定义

构音障碍是指由于构音器官先天性和后天性的结构异常，神经、肌肉功能障碍而引起的发音障碍，主要表现可能包括以下内容：完全不能说话、发声异常、构音异常、音调和音量异常和吐字不清，不包括由于失语症、儿童语言发育迟缓、听力障碍所致的发音异常。可分为运动性构音障碍、器质性构音障碍和功能性构音障碍。

1.运动性构音障碍

运动性构音障碍是指由于神经肌肉的器质性病变导致发音器官的肌肉无力瘫痪、肌张力异常和运动不协调，致使发音部位错误、不准确，或是气流的方向、压力或速度不准确，甚至整个发音动作不协调，而在发声、发音、共鸣、韵律等方面出现异常，表现为发声困难，发音不准，咬字不清，声响、音调、速度、节律异常，鼻音过重等言语听觉特征的改变。运动性发音障碍是口语的语音障碍，词义和语法正常，仅在语言输出的最后阶段，即运动性言语形成阶段出现障碍。运动性发音障碍患者常伴有咀嚼、吞咽和控制流口水的困难。

2.器质性构音障碍

器质性构音障碍是指由于先天性或后天的原因，在发音器官中出现形态或结构异常，影响发音清晰度。不同部位发生的障碍，表现的语音症状也不同。例如，唇腭裂的语音特点是发音时口腔压力减弱,影响元音和辅音的支持;舌缩短系带,影响语音的清晰度;舌癌伴舌根切除,会影响后元音的发音,如果切除范围太广,辅音发音也会受到影响;牙齿缺损、牙列咬合等异常,发音会稍有改变,影响发音清晰度。

**3.功能性构音障碍**

是指发音器官无结构、形态及功能方面的异常,语言发展已达到 4 岁以上的水平,听力功能正常,但存在发音错误和固定状态,找不到明显原因。功能性构音障碍往往是不良学习环境习得的结果。

**(二)原因及表现**

根据以上的定义和分类,构音障碍主要是由于构音器官的结构异常和神经肌肉器官的器质性病变引起的构音器官的肌肉无力和麻痹,或肌肉张力异常,运动不协调和环境因素。构音障碍患者的言语损伤程度与神经肌肉损伤程度和器官异常程度一致,而言语肌肉的运动速度、力量、范围、方向和协调性影响言语的发音。临床上,构音障碍患者在发声、发音、共鸣、韵律、吐字不清等方面出现异常。主要表现可能包括以下:说话时发生因素替代、歪曲、遗漏和增添多余音等。

(1)替代,指言语过程中用一个音去替换另一个音。例如,汉语普通话中存在着送气与不送气的因素对立,但有些人常常用不送气音去替代送气音,结果将"兔子跑了"说成"肚子饱了",即用 d 替代了 t。再如,用"灰机"替代"飞机"。替代音往往是把不可发音的音替换成可发音的音。

(2)省略,指言语过程中一个或多个音段缺失,导致音节的不完整或被误认为是另一个音节。省略通常与某个音段的特定位置有关,同一个音段在不同的位置上可能出现省略,这既与音段搭配的难易度相关,也与个体的发音习惯相关。

(3)歪曲,是指把语音中的某个音段发音成语言系统中不存在的部分。

(4)增音,增音与省略相反,是在言语过程中将原音节中不存在的音段加进去。例如,"产"发成"chuan",增加了 u 音段。

**(三)康复治疗**

针对构音障碍的原因及表现,言语矫治的内容包括口部运动治疗、听觉辨认、构音训练。具体步骤可以参考如下:

口部运动治疗:主要是通过训练改善口部结构功能。包括增加口部结构本体感,增强口部功能差的儿童的口腔肌肉力量,提高口部协调运动能力等方法来改善其口部功能。

听觉辨认与口部练习:通过听觉识别,儿童可以发出清晰、正确的音,同时进行目标音的口部练习。对于个别构音错误的儿童,可针对目标音直接进行口型练习,并利用视觉、听觉反馈(照镜子、听录音、看口型等)使其意识到自己的发音问题,一旦儿童能够完全识别出发音错误,就可以进入构音阶段训练。

构音阶段训练:通过模仿诱发目标音的正确构音动作,逐步衍生出正确发音,进而过渡到单音节与多音节的结合。选择无意义的音节可以使儿童放弃错误的发音习惯,掌握内容后,选用含有目标音的关键词,采用模仿或组词补充等方法,重新配置目标音、反复练习、修正,并使用句子、儿童歌曲、诗歌等巩固目标音。可采用一对一或小组训练方式,每周训练视儿童情况纠正 1~2 个错误音,训练后留作业,要求家长配合。

> **二、嗓音障碍及其矫治**

**(一)定义**

嗓音障碍是言语障碍的一种,指由于发声器官的功能不协调或声带的器质性病变,致使嗓音的音量、音调、音质和声音的持续时间以及共鸣等出现异常。

**(二)原因及表现**

嗓音障碍的病因非常广泛,根据嗓音障碍的病因可分为功能性嗓音障碍(无器质性变化)和器质性嗓音障碍(有器质性变化)。功能性嗓音障碍可能由于嗓音器官功能不良或精神性嗓音障碍造成。器质性嗓音障碍的原因较复杂,可以由功能不良性声带病变、声带的先天性病变、外伤性、肿瘤性、内分泌性等原因引起。有些嗓音疾病同时兼有功能性和器质性原因,如痉挛性发声障碍、变声期嗓音障碍。

主要表现为音调、音量、音质方面的紊乱,如鼻音重或是鼻音缺失、声音劈裂、音量或高或低等。音调主要受声带的长度、质量、紧张度和声门下压等因素的影响。音量受呼吸流量、声带阻力、声带震动模式和声门下压等因素的影响。音质受声带振动质量、音调、音量、共鸣器官等因素的综合影响。

**(三)康复治疗**

如果嗓音障碍源于声带、喉部或鼻腔等疾病,先进行医学治疗,然后进行教育补偿改善功能的训练。如果发现嗓音障碍儿童没有声带、喉部、鼻腔疾病,则应重点改善儿童的用嗓发音能力。嗓音矫治的方法很多,可参考如下方法:

1.运用听觉比较

利用录音设备录患者的发音和准确目标音一起放给儿童听,期望通过语音听觉对比方法,让语音障碍儿童对自己的发音和正确的发音建立清晰的感知和正确的发音,意识到问题所在,寻找调整方法。

2.改变发声习惯

对于患有非器质性嗓音障碍的儿童来说,这些障碍大多是由于不良的嗓音习惯造成的,比如平时大喊大叫,导致声带疲劳和损伤。因此,他们主要可以通过训练来改变不良的声音习惯。如在教室进行训练,混响时间短,可以得到更大的声音反馈;改变说话嘶哑的习惯,确保声带有良好的发声状态。此外,要求平时习惯压低声音说话的人改变耳语音说话的发声特点;对不会控制鼻腔、口腔通道而造成鼻音过重或不足的儿童来说,应该利用仪器或语言游戏做悬雍垂、软腭的控制训练,以达到鼻腔、口腔的正确共鸣。

3.结合手术治疗训练

若儿童因声带或喉部因器质性病变所致构音障碍应结合手术矫治。如因鼻中隔穿孔而导致鼻腔共鸣障碍的儿童,应该在术后及时进行鼻腔对气流的控制训练。安装有人工喉的儿童,配合手术矫治的同时做相关喉部控制的训练。

4.调整患儿心理

对说话过轻的儿童研究发现,他们的嗓音障碍往往来自交际心理。针对该障碍,应该给儿童设计一些特殊的交际场所和交际项目,让孩子们知道如何通过用声进行现场表达。治疗进程中,教师必须是最耐心的听众、最由衷的赞美者和最精熟的心理调整者。

> 三、语流障碍及其矫治

(一)定义

人们语言表达时,语言成分是依次说出的,依次说出的话成为语流。语流在速度、停顿、轻重、音节的长短等因素有一定变化,构成了语流的节律,节律运用得当利于表达,利用不当则会阻碍言语交流。语言的流畅性障碍,也称"口吃",世界卫生组织将其定义为一种言语节奏紊乱,说话者以无意识的声音重复、延长或中断而无法表达清楚当时所想说的内容。

(二)原因及表现

绝大多数语流障碍属于功能性,或者说属于错误言语习惯。口吃是在口语中出现节奏强弱、抑扬的障碍,表现为口语中反复"拖延""堵塞"而导致语言不流畅。表现为音节或词语不应有的重复、语音不适当地拖长、有发音动作而发不出声音、不适当的停顿、堵塞等。

目前认为口吃产生的原因尚不太清楚,个体差异也很大。有的认为主要是由于模仿造成。语言在婴幼儿时期的形成依赖于模仿,模仿是一个在皮质控制下,有意识、有目的,通过听觉反馈,自我不断矫正的过程。幼儿若模仿别人的口吃,一经造成发音发错误,成人后很难自我矫正。亦有人认为是心理因素造成。口吃是在心理因素的作用下发生和发展起来的。偶尔的口吃,或由偶尔的刺激引起,或由某种特定的场合引起,由于患者的心理状态不佳,怕人嘲笑,心情紧张,神经和肌肉不能放松,总是越想说好越说不好,越怕口吃越口吃,结果变成了经常性的口吃。

(三)康复治疗

口吃是一种非常复杂的语言障碍,由于口吃影响到正常的言语交流,会引发患者的情绪和行为反应,诸如焦虑、挫折、羞愧以及有意掩饰言语流利障碍的行为等消极心理反应。口吃患者的治疗应包括心理教育与语言训练两个方面。

1.心理教育

心理教育的目的为减少或清除各种心理刺激因素,提高并巩固"语训"疗效。应在"语训"开始前一周进行。

方法:首先,稳定情绪,嘱患者卧床休息,缄默,消除发病客观诱因。其次,建立信心,与患儿谈心(要因人而异,有针对性)介绍一些有关发音问题的心理及病理知识,提出口吃可以彻底治疗,消除其心理障碍,增强其战胜疾病的信心,积极配合治疗。最后,打消顾虑,建立良好的言语心理环境,让儿童明白大胆开口说,没有人会嘲笑他(她)。

2.语言训练

语言训练有多种方法。要根据患者的实际情况,比如口吃程度、原因、配合状况、心理能力进行有针对性的训练。这里简单介绍两种训练方法供参考。

(1)呼气发音法的训练。首先从呼吸练习开始(即做深呼吸练习的基础上,结合发音练习)。第一遍,患者张口,做短而无声的吸气,腹部慢慢隆起,肩膀和胸壁不高抬,然后慢慢呼出。第二遍,将1次吸气过程分开两口吸,即先吸1次,接着再稍用力抽吸1次,呼气时不要一口气呼完,而要做3~4次的瞬间停顿式慢慢呼出。

其次,发元音时,口要张大,舌部不动,舌尖轻轻地接触下门齿,先吸气,然后将(呵)音用呵气音(即耳语音)发出。锻炼结果使发音时呼吸平稳,也有人认为口吃的矫治主要就在言语呼吸方面。

再次,用大声按前述发音法练习。

最后,辅音练习,克服其在构音活动中最困难的一环,先由 M、N 练起,次及其他辅音。

以上方法反复交替训练,最后过渡到由两三个字接连练习开始,发展至问答和对话以至结束治疗。一般治疗一周 2 次,每次 20 分钟,其余时间由患者在家中自行训练每天 5~7 次,每次 5 分钟。一疗程 15~30 次。

(2)拉长音发音法训练。让患者发 a、i 等音,持续 10s 以上,1~3 周后拉长音讲话。按词、词组、单句顺序训练,先快后慢,让患者跟读并录音复读,通过听觉反馈纠正错误发音习惯。

## 第三节 语言障碍及其矫治

语言是一种作为社会交际工具的符号系统,包括语音、语义、语法和语用等要素。语言功能包括用哪种语言(汉语普通话、某种方言、某种外语、某种形体语言)为符号,如何运用音系、词法、语义、句法和语用组成要表达的语言,在这一过程中的任何缺陷,都属于语言障碍。语言障碍是一个人不能表现出与预期正常标准相当的语言学知识系统状态,应该与由于语言(语系、民族、方言)不同和文化差异而导致的交流困难相区别。语言障碍的表现复杂,有不同的分类方法。根据语言障碍发生的时期分为发生在语言获得过程中的儿童语言发育迟缓和发生在语言获得后的失语症。

> 一、失语症及其矫治

(一)定义

失语症是指由于脑组织的损伤病变导致已经获得语言能力丧失或低下,主要表现出患者在字词、短句、文章的表达和理解上不同水平的障碍。如听觉理解障碍,在语音辨认或语义理解上存在障碍,对所听到的话不能辨认、部分或完全不能理解;口语表达障碍,在口语表达中出现无声、说话费力、错语、新语、杂乱语、刻板语言、模仿语言等;语法障碍,缺乏语法结构,用词错误,结构及关系紊乱,不能很完整的表达意思;阅读障碍;书写障碍等。

## （二）常见失语症类型、病灶及临床表现

表 17-1　常见失语症类型、病灶及临床表现

| 失语症类型 | 病灶部位 | 临床特征 |
|---|---|---|
| Broca 失语 | 左额下回后部 | 口语表达障碍最为突出。自发语呈非流畅性，语量少，找词困难，说话费力，严重时呈无言状态；口语理解相对较好；语言复述困难，尤其是较长句子复述困难；命名困难；阅读及书写不同程度受损。 |
| Wernicke 失语 | 左颞上回后部 | 口语理解障碍最为突出。言语流畅、大量错语、语言空洞、缺乏实质词汇；复述、命名、阅读、书写都存在不同程度障碍。 |
| 传导性失语 | 左弓状束及缘上回 | 复述障碍最为突出。自发言语流畅，在自发言语、复述、命名、阅读均表现为语音错语；文字和语言理解较好。 |
| 完全性失语 | 左额顶颞叶大片病灶 | 听、说、读、写都受到严重损害。自发语极少，刻板语言，理解、复述、命名、阅读、书写均不能。 |
| 经皮质运动性失语 | 左 Broca 区上部 | 口语非流畅，自发语言少；复述保留、存在学语现象，与 Broca 失语比较，可复述较长的句子；口语和文字理解较好；命名、阅读、书写均有障碍。 |
| 经皮质感觉性失语 | 左颞顶分水岭区 | 自发言语流畅，错语较多，命名严重障碍，复述保留，存在学语现象；口语和文字理解障碍；听写障碍；与 Wernicke 失语比较，复述保留。 |
| 经皮质混合性失语 | 左分水岭区大片病灶 | 自发语言严重障碍，口语和文字理解障碍，命名、阅读、书写均有障碍，但复述保留，存在学语现象。 |
| 命名性失语 | 左额顶枕结合区/左颞中回后部 | 命名障碍为主的流畅性失语症。口语表达存在找词困难，对物品名称、人名等严重命名困难，除此之外，其他语言功能大部分保留。 |
| 皮质下失语 | 丘脑或基底节、内囊 | 丘脑性失语：音量小，语调低，可有词意错误，找词困难；复述正常或轻度障碍；命名障碍明显；执口头指令较差。<br>基底节性失语：说话能力介于流畅性和非流畅性之间。口语理解尚可；复述总体较好；阅读理解差；动作描写障碍突出。 |

## （三）康复治疗

失语症康复治疗的目的是最大限度地发挥残存的语言能力及确定最有效的交流方法，达到语言功能最大限度的恢复。失语症的康复主要采取基于障碍的基础治疗模式，即直接干预模式。

1.Shuell 刺激促进法

是多种失语症治疗方法的基础,指对损害的语言符号系统应用强的、控制下的听觉刺激为基础,最大限度地促进失语症患者的语言再建和康复。根据患者失语症类型、严重程度等情况进行分析,较严重的患者需要采取较大强度刺激,配合多感官刺激法,刺激的内容及形式应简单易行。对于中、轻度失语症患者,以听觉刺激为主,循序渐进,训练难度逐渐增加。正确使用行为干预策略,对失语症患者康复至关重要。

2.交流效果促进法(PACE)

该法由 Davis 和 Wilcox 创立,是促进实用交流能力训练的主要方法。其操作方法如下:将一叠图片正面朝下放置桌上,治疗师与患者交替摸取不让对方看见自己手中图片的内容。然后运用各种表达方式(如呼名、描述语、手势语、指物、绘画等信息)向对方传递。接收者通过反复确认、猜测、反复提问等方式进行适当反馈,治疗师可根据患者的能力提供适当的示范。

3.阻断去除法

1970 年,Weigl E.和 Bierwisch 提出阻断去除法,其认为失语症患者基本保留了语言能力,但语言的使用能力存在障碍,通过训练可以恢复语言使用能力。阻断的区域是先刺激较轻的语言功能区,再刺激较重的语言功能区。该法与 Schuell 刺激促进法结合使用效果较好。例如感觉性失语患者的听理解损伤较严重,可先刺激其阅读中枢,达到通过"看"来去除"听"受到的阻断。

4.功能性交际治疗方法(FCP)

FCP 通过将患者由封闭式治疗室逐渐过渡到室外或社会环境中去,充分利用各种沟通形式和任何未受损的能力来加强沟通效果,该法侧重于日常的交往活动和信息交流。

失语症患者的康复需要遵循循序渐进原则、个性化原则、持续性原则、综合性原则及多样化原则。

> 二、语言发育迟缓及其矫治

(一)定义

儿童语言发育迟缓指发育中的儿童因各种原因所致的在预期时间内未能达到与实际年龄相应的语言水平,但不包括由于听力障碍引起的语言发育迟缓。造成儿童语言发育迟缓的原因很多,主要有智力发育迟缓、孤独症、发育性语言障碍、儿童早期缺乏文化和语言刺激、环境不良、情绪问题等,以智力发育迟缓所占的比例最大,是儿童语言发育迟缓的主要原因。其中发育性语言障碍又称特发性语言障碍,指单纯性语言功能或能力的某一方面或全面发育迟缓。

（二）原因及表现

造成原因发育迟缓的原因可能有听觉损伤、社交障碍、智力障碍、器官异常、语言环境不良及特定性语言发育迟缓等因素。

听力是孩子学习语言的重要途径。在听力受损的情况下,儿童不能充分接受语言刺激,不能形成完整的言语听觉链时,很难取得较好的语言发展。语言是人们在实践和与他人交流中发展起来的。如果儿童在交往中对交往对象的存在及语言刺激本身的关心不够,其语言发育必然会受到影响。智力障碍是语言发育迟缓儿童中所占比例最大的病因,对于智力障碍儿童来说,听觉理解、言语表达、语言理解等多方面都比普通儿童发育迟缓。构音器官异常会引起语言发育迟缓,例如以脑瘫为代表的构音运动异常、以唇腭裂为代表的构音器官就异常等,会导致语言发展滞后。在语言发育迟缓中有这样的情况,如果其早期脱离语言环境(如狼孩儿维克多),会导致其语言发育迟缓。同时还存在一些语言发育迟缓患者,其病因机制尚不清楚,可能与脑组织的功能异常有关。

（三）康复治疗

对儿童语言发育迟缓的矫治,根据成因不同,需各自结合针对智力落后、儿童自闭、脑瘫等训练,以及医学治疗和心理辅导进行。根据儿童的语言发展具体情况不同,来选择合适的内容,如语用、语法发展迟缓的可以分别着重于语用语法训练。训练中可采用个别训练方式或团体训练方式,同时需要知道家长如何在家进行配合训练。尽最大限度消除妨碍儿童语言发展的因素,营造轻松、愉快的语言训练气氛,以利于儿童语言发展。其目的是促进儿童的语言发育,使儿童语言尽可能达到正常同龄人的发展水平。

(1)注意力的训练:语言发育迟缓儿童的注意力与记忆力训练直接影响整体的训练效果。可采用听觉注意(如带有声音的玩教具)、视觉注意(如彩色物品追踪、照镜子、串珠子游戏等)、触觉注意(触摸物品或玩具)、注意的保持与记忆训练(采用瞬时、短时、长时记忆训练等)等方法。

(2)交流态度与交流能力的训练:可采用游戏治疗的方式,改善语言发育迟缓儿童交流态度和交流能力。例如,对视游戏训练,采用玩具吸引儿童,治疗师将玩具置于视线前方,儿童寻找时与治疗师形成对视。

(3)语言符号与知识内容关系的训练:可分为不同阶段的训练,首先是对外界刺激感知觉反应的训练,使儿童逐渐对事物做出相适合的操作;其次是对事物基础概念的训练、匹配训练、选择训练等,目的是让儿童了解身边日用品的用途及相关事物匹配等;再次,训练儿童从语言符号获得→语言理解→语言表达;再次,训练儿童积累词汇,由不完整语法、句法结构组成相对简单的完整语句;最后是对语言发育迟缓儿童语句的顺序关系与规则,语句的逻辑关系能力训练等。

(4)文字训练:对语言发育迟缓儿童的训练应包括听、说、读、写4个方面。可通过文字字形的辨别、文字符号与字意及音符的结合训练、文字符号的辅助作用及代偿性交流训练等方法提高患儿的文字能力。

(5)语言环境与儿童语言发育:儿童语言的发展与其语言环境息息相关,对语言发育迟缓的患儿单纯进行语言训练使达不到预期效果的,其训练内容必须结合实际生活环境,鼓励儿童参与社会,与正常儿童进行沟通交流。

【思考题】

1.什么是失语症?

2.言语障碍的诊断工具有哪些?

3.简述失语症的表现及治疗。

4.简述构音障碍的含义和治疗方法。

5.如何制订语言发育迟缓的训练方案?

# 第十八章

# 作业治疗

**内容提要:**本章主要讲述康复治疗中作业疗法的相关知识,包括作业治疗的概述、评定和方案的制订与实施。通过本章的学习,大家应了解作业治疗的意义及种类,掌握作业治疗的评估方法及内容,并掌握作业治疗方案的制订以及实施流程。

## 第一节 作业治疗的概述

作业治疗(Occupational Therapy,OT)在康复医学及教育康复学中占有重要地位,其宗旨是让个体发展、改善和恢复日常生活技能,提高工作能力、游戏能力、生活能力、休闲能力,并且在此过程中促进其最大程度躯体、心理和社会适应功能的恢复,引导其达到个体最佳的生存状态,使之可以参与并贡献社会,在生活环境中得以发展。

针对特殊儿童的作业治疗需要以特殊儿童为中心,根据其所处文化背景、社会环境、能力水平、个人兴趣,选择对其具有个人和社会意义的作业活动,制订符合儿童发展的干预计划,通过完成作业活动的过程帮助儿童提高相关能力,最终使其适应并融入社会环境中(包括家庭、学校、社区等)。在干预过程中,作业治疗师将根据儿童表现和反馈不断调整干预计划,并积极引导儿童情绪情感,促进人格品质的发展,为特殊儿童搭建参与社会生活的有效途径。

我国特殊儿童对于作业治疗需求呈快速增长趋势,特殊学校中越来越需要作业治疗师的加盟和参与。一个作业治疗师可以辅助教师服务一个特殊学校或同时服务几所特殊学校,为功能受限儿童提供一个支持环境,使其接受平等的教育。作业治疗师需要与教师的教育康复目标相互吻合,相互保持一种合作和支持的关系,以促进特殊儿童康复。治疗可以在一个独立的治疗室进行,也可以结合到课堂活动。

> 一、作业治疗的含义

作业(occupation)是一切作业活动的总称,是人们利用自己的时间和精力所做的全部事情,包括照顾自己,享受生活,促进社会和经济的发展。也就是说,作业是人们在生活中具有独特意义和目的的活动。作业的形式多样且不固定,任何形式的活动只要对该个体是"有意义"的,就可以被认为是作业活动。作业的范围可以分为日常生活活动、工作/生产力及休闲三个方面,三者之间互相关联。作业活动关心的是生物-心理-社会的范畴,包括生物学方面、心理学方面及社会方面的特征。

作业治疗诞生于西方文化背景,经过长期发展和演变,1914 年"作业治疗"在美国正式诞生,由著名心理学家威廉·邓特恩(William Dunton)和乔治·巴顿(George Barton)命名并沿用至今。19 世纪初期,肢体残疾纳入作业治疗的服务对象。这一阶段,作业治疗师开始对脊髓损伤、截肢、创伤性脑损伤、脑瘫等生理有一定缺陷的群体进行作业治疗。1975 年起,作业治疗开始接触儿童。为了提高残疾儿童学校活动能力,美国许多公立学校大量招收作业治疗师入校为残疾儿童提供干预,从此,作业治疗走入学校。1982 年,现代康复医学理念引入中国,目前已经成为国际主流的康复干预手段之一。

## (一)作业治疗的定义

多年来,在不同的阶段,作业治疗的定义也随着社会和环境的变化进行了不同程度的修改。美国治疗师协会 1986 年对作业治疗下了一个定义:是采用自我照顾、工作、游戏等活动,以增加独立活动的能力,促进发育,防止残疾。包括改变任务或环境在内,以达到最大限度的独立和提高生活质量。1989 年,世界作业治疗师联合会(WFOT)把作业治疗定义为:通过选择性的工作活动来治疗身心障碍或残疾患者,目的是使患者在生活的各个方面达到最高水平的功能水平和独立性。2002 年,在 WHO 颁布了 ICF 后,作业治疗的定义被修改为帮助残疾人选择、参与并应用有目的、有意义的活动,以最大限度地恢复生理、心理和社会功能,改善健康情况,防止能力丧失和残疾的发生,鼓励他们以发展为目的参与社会、贡献社会。

## (二)作业治疗的特点

针对性:一定要有目的或理由将作业活动用作作业疗法项目。治疗师应关注患者的需求,以特定的目标作为选择的依据,根据患者的功能水平和参与能力选择什么样的活动,活动必须对患者有价值,并且应与个人在社会中的角色相关。

趣味性:由于作业治疗环境的设施和氛围贴近家庭、工作和社会环境,具有现实和生活氛围,因此,不仅能提高患者的兴趣,还能提高治疗效果;功能的改善和工作结果进一步激发了患者在训练中的信心和积极性。

主动性:作业治疗中所采用的作业活动需要患者的主动选择与参与才能完成,其治疗效果与患者主动参与者程度成正比。

> **二、作业治疗的种类**

根据不同的分类方法,作业疗法有不同的项目分类。

按作业治疗的名称分类:木工作业、手工艺作业、黏土作业、园艺作业、治疗性游戏作业、认知作业、文书类作业、书法、绘画等。

按治疗作用分类:减轻疼痛的作业、增强协调性的作业、增强肌肉耐力的作业、增强肌力的作业、改善关节活动度的作业、改善步态的作业、调节心理、精神和转移注意力的作业、提高认知能力的作业、改善整体功能的作业等。

按治疗的功能分类:功能性作业治疗、职业作业治疗、娱乐活动、作业宣教和咨询、环境干预、辅助技术等。

(1)功能性作业治疗:也称为日常生活活动训练(Activity of Daily Living,ADL),生活自理是患者重返社会的重要先决条件。ADL 训练的内容可分为简易日常生活(Basic ADL,BADL)及结构性生活(Instrumental ADL,IADL)。BADL 包括进食、穿衣、转移、个人清洁、上厕所、洗澡等基本的日常生活活动。IADL 包括小区生活技能、家务劳动等。

(2)职业作业治疗:包括职业前评估、职业前培训及职业训练三个部分。其中职业评估分为初步评估和职业评估,体能评估和职业性质分析,其中模拟工作评估工作态度及表现评估是职业评估的重点评估项目;职业能力强化训练包括有效及安全工作训练、模拟工作训练、职业训练、工作态度及表现训练。职业康复训练程序是:初步评估——职业评估——职业培训——转向有关机构——回归工作。

(3)娱乐活动:主要包括娱乐及游戏活动评估和娱乐及游戏活动治疗两个部分。

(4)作业宣教和咨询:对残疾儿童进行正规教育和培训,对特殊儿童进行特殊教育,使其能够接受教育。举办专题讲座,向患者及其家属普及功能障碍的预防和康复知识。

(5)环境干预:环境可以影响人们的行为。在临床康复过程中,我们可以通过关注环境来达到意想不到的疗效。为了方便患者回到家人身边,方便行走,可以引导家人评估和改变家庭环境,如门、楼梯及走廊、居室、浴室等居室条件要适合患者使用和满足他们的出行要求。

(6)辅助技术:包括矫形器配置和使用训练、辅助器配置和使用训练及假肢使用训练。

①矫形器配置和使用训练:矫形器是一种用于人体四肢、躯干等部位预防和矫正畸形,治疗骨、关节、肌肉和神经疾病,并通过力的作用来补偿其功能的器械。如何配

置和使用矫形器是作业疗法的治疗内容之一。

②辅助其配置和使用的训练:患者康复辅助设备的选择、设计、改造和使用需要职业治疗师的指导,才能产生积极的康复辅助作用。

③假肢使用训练:根据残疾人的具体情况,向康复工程师提出假肢处方建议。对穿戴机械假手者训练其假肢的协调动作。对佩戴下肢假肢的人员进行负重和平衡训练、平地行走和上下台阶训练。

> ## 三、作业治疗的目的

作业治疗师为个体、群体及社区提供的服务包括许多方面:评估、训练和教育服务对象从事日常生活活动的能力,为了恢复功能性活动行为,在治疗上使用活动、设计活动和特殊技能来解释和教育患者及其家属,以促进患者保持独立,尽可能地减少过度保护;设计、制作作业治疗的器具,帮助患者加强时间、空间意识,维护个人在时空中的角色,为其提供自我表达及交流的机会;指导选择和使用合适的设施,提供家庭技能培训,为残疾人提供适应物理环境的咨询服务;对家庭及周边环境进行评估,提出建设和改造的建议和注意事项,从而为患者提供一个无障碍的环境。作业治疗师提供这些服务的最终目的主要体现在以下几个方面:

(1)帮助患者恢复局部的机体功能,改善躯体感觉和运动功能,通过功能性作业训练,可以改善肢体的活动能力可以促进全身新陈代谢,调节神经系统功能,增强体力与耐力,促进感觉的恢复。

(2)帮助功能障碍患者实现最大程度的独立,发挥其残存功能,改善其生活环境,使其出院后在生活和经济上尽可能独立。提高职业技能,达到自立自强。生活和工作环境的改善有利于恢复正常的生活和工作。

(3)由于家庭作业活动的实用性和创造性,患者可能会非常感兴趣,因此他们的精神和注意力高度集中。通过认知训练和感知训练,可以提高他们的记忆力、思维能力及感觉知觉能力,增强定时力、定向力、注意力,以及表达、理解、计算能力等等。此外,还能提高患者解决问题的能力,正确认识空间与视觉之间的关系。

(4)改善心理状态。作业治疗可以分散注意力,提高生活兴趣,放松精神。作业的成品可以增强自主意识、自我价值感、自信和幸福感。一些工作活动可以发泄或减少消极情绪,恢复正常情绪,实现心理平衡。通过各种作业活动,调节病、伤、残者情绪和积极性,增强克服困难的信心。同时,集体活动可以克服孤独感,恢复社会交往,培养回归社会的意识。

(5)作业疗法作为一种评估患者身体功能和职业能力的方法,为患者是否能完成原来的工作、换工作或不能工作提供了科学依据。

> ### 四、作业治疗的意义

在现实生活中,人们有很多需求。衣、食、住、行是人们的低级需求,教育、工作、交流、人际的相互影响等是人们的高级需要,因此,无论是身体还是精神、心理,一旦受到疾病的侵袭,都有可能使一个人丧失满足这两种需要的能力,从而影响一个人乃至一个家庭的生活质量。健康是每个人获得幸福的先决条件,作业治疗就是通过有目的的有创造性的生产性的活动、作业,帮助失去健康体魄、气力甚至健全头脑的人,恢复人的尊严,重振精神心理健康人的信心,使之重新获得高质量的生活,得到幸福感。

## 第二节　作业治疗的评定

由于作业疗法的内容涉及患者的日常生活以及工作、学习、休闲活动,因此,必须对其身心功能障碍进行认真的评定,然后我们才能制订切实可行的作业治疗计划。作业治疗评估是应用康复医学来评估残疾人的残存功能或恢复潜力,促进制订作业治疗计划,对作业治疗结果及随访结果进行综合分析的过程。

> ### 一、作业活动的种类

作业活动的内容丰富,形式多样,按患者的实际要求作业活动主要包括日常生活活动、工作/生产力和休闲三个方面,三者之间互相关联。

（一）日常生活活动

日常生活活动是每个人最基本、最经常的活动之一,也是每个人为了生存而必须进行的作业活动。

自我照料:具体包括洗脸、刷牙、梳头、进食、穿脱衣物、如厕、洗澡、起居转移等。

家务活动:可以分为室内活动和室外活动,室内活动具体包括烹饪、理财、扫除活动、洗衣、晾晒等;室外活动具体包括外出购物、银行取钱、同家属外出等。

睡眠活动:即平时的夜间睡眠、午睡和间歇的休息。由于这段时间不做任何事情,睡眠活动是否包含在自我照料方面仍意见不一。

（二）工作与生产力

工作与生产力是个体作为社会的一员必须进行的作业活动。具体包括以下几个方面：

（1）付薪工作：是人为了生活的需要而进行的，目的在于获得经济收入，如全日制工作、小时工、业余打工等。

（2）无薪工作：一般包括志愿者、义工、参加社会活动（婚礼、丧礼、宗教活动、公益活动等）。

（3）学业活动：可以分为校内活动和校外活动，校内活动包括上课、值日、运动会等，校外活动包括做作业、家中复习或去补习班等。

（三）休闲活动

利用业余时间进行各种体育运动、游戏、钢琴、棋牌、书画、文艺表演等，目的是充分安排时间，转移注意力，丰富生活内容，有益于身心健康。也可以被称为游戏娱乐，包括以下几个方面：

（1）主动式休闲：养生娱乐活动，如打太极、八段锦等；比赛类运动，如跑步、游泳、健步走、健美操、球类比赛、做游戏等；放松活动，如逛街、散步、下棋、打麻将、打牌、钓鱼等。

（2）被动式休闲：看电视、读书、看报、听广播、听音乐等活动。

（3）交际活动：主要指与家人、亲属、朋友等的交际活动，如约会、闲聊、打电话、聚会等活动。

（4）艺术活动：弹奏乐器、画画、书法、摄影等活动。

上述分类是目前经常应用的分类方法，实际应用时可能会出现交叉现象，主要是根据每个人不同的需要、当时所处的阶段和环境以及特殊的生活情景等，来决定所属的类别。例如，艺术活动包括唱歌、弹琴、画画及摄影等，这些对于非艺术家的人们来说可以是休闲活动，但对于音乐家来说，做音乐属于工作与生产力活动；同理，对于画家来说，画画也属于工作与生产力活动，但对于普通人来说，利用休闲时间进行画画就属于休闲活动；进食通常属于日常生活活动，但在与朋友约会吃饭时，进食活动则属于休闲活动中的交际活动。

此外，作业活动在不同年龄阶段的人群中也有不同的变化，如对于小孩来说，游戏和娱乐活动会更重要；对于成年人来说，会更加看重工作与生产力活动；对于老年人来说，也是以休闲活动为主要作业活动。工作与游戏的时间分配随着年龄的不同也会有不同的比例，如学龄前儿童与学龄儿童的学习和游戏时间会有不同的分配。特殊儿童的家庭作业活动一般包括日常生活中的自理活动、学业活动、工作中的休闲活动和生产力活动。

> ## 二、作业治疗常用的评定方法

### （一）评定目的

找出功能障碍并确定作业治疗"诊断"：找出患者有哪些活动障碍和功能障碍，程度如何，包括确定障碍的部位、性质和程度，了解患者丧失了哪些功能，也就是不能做什么。

确定代偿潜力，推断治疗潜力：了解患者的机能代偿情况和预测治疗后能达到的情况，判断患者的治疗前景是完全恢复、部分恢复或者难以恢复，即患者现在可以做什么，或在经过治疗后可能做什么。

制订治疗目标：根据做出的"诊断"，正确地制订治疗目标，主要包括短期目标和长期目标，从而在今后的治疗中更有针对性地、更有效地利用人力和物力，以达到更好的疗效，同时可以推测该治疗能达到什么程度，何时可以终止治疗。

确定治疗方案：在确定损伤程度及障碍原因后，可以确定治疗的方案，也就是确定治疗应该采取哪些手段进行干预。

判断治疗效果：评估是判断疗效的依据。经过治疗后，只有通过科学的评估，才能得出客观的结果。可以向患者、家属及康复机构展示治疗效果，以利于进一步的治疗，或终止治疗后进行预后总结。

评估记录的备案：经过评估后留下的评估记录表可以指导治疗，也可以对治疗过程中的疗效变化有客观的对比，并且，评估记录表还是具有法律效力的证据文件。

### （二）评定内容

对于患者能力的评定，由于作业活动会涉及身体功能和心理功能的各个方面，因此必须评估患者的活动能力，包括运动、日常生活活动、感觉、知觉、认知、社交、功能独立性以及心理等各个方面的能力。评估的重点是上肢和手的功能、认知功能和日常生活活动能力。

对环境的评定，患者在生活、工作、社会活动中所遇到的障碍，除与本人身心功能有关外，往往也与其环境条件有关。因此，就对其居住、工作环境的设施情况做详细的调查了解，找出不利于患者活动的问题以及其加以改造的可能性。

（1）基本情况：姓名、年龄、性别、主诉、现病史、既往史、个人史、家庭情况、护理成员等。

（2）全身情况：意识状态、生命体征、身体的姿势、营养情况、睡眠情况、卫生情况、表情、动作情况。

（3）身心状况：①躯体功能：现有的障碍及程度、保持姿势和运动功能、深浅感觉、体力、视力、听力等情况。②智能状况：障碍程度、作业能力、判断力、沟通能力、安全管理能力等情况。③心理状况：兴趣爱好、情绪、性情、参加集体活动情况。

（4）日常生活活动的完成情况：①基本日常生活活动：活动障碍的程度、外界环境及生活环境的客观情况、家庭对其的护理情况，每月、每周及每日的主要活动内容、活动时间及空间情况、集体活动时间与个人活动时间的分配与内容。②应用性生活活动：生活活动障碍程度和护理情况、生活经验等。

（5）今后的生活活动：今后必须达到的或某些强烈意愿的生活活动能力。

（6）客观环境：①住宅结构：根据生活行动路线确定身体客观障碍情况、了解住宅生活空间的使用情况。②住所周边：客观环境的结构情况。

（7）周围人群：家庭亲属构成情况、护理者的健康情况及经济情况、护理程度。与近邻的交流情况。

（三）常用的评定方法

作业治疗评估时，可采用询问、观察、填表、测验、信访、电话询问、复诊等方法，各种方法都有其优缺点。

直接观察评估：在观察评估时一般不需要直接操作患者的身体或使用器材，而是通过观察患者在活动时的表现，评估其实际活动能力。评估时，患者根据治疗师发出指令进行操作，此时治疗师应观察患者完成活动的情况，逐项观察患者的动作能力，进行评估和记录。观察评估时应注意尽量客观，避免主观。

间接询问评估：是指一般不能直接观察的项目，通过询问的方式进行了解和评估的方法，包括信访、面谈和电话询问等，如了解患者的病史、用药情况、大小便的控制情况等。

作业治疗的评定项目有很多种，要做全面评定，要从不同方面进行评定，不同方面用不同的评定方法：①基本日常生活活动：运用改良巴氏（Barthel）指数评定或功能独立性评价量表（FIM）评定。②应用性生活活动：运用洛顿（Lawton）日常生活活动评定。③躯体功能，运用徒手肌力评定（MMT）及一系列感觉检查等。④智力筛查，使用简易智力状态检查的智能初步评定方式评定。⑤心理情绪评定运用抑郁评定量表及焦虑评定量表进行评定。⑥生活质量评定运用世界卫生组织生存质量评定、健康状况调查问卷等多种评定。

（四）评定的注意事项

评估重点应突出：应根据评估目的选择适当的评估项目，不要盲目求全，也不能简单片面。单项评估只提供一个单方面的材料,如肌力评估、肌张力评估、关节活动度评估等。这些评估不足以为评估患者整体功能活动提供足够依据,因此作业治疗评估的重点应该放在与生活自理、学习和工作活动有关的综合性功能上,如日常生活活动能力评估、步态评估、上肢活动能力评估(手功能评估)和工作生产相关的能力评估等。

所选方法应熟悉:必须选择自己熟悉的评估方法,尽量选择技术可靠、精确度高、重复性好的无创方法。如仪器测定,应在该仪器处于正常工作状态下进行评估,并尽可能避免仪器操作上的误差。

评估结果应客观:尽量使用可量化的评估方式,避免只进行口头形式的主观评估,如可以选用量表法、仪器法或操作评分等。此外,还应注意评估方式的效度和信度。要选择的方法应具备以下条件:

(1)可信性:结果必须可靠。同一评估人员在同一周或同一个月内对同一对象、同一水平的连续评估结果不能相差太大,应有90%的重复性,应能与其他评估者或单位的项目进行结果比较。一份可靠的评估结果,可以为治疗师、患者以及社会提供有更具有参考价值的信息。

(2)有效性:应能尽量准确地评估出患者的功能情况,评估记分应能区分功能有无障碍和障碍的轻重程度。

(3)合理性:评估能真实反映患者功能障碍的重点,指导正确的治疗方向。

重视疾病专用评估:针对不同的疾病所导致的功能障碍拟订不同的评估方法,例如脑血管意外、痴呆、手外伤和类风湿关节炎等疾病,各有专门的功能评估量表,诊断性强,能较确切地全面反应患者的功能状态,应尽可能地选用。

评估结果综合分析:对所得评估结果,要结合病史、临床体检结果及其他资料做全面分析,排除因操作或主观判断等各方面的误差因素,做出客观、准确的结论。

注重患者配合和环境影响:评估前,应向被评估人说明注意事项,以获得患者的配合,确保被检查人处于评估所需的生理状态,减少误差。如因患者疾病或其他因素影响完成所选评估,可以换成其他评估方法。评价环境应相对安静整洁,空气新鲜,温度适中,尽量减少环境对评价结果的影响。

## 第三节　作业治疗方案的制订与实施

作业疗法在医学康复领域中是非常重要的治疗方法之一,它从理论到实践已经形成了一个完整的体系,是一门独立的专业技术。作业治疗在学校也被广泛运用,作业治疗师一直致力于障碍儿童和学习障碍、环境适应、交流能力及独立的治疗训练,为了更好地突出本专业的特点,提高治疗效果,要严格地按照以下程序进行工作,制订出精密的治疗方案,严格地实施治疗方案,使治疗效果取得最佳。

> 一、方案的制订

（一）作业评定

作业评定要收集有关患者的基本信息,包括性别、年龄、诊断、病史、用药情况、个人史、家庭情况、社会经历等信息,先对患者有一个大概的了解,然后对患者进行有目的的评估,具体的活动障碍可以采用活动分析,而不是简单的徒手肌力检测或日常生活活动测试等,最后确定患者目前的功能水平。

（二）问题分析

将评估结果进行全面分析,确定存在的作业行为问题,按主次列出患者存在的问题,和患者一起确定有关自理、产出性、休闲性作业活动等方面的问题,并确定最需要解决的首要问题。这些问题主要反映功能受限最明显或影响生活最突出的困难所在、妨碍恢复的因素和导致畸形及产生个人社交能力不良的症结。此外,还需要仔细分析引起这些问题的实质和最终解决的目标是什么。

（三）设定目标

在评估中将各种有价值的数据综合在一起,分析其残存功能,确定阻碍恢复的因素,从而预测出可能恢复的限度,即设定预期目标。治疗目标可分为近期目标（短期目标）和远期目标（长期目标）。近期目标:针对问题,作业疗法在目前或短时期内可能达到的治疗指标,要求目标是具体且明确的。远期目标:根据评估结果和作业治疗的可能效果,制订了患者在康复治疗后最终可能达到的预期目标。

（四）制订作业治疗处方

为达到治疗目标,制订出切实可行的治疗方法,即制订作业治疗处方。作业治疗处方是根据患者的性别、年龄、身体状况、职业、生活环境、个人爱好及残疾程度的评定结果,制订的作业治疗计划和阶段性实施计划。作业治疗处方包括作业治疗的方法、项目、目的、持续的时间、强度和频率等。

治疗目标与项目:根据患者的性别、年龄、职业、兴趣、诊断、身心功能评定结果、个人专长及生活条件,明确作业治疗的目的,选择作业治疗所需的项目及训练的重点。如降低上肢屈肌的肌张力、增强上肢的肌力,改善手功能的协调性、扩大关节活动范围等。

治疗剂量:作业的强度受多种因素影响,如患者在作业期间的体能和脑力的使用情况、应用的材料和用具、使用的技巧、姿势和体位、过程中是否使用辅助具等。在制定处方时,必须详细说明,并在治疗过程中根据患者的适应性和治疗反应及时调整。治疗强度须遵循循序渐进的原则,当患者适应某一强度后再逐渐增加。

治疗时间和频率:根据患者的个体情况和循序渐进的原则进行安排,一般来说,20~40分钟/次,1次/日,如果出现疲劳或不适等不良反应,应缩短时间并减少频率。

作业活动分析:在选择作业活动前,首先应详细分析作业活动的性质、特点、主要治疗方向和治疗效果,以明确所选作业活动对患者的治疗效果。

(1)作业性质分析:分析作业的性质是脑力活动的还是体力活动,以及该作业是否适合患者的情况。

(2)技能成分分析:①运动方面:运动的协调性、柔韧性和耐力等;②感觉方面:视觉、听觉、触觉、前庭觉、本体觉等;③认知方面:注意力、定向力、记忆力、表达力、理解力、计算力、判断力等;④心理方面:自尊心、积极性、独立自主精神、顺应精神、自制力、现实感等;⑤社会交往方面:集体精神、合作共事精神等。

(3)患者的功能状况分析:包括患者的姿势与体位、关节活动范围情况、肌肉收缩的方式、抵抗负荷能力、协调性和平衡能力以及能否独立完成或需要器具完成。

作业治疗方法的选择:根据不同的个体选择对生理、心理和社会功能有一定疗效的内容。各种作业的内容应在一定范围内,可以有意识地选择和参与。剂量从小到大,循序渐进,避免疲劳。

(1)按运动功能的需要选择:①肩关节和肘关节的屈伸功能训练:可选择在台面上推动滚筒、推磨砂板、打锤等、擦桌面、篮球运动等;②腕指关节功能训练:可选择书法、油彩、绘画、捏彩泥、和泥、和面等活动;③手指精细活动功能训练:可选择系扣子、串珠子、捡豆子、编织、打结、拼图、刺绣、打字等作业活动;④髋膝屈伸训练:骑自行车、上下楼梯等训练;⑤足踝活动训练:脚踏缝纫机、踏风琴等活动;⑥增强肌力训练:功率自行车、拉锯、木刻等作业活动。

(2)调整精神及心理状况的需要选择:①转移注意力:可选择玩牌、下棋、各种球类运动等趣味性活动;②镇静、减少烦躁:可选择编织、绘画、刺绣等比较简单但重复性强的活动;③提高自信心:可选择书法、雕塑、制陶等艺术性或手工业作业活动;④宣泄过激情绪:可选择锤打等重体力作业活动;⑤减轻罪恶感:可选择清洁、保养等简单的手工活动。

对社会生活技能及素质训练的需要选择:①培养集体生活习惯和合群性,选择文艺比赛或晚会等集体性活动;②培养个人时间观念和责任感,可选择计件作业等。

> 二、治疗的实施

根据作业治疗处方,并与家长沟通后,按照制订的治疗方案,运用自己的专业技术,进行治疗。治疗师可依照评估师的结果和自己的补充评估,结合自己的经验及技术水平选择最佳治疗手段。可以分步骤、分阶段完成。具体的治疗方法如下:

(一)治疗方法

1.按作业功能分类

(1)日常生活活动训练:如进食、穿衣、轮椅移动、个人卫生、洗浴、美容、如厕、体位转移、上下楼梯等,训练患者用新的方式、方法或辅助器具来帮助和使用合适的家庭设施,以完成日常的生活活动,并指导患者怎样修改家庭设施,以适应患者的功能水平。

(2)家务活动训练:如烹饪、洗衣服、熨烫衣物、整理家务、使用家用电器等作业的训练,并指导患者如何节省劳动力,如何减少家务劳动的能耗,以及如何修改家用设备以适应患者的功能水平。

(3)工艺活动:应用制作手工艺品进行治疗:泥塑、编织等手工活动,既能改善手的精细运动功能、训练手指协调性,又可以改善病人情绪,缓解其焦虑的心态。

(4)文娱疗法:文娱疗法在躯体功能方面,有助于提高肢体肌力关节活动度,并且可以改善肢体的协调性;在精神心理方面,可以陶冶情操,消除抑郁,振奋精神;在社会教育方面,可改善社会交往,人际关系,引导和组织患者参与选择性的休闲活动,使患者在休闲活动中进行调整和放松,提高身心功能,促进健康恢复。常用的文娱项目包括旅行、文娱演出、划船、钓鱼、棋艺及球类活动等。

(5)职业技能训练:患者可以选择适合自身情况的职业训练,如纺织作业、木工作业、机械装配、办公室作业等。

(6)家居环境咨询:当患者的残疾在不同程度上影响其独立活动时,可通过适当的辅助具或改造环境来降低残疾程度,从而提高其生活自理能力。如可以为瘫痪或其他严重功能障碍患者提供必需的装修意见。

(7)教育及咨询:对残疾儿童进行特殊教育,使他们享有受教育的机会,运动功能障碍的特殊儿童可以通过送教上门方式进行教学活动,盲童和听障儿童可就读于专门的盲校或聋校;卫生教育还包括对患者家人的宣教,使其更好地了解家庭康复,帮助患者重返社会。

(8)辅助具的使用指导:对有运动障碍的患者提供辅助具的使用注意事项及购买指导,使患者在日常活动中更加便利。

2.按作业技能分类

（1）感知技能训练:通过给予患者多种感觉通路的刺激提高患者触觉、实体觉、运动觉、感觉运动觉等的训练。具体训练方法可包括感觉再训练、感觉敏感性训练、知觉训练和感觉替代训练。

（2）运动技能训练:通过相关作业活动改善患者的肌力、肌张力以及关节活动度等,并能提高患者的运动协调性。如和面、磨砂板、推拉滚筒、搭积木、捏硬币、捡木棍等作业活动。

（3）平衡训练:通过作业活动改善身体的坐位平衡、跪位平衡及站位平衡等。如用单手或双手交替插木钉的训练可进行坐位平衡训练;站位的抛接球训练可进行立位平衡训练。

（4）移动训练:主要包括体位转移和步行能力训练。物理治疗当中也包括步行训练,但与作业治疗不同,物理治疗中的步行训练更注重下肢各肌群的能力和关节活动范围的训练,以及步态的训练;作业治疗中的步行训练强调实用步行能力训练,训练患者能在有效时间、距离内安全行走,指导患者适应不同的地面、不同的环境、障碍物等,保证患者最终能步行穿过街道、商场、车站、闹市、公园、工作场所等,这种步行能力的训练实际上要求患者具有综合活动技能。

（5）耐力训练:原则为少负荷、多重复。根据患者的状况、兴趣,安排较简单或较复杂的作业活动。

（6）定向能力训练:经常询问患者有关所处时间和空间的问题,长期对其时间定向及空间定向进行刺激。让患者能区别上下左右,知道自己所处的位置、地点和时间。

（7）注意力训练:训练患者对于一件事物或过程保持一段时间的注意力,并逐渐延长注意的时间和内容。例如进行某项球类活动,看一段录像或电影,学习一项简单的技能等,通过逐渐调整时间的长度和内容提高注意力,选择的作业活动应多样且贴近患者兴趣,以吸引其注意力。

（8）抽象思维能力训练:包括对不同概念的理解和定义,学会对不同物种的分类,分析不同事件的关联等,提高解决和处理问题的能力。

（9）记忆能力训练:包括长期记忆和短期记忆。通过启发和诱导帮助患者回忆一天做的事情,回顾自己的近期事件和远期事件。还可以选择玩牌、趣闻趣事讨论等活动训练其记忆能力。

（10）社交能力的训练:加强患者与外界的交往能力(包括口头和非口头)。患者和治疗师共同完成一些游戏性作业,或与家人、朋友外出购物、郊游等,还可以选择一些集体项目的作业活动,如集体舞、团体操、各种球类活动等,训练患者与他人之间的相互合作与交流。学会利用电话、电子邮件、书信与不同类型的人物交往,不断树立信心,提高社交能力。

（二）作业治疗的注意事项

（1）作业活动的选择应因人而异、因地制宜。

（2）治疗前应简要说明治疗的目的与要领,应在评定及分析的基础上选定能达到治疗目的,患者感兴趣的、完成度可达到80%以上的活动及适当的活动量。

（3）训练过程中,治疗师应牢牢把握住活动目的,鼓励患者进行有创意的活动,避免仅仅重复简单刻板的动作,但也不能放任患者随心所欲地创造无意义活动。

（4）治疗师在训练过程中应对患者进行定期评估,及时了解患者各阶段的能力改善情况,并对训练内容适当加以调整。

（5）安全问题应贯穿整个治疗过程中。治疗师和家属应对患者进行合理的防护,防止意外的发生。

【思考题】

1.作业治疗对特殊儿童的社会康复有哪些意义?

2.作业治疗在学校如何实施? 应该注意什么?

# 第四篇

# 康复工程

## 第十九章
# 矫形器

**内容提要:**本章主要讲述矫形器的相关概述、分类以及不同种类矫形器的具体介绍。

## 第一节　概述

矫形器种类很多,按治疗作用可分为单一治疗矫形器和多种治疗矫形器。按活动程度可分为静态式矫形器和动态式矫形器。静态式矫形器不能活动,其主要作用是固定或保护肢体;动态式矫形器带有铰链或弹力部件,可辅助肢体单向或多向运动。由于矫形器的机械结构,装配部位以及功能的不同,其分类也多种多样。

> **一、分类**

根据矫形器装配部位分类是目前最常见的分类方法,主要分为上肢矫形器、下肢矫形器、脊柱矫形器三大类。

(一)上肢矫形器

上肢矫形器的具体分类如下:

(1)肩矫形器:肩矫形器(shoulder orthoses,SO)是指用于肩关节的矫形器,一般用于固定肩关节于功能位。

(2)肩肘矫形器:肩肘矫形器(shoulder-elbow orthoses,SEO)是指用于肩关节和肘关节的固定或控制的矫形器。

(3)肩肘腕矫形器:肩肘腕矫形器(shoulder-elbow-wrist orthoses,SEWO)是指用于肩关节、肘关节及腕关节固定或控制的矫形器。

(4)肩肘腕手矫形器:肩肘腕手矫形器(shoulder-elbow-wrist-hand orthoses,SEWHO)是指用于肩、肘、腕关节及手指固定或控制的矫形器。

(5)肘矫形器:肘矫形器(elbow orthoses,EO)是指用于肘关节固定或控制的矫形器。

（6）肘腕矫形器：肘腕矫形器（elbow-wrist orthoses，EWO）是指用于肘关节、腕关节固定或控制的矫形器。

（7）肘腕手矫形器：肘腕手矫形器（elbow-wrist-hand orthoses，EWHO）是指用于肘节、腕关节及手固定或控制的矫形器。

（8）腕矫形器：腕矫形器（wrist orthoses，WO）是指用于腕关节固定或控制的矫形器。

（9）腕手矫形器：腕手矫形器（wrist-hand orthoses，WHO）是指用于腕关节及手固定或控制的矫形器。

（10）腕手手指矫形器：腕手手指矫形器（wrist-hand-finger orthoses，WHFO）是指用于腕关节、手以及手指（一个或多个）固定或控制的矫形器。

（11）手矫形器：手矫形器（hand orthoses，HO）是指环绕全部或部分手的矫形器。多用热塑性塑料和一些弹性材料制成。

（12）指矫形器：指矫形器（finger orthoses，FO）是指环绕全部或部分手指的矫形器，多用低温塑化材料制成。

（二）下肢矫形器

（1）髋矫形器：髋矫形器（hip orthoses，HO）是指环绕髋关节用于固定或控制髋关节活动的矫形器。

（2）髋膝矫形器：髋膝矫形器（hip-knee orthoses，HKO）是指环绕髋、膝关节用于固定或控制髋、膝关节活动的矫形器。

（3）髋膝踝足矫形器：髋膝踝足矫形器（hip-knee-ankle-foot orthoses，HKAFO）是指环绕髋关节、膝关节、踝关节及足部的用于固定或控制髋、膝、踝、足关节活动的矫形器。

（4）膝矫形器：膝矫形器（knee orthoses，KO）是指环绕膝关节的用于保护膝关节或者控制膝关节的异常活动的矫形器。

（5）膝踝足矫形器：膝踝足矫形器（knee-ankle-foot orthoses，KAFO）是环绕膝关节、踝关节及足的用于控制膝、踝、足关节活动的矫形器。甚至可以辅助患者站立和行走。

（6）踝足矫形器：踝足矫形器（ankle foot orthoses，AFO）又称作小腿矫形器。是具有从小腿到足底的结构，用于对踝关节运动进行控制的矫形器。

（7）足矫形器：足矫形器（foot orthoses，FO）是指全部或部分足踝的矫形器，用于减轻疼痛、预防和矫正畸形或者补偿腿或脚的长度。足矫形器常见的有矫形鞋垫和矫形鞋两种。

（8）免荷性矫形器：免荷性矫形器（weight bearing orthosis）是指站立和步行中可以

全部或部分免除下肢或局部承重的矫形器。免荷矫形器常见的有全免荷矫形器和部分免荷矫形器。

（三）脊柱矫形器

（1）颈部矫形器：颈部矫形器（cervical orthoses，CO）是包括围领、颈托、支条式颈部矫形器、模塑颈部矫形器等。常用于颈部伤病的矫形器。

（2）颈胸矫形器：颈胸矫形器（cervico-thoracic orthoses，CTO）是指包裹全部颈椎范围和部分胸椎的矫形器。常用于颈胸部的伤病。

（3）颈胸腰骶矫形器：颈胸腰骶矫形器（cervico-thoraco-lumbosacral orthoses，CTLSO）是指包裹范围从枕骨、全部脊椎到骨盆的矫形器。主要作用于颈胸腰骶部的伤病。

（4）胸腰骶矫形器：胸腰骶矫形器（thoraco-lumbo-sacral orthoses，TLSO）是指包裹全部或部分胸椎、腰椎和骶髂区域的矫形器。常用于胸腰骶部的伤病。

（5）腰骶矫形器：腰骶矫形器（lumbo-sacral orthoses，LSO）是指包裹腰椎和骶髂区域的矫形器。常用于腰骶部的伤病。

（6）骶髂矫形器：骶髂矫形器（sacro-iliac orthoses，SIO）是指包裹部分腰椎和骶髂区域的矫形器。常用于骶尾部的伤病。

> 二、矫形器的基本作用

保护作用：矫形器通过对躯干、肢体进行保护，保护受伤的关节和软组织，促进炎症和水肿吸收，以减轻疼痛，避免新的损伤，从而帮助病变愈合。矫形器可使肢体保持正常的生物力线，促进机体结构或功能恢复，如膝关节损伤应用的膝部矫形器等。

稳定作用：矫形器能保持肢体、关节的正常对线关系或功能位，防止挛缩。矫形器能够限制肢体异常活动，维持骨、关节、脊柱的稳定性，有助肢体承重能力的重建，帮助促进病变愈合。如脊柱和四肢关节、骨折术后或保守治疗使用的各种矫形器等。

预防、矫正畸形：以三点矫正原理来预防或矫正肢体畸形或防止畸形的发展；预防肌肉痉挛或肢体体位不良所致的肌腱挛缩；限制关节异常活动等。

功能代偿：通过矫形器的外力源装置来代偿已瘫痪肌肉的功能；帮助肌力较弱者维持正常运动。如脊髓损伤患者装配下肢矫形器能代偿站立行走功能，桡神经损伤患者使用的功能性矫形器等。

免除肢体负荷：矫形器能使患肢或关节部分或完全免除负荷，减少受伤部位肢体或躯干的轴向承重。如胫、腓骨骨折等患者使用的小腿免荷矫形器，通过足蹬板和小腿支条，将地面反作用力直接传递到髌骨韧带，从而免除小腿下 1/2 部位、踝关节和足部的承重,保护胫骨的下 1/2 部位、踝关节及足部。

补偿肢体长度:通过下肢矫形器或矫形鞋、矫形垫的作用,使双下肢恢复等长状态,以改善站立姿势和行走步态,预防骨盆倾斜、脊柱旋转等并发症。

> **三、矫形器设计的总体原则**

以评估为基础进行矫形器的设计与制作,矫形器应符合设计标准,达到治疗目的。具体要求如下。

(1)在生物力学指导下,肢体置于功能位,关节置于生理对线位,有利于肢体功能最大限度地恢复,防止受损肢体畸形的发生并控制或矫正畸形。

(2)矫形器能释放足够的压力,压力要均衡,压力强度应循序渐进,以保证治疗效果。但是,关节或骨突起部位或创伤处应无受压,防止对皮肤、关节造成新的损伤。

(3)矫形器所用材料应有足够的强度,配件牢固、灵活,保证矫形器无安全隐患。

(4)外动力牵引肢体时,牵引力适当、牵引方向与被牵引骨处于 90°,防止角度过大或过小,对关节造成牵拉或挤压伤害。

(5)矫形器应光滑、颜色适中、透气性能良好,尽可能减轻矫形器重量,使儿童穿戴感舒适。

(6)患者穿卸矫形器无障碍,操作简便,使患者更愿意接受矫形器治疗。

> **四、医生与矫形器师的职责**

(一)医生的职责

(1)在医生主导下形成康复治疗组对患者进行装配前的分析评估检查,包括肢体形态、运动功能、日常生活活动能力等的评定。

(2)根据患者的病损功能情况及总体康复治疗方案开出矫形器处方,提出矫形器的具体制造、装配要求。

(3)向患者解释使用矫形器的目的、必要性以及使用方法和可能出现的问题,提高患者使用矫形器的积极性,以保证使用效果。

(4)对矫形器的初检和终检工作负责以确保矫形器的制造和装配的质量安全。

(5)对患者使用矫形器治疗进行随访,给出不良效果的处理和修改意见。

(二)矫形器处方

医生进行矫形器治疗的具体方案和计划称之为矫形器处方,是矫形器师在矫形器装配中执行医嘱的依据。为了保证矫形器的医疗质量和良好的治疗效果,处方的设计应具有以下内容:

（1）一般资料：一般资料指患者的基本情况，如姓名、性别、年龄、职业、临床诊断、功能障碍和其他问题等。

（2）佩戴目的：佩戴目的即治疗目的，如是保护性的还是矫正性的，是静止性的还是功能性的等。

（3）涉及部位：涉及部位指矫形器配适肢体部位，如某个关节或其他局部。

（4）基本材料：采用的主要材料和辅助材料，比如：铝合金、不锈钢、塑料、皮革、石膏等。

（5）关节种类：关节种类即矫形器的关节装置，包括关节的活动形式、范围及关节的型号。

（6）免负荷形式：免负荷形式指肢体的承重形式是部分免负荷还是完全免负荷。

（7）穿戴时间：从患者开始穿戴矫形器之日起记录时间，以便确定随访时间，早期发现可能出现的问题。

（8）特殊事项：患者特殊的需要及其他需要注意的方面。

（9）复查记录：患者穿戴过程中复查情况的记录。

> ## 五、矫形器师的职责

依据矫形器处方提出的装配要求，执行制作和装配工作。

### （一）评估

为了进一步了解患者情况，明确医生为患者装配矫形器的治疗目的，对装配矫形器部位进行适配要素的评估测量，如配置部位的肢体长度、周径、关节活动范围、感觉状况、损伤与畸形的程度以及皮肤状况等，评估后给出矫形器的具体制作方案，分析和避免患者在穿戴矫形器时可能出现的问题。

### （二）制作装配

（1）结合肢体形态与轮廓、骨突起、皮纹等标志和治疗体位取石膏阴模，灌浆获取石膏阳模。

（2）根据治疗要求修整石膏阳模，是保证矫形器能否达到很好治疗作用的关键步骤，因技术要求高，必须经过严格的培训专业人员才能胜任。

（3）将热塑板材加温软化后在石膏阳模上塑形，打磨加工成半成品。完成试穿前的简单组装，观察试穿情况，不合适的部分进行去除或增加。

（4）组装配件，如固定带、衬垫、膝罩等，最后成为一个完整的矫形器产品。在符合处方要求的同时，使矫形器穿戴更加舒适、轻便、透气，穿脱方便。

（三）治疗性穿戴

将配置好的最终版矫形器交予医生评估,经医生同意后交给患者正式穿戴。应认真向患者说明矫形器的使用方法、穿戴时间以及若出现肢体发红、疼痛、褥疮、皮肤破损等出现问题的处理方法。

（四）随访

在医生指导下,检验矫形器使用的效果,发现并解决问题,必要时或给予修改和更新。

> ## 六、矫形器的制作流程

矫形器的制作方法和流程主要根据制作的类型和材料来确定,目前多采用塑料制品矫形器,其特点是轻便、美观、易加工。热塑材料分为高温热塑板材和低温热塑板材。使用的材料不同,矫形器的制作流程也有差异。

（一）高温热塑板材制作

高温热塑板材需要200℃或以上的温度使其软化,由于温度高,只能在石膏阳模上塑形,在塑型前要完成石膏阳模的一系列工序。高温热塑矫形器的制作过程包括:测量与定位、取石膏阴模、制作石膏阳模、石膏阳模修整、塑料板塑型、半成品组装、试样。

（二）低温热塑板材制作

低温热塑板材在60℃~100℃的温度下即可软化,由于温度低,可以直接在患者肢体上塑形,工艺过程相当简单,由于板材强度有限,一般适合作为上肢矫形器或幼儿矫形器的材料。制作过程包括:绘图、取样、塑型、安装辅助件。

> ## 七、临床适配性检查

（一）初检

初检是指对制作的矫形器进行穿戴后的初步评估,一是观察矫形器是否达到处方要求;二是患者穿戴后是否存在质量问题;三是是否影响患者功能活动和训练。通过初检,方可允许将其交付患者使用,若未通过初检则应进行调整和修改。初检的矫形器多为没完成的半成品。若未通过初检便交付患者,容易再次修改,应避免浪费。

（二）终检

终检即在随访中发现问题,及时纠正。终检多由医生、治疗师、矫形器师等康复专业人员协同合作完成。主要目的是对矫形器实际使用效果进行评价,确定是否放弃或继续使用矫形器及更改治疗方案。

（三）矫形器的使用训练

矫形器交付患者使用后，应对患者进行适应性康复训练。治疗师和护士要指导患者如何正确地使用，通过矫形器的作用使患肢的功能得到恢复或向更高水平。

> ## 八、适应证与禁忌证

（一）适应证

（1）需要对肢体、躯干予以保护、支持及固定的患者。

（2）肢体创伤或术后需要采取制动以帮助消除炎症、水肿、疼痛的患者。

（3）肢体畸形的预防和矫正者。

（4）需要提高或恢复肌力以及扩大关节活动范围的患者。

（5）需要改善功能活动与功能代偿者。

（6）下肢需要减轻承重的患者。

（7）需借助矫形器提高生活自理能力发展，防止因长期穿戴矫形器所致的不良作用，并告知患者其应对方法和措施。

常见的有：骨折固定、炎症、水肿、疼痛的制动、各种韧带损伤、肌肉牵拉伤、腱鞘炎、关节炎、周围性神经损伤、先天性畸形、关节发育异常、痉挛性脑瘫、青少年特发性脊柱侧凸、关节挛缩、偏瘫、颅脑损伤、脊髓损伤、脑瘫、髋关节置换、肿瘤、借助矫形器作为生活辅助器具的患者等。

（二）禁忌证

因各种原因不宜穿戴矫形器者，如认知障碍、皮肤感染等。

> ## 九、注意事项

（1）严格按操作程序穿戴矫形器。

（2）矫形器要符合治疗要求，穿着舒适、轻便、透气，便于穿脱。

（3）穿戴矫形器后，随时观察肢体有无肿胀、皮肤颜色有无异常，尤其是初装的前2天更应注意。

（4）保持肢体清洁，以避免皮肤感染。

（5）骨突处要避免受压。若有异常情况，必要时需调节固定带或松解矫形器。

（6）矫形器穿在肢体上要贴合稳定，避免辅助部件的松脱。

（7）定期复查了解患者穿戴矫形器情况，提出下一阶段的治疗方案，对矫形器进行调整和修改，必要时给予更换。

（8）做好矫形器的维护与保养。①防止重物的挤压。②避免矫形器接触到锐器和高温,尤其是低温热塑材料制作的矫形器。③不要用高浓度洗涤剂清洗,更不能接触化学物品,避免器具变质、老化。

## 第二节　上肢矫形器

> 一、定义

上肢矫形器一般采用低温热塑板材制作并装配在人的上肢,通过力的作用起到固定、矫正、助动、补偿、保护及降低肌张力的作用。

> 二、上肢矫形器的分类

上肢矫形器按部位分类,可以分为肩部,肘部,腕部,手部,手指。

上肢矫形器按功能分类,可分为静态矫形器、动态矫形器和渐进式矫形器。

静态矫形器又称固定性矫形器,在结构上没有可动的成分,如手休息位矫形器、长对掌矫形器、抗挛缩伸展矫形器等。主要作用为支持与固定关节于所要求的位置上,防止出现异常活动,维持关节正常的对线关系,从而使被固定部位获得有效休息和保护。临床适用于骨折、关节炎、腱鞘炎、烧伤、肌腱修复或肌腱移植术后等的治疗。通过渐进性系列重塑技术,静态矫形器也可用于治疗关节挛缩畸形。

动力及渐进式上肢矫形器又称活动矫形器,在结构上具有可动的部分。活动矫形器允许关节进行有控制的活动,用于辅助活动和预防畸形、帮助功能恢复。临床适用于外周神经损伤、手内肌松解术后、肌腱修复术后等手功能的康复治疗。

> 三、不同矫形器的介绍

(一)手指矫形器

1.手指矫形器的种类与结构

手指矫形器有静态矫形器和动态矫形器之分。手指静态矫形器用于固定指间关节,使其保持屈曲或伸直。手指动态矫形器又称功能性手指矫形器,一般采用弹簧、橡皮筋或钢丝等形式,用于对抗手指痉挛,辅助手指运动。

手损伤后可相继造成手指的畸形,包括纽扣样畸形、鹅颈样畸形和槌状指。应用槽状手指矫形器或金属丝—泡沫矫形器、管型石膏手指矫形器、弹性指矫形器等可纠正以上常见畸形。

2.常见的手指矫形器

(1)槌状指矫形器:槌状指由远端指间关节的伸指肌腱损伤引起,表现为指的尖端完全被动的槌状下垂和远端指间关节不完全地主动伸展。

(2)鹅颈样矫形器:鹅颈样畸形表现为掌指关节屈曲,近端指间关节过伸,远端指间关节屈曲。主要是由于手内肌挛缩、过度紧张、掌指关节屈曲挛缩、近端指间关节不稳定等因素造成。将患指固定在近端指间关节轻度屈曲位、远端指间关节屈曲位,允许手指关节屈曲而限制其伸的运动。保持近端指间关节屈曲在 25°~30°,过伸不得超过 15°。

(3)纽扣样矫形器:纽扣样畸形表现为近端指间关节屈曲和远端指间关节过伸。肌腱断裂、关节脱位、骨折、骨关节炎、类风湿关节炎等易引起纽扣样指畸形。

(4)手指动态矫形器:手指伸展辅助矫形器是利用弹簧或橡皮筋的弹性辅助近端指间关节伸展,属动态矫形器,目的是增加远端指间关节伸展范围或辅助伸指伸展远端指间关节。

## (二)手矫形器

常见的手矫形器的结构与种类:根据解剖结构和功能,手矫形器通常分为固定性和动力性两种基本类型。手部矫形器的使用对手功能恢复效果明显,但因为患手功能失常存在较大的个体差异,其制作较为复杂。

(1)静态保护性矫形器:手部由于水肿、疼痛、感染、关节内创伤、感觉障碍及肌肉萎缩等病理改变,患者往往倾向于将手放置于"舒适"体位。

(2)掌指屈曲套:掌指屈曲手套可以持续牵伸紧张挛缩的伸肌,对抗掌指关节的过度背伸。

(3)动态屈曲矫形器:它属于手动态矫形器,利用橡皮筋的弹性,矫正掌关节屈曲受限或伸展痉挛等。

(4)盘状伸展静态矫形器:常用于水肿、活动受限、掌心挛缩、伸展受限、拇内收、腕伸受限等,严重呈"拳状手"的患手,经外科修复术后需要使用伸展矫形器或分指槽/泡沫伸位矫形器固定保持,防止手的屈曲挛缩。

(5)动态牵伸矫形器:动态掌指关节伸展矫形器,借助弹性装置患者可进行掌指关节主动屈曲、被动伸展运动。

(6)指蹼矫形器:常用于烧伤、正中神经损伤等引起手掌虎口挛缩时,使用虎口矫形器可保持虎口的张开度,以维持和增大其活动范围。

(7)动态对掌矫形器:合并正中神经损伤的烧伤患者,在恢复过程中手关节常因动力不均衡而出现畸形,其中拇指不能进行屈、伸、内收、外展和对掌性功能活动,出现大鱼际肌萎缩、软组织挛缩等。

（8）腕部静态矫形器：腕部静态矫形器用于保护受损的组织、预防畸形、减轻疼痛等。适用于腕扭伤、腕融合术后、Colles 骨折的辅助治疗。

（三）腕手矫形器

腕手矫形器按照结构同样可分为静态、动态和肌腱修复用矫形器，分指板，腕部固定矫形器。其主要作用是固定保持腕手正常的姿势和功能。常见的腕手矫形器：

静息性腕手矫形器：静息性腕手矫形器主要是将腕手部固定在功能位，用于偏瘫、脑外伤后保持腕手部正常姿势，也可用于骨折及软组织损伤后的固定及一般腕手部畸形的矫正。

动态性腕手矫形器：动态性腕手矫形器是在静息性腕手矫形器的基础上，运用弹簧、橡筋等来增加腕手部各个关节活动的阻力或助力，多用于腕手部周围神经损伤后的恢复治疗，也可用于加强腕手部肌力的训练。

肌腱修复用矫形器：肌腱修复用矫形器可以让腕手部在限定的范围内做自由或抗阻运动，从而避免肌腱粘连，并最大限度地保证肌腱不再断裂肌腱修复用矫形器。

分指板：分指板用于因脑血管意外、烧伤等病因导致的手部痉挛和挛缩，使腕手部保持在牵伸的位置，从而缓解痉挛，预防及治疗腕手部的挛缩，配合康复训练使用。

腕部固定矫形器：用于腕部的扭伤和轻微骨折、腕部的术后固定等，对于腕管综合征等病因导致的腕关节疼痛也有明显的治疗效果。

拇指基底部固定矫形器：用于拇指腱鞘炎、韧带损伤等，对于因脑瘫等病因导致的拇指内收也有很好的矫正作用，从而增强手的功能。

（四）肘矫形器

网球肘矫形器：网球肘即肱骨外上髁炎，是因为肌腱在肱骨外上髁反复摩擦发炎而致。可用一根 4cm 宽的弹力带固定在肱骨外上髁近端，并在肱骨外上髁肌腱止点放置一个软垫，起到限制肌腱活动、减轻炎症、缓解疼痛的作用。

肘关节固定矫形器：肘关节骨折、结核、肿瘤术后，一般可采用低温热塑材料进行固定在塑型时注意保持肘关节的功能位，即屈肘 90°，前臂处于中立位。

肘关节功能训练用矫形器：对于因外伤等原因造成的肘关节功能障碍，可以运用功能训练用矫形器，并配合康复治疗，促进肘关节的功能恢复。

肘关节保护矫形器：肘关节保护矫形器用于肘关节外伤和术后的保护，可以加强肘关节侧向的稳定性，并可以限制肘关节过度的伸展，起到支撑和保护的作用。

（五）肩矫形器

肩关节脱位矫形器：指通过外力的作用，将脱位的关节回复到正常的位置。对于因偏瘫等原因形成的肩关节脱位,可采用肘伸直式肩部矫形器,以免造成肘关节屈曲挛缩。

锁骨骨折及脱位矫形器:对于锁骨骨折及脱位的损伤,一般采用弹性材料将肩部 8 字形固定,以稳定骨折及脱位部位,缓解疼痛。

肩外展支架:肩部骨折或术后,一般采用肩外展支架,将肩关节保持在外展 60°～90°、肘关节屈曲 90°、腕关节背伸 20°的位置,便于日后的功能恢复。

肩关节吊带:肩关节吊带是上肢损伤后的最常用固定和保护方式。和传统的三角巾相比,肩关节吊带固定效果更牢固,并将固定带由颈部转移到了健侧肩部,穿戴的舒适性更好。

肩关节保护矫形器护肩:一般用特殊材料制成,可保持肩部的热量,有局部热疗的功效。能够增强肩关节的稳定性,提高肩部本体感觉,促进肩关节功能恢复。

> 四、上肢矫形器的穿戴注意事项

详情见第一节矫形器的穿戴注意事项。

## 第三节　下肢矫形器

> 一、定义

下肢矫形器(lower limb orthoses,LLOs)的应用非常广泛。大量的肢体残疾患者希望依靠下肢矫形技术服务能真的从总体上恢复站立能力、步行能力,对于能在社区中独立地活动具有强烈的愿望,希望借此恢复学习和工作能力。下肢矫形器的品种很多,这里只能就经常用的、典型的下肢矫形器品种做一些简要介绍。

> 二、常见下肢矫形器的结构与分类

(一)踝足矫形器

踝足矫形器(Ankle-Foot Orthosis,AFO)是用于踝关节及全部或部分足的矫形器,国际上简称 AFO。

1.全接触塑料踝足矫形器(Total Contact Plastic,AFO)

多用聚乙烯板材或聚丙烯板材(含改性聚丙烯板材)为材料,以患者小腿、足部石膏阳模为模具,应用真空模塑工艺制成,具有与肢体全面接触性好、重量轻、易清洁、外观好、容易换鞋等特点。

常用的有以下几个品种。

（1）后侧弹性塑料踝足矫形器（Posterior Leaf Spring AFO，PLS AFO），也称为柔性踝足矫形器（flexible AFO）。仅适用于单独的踝关节背屈肌无力。不适合用于踝关节跖屈肌有明显痉挛和踝足内外侧向不稳的患者，或要求作用于膝关节、髋关节者。

（2）螺旋形踝足矫形器（Spiral AFO）螺旋形 AFO 不但可以矫正摆动期的垂足而且在支撑期踝关节背屈运动中，能促使足部有外旋和外翻的动作。

（3）硬踝塑料踝足矫形器（Solid AFO，SAFO）硬塑料踝足矫形器可以将踝关节可靠地固定在某种预定的位置，其功能是摆动相控制足下垂（止动跖屈），支撑相控制踝关节的跖屈、背屈活动，控制距下关节的内翻、外翻活动。常适用于脑卒中、脑瘫（弛缓性、轻度痉挛性、重度痉挛性）、截瘫、脊髓侧索硬化、周围神经损伤、小儿麻痹后遗症、格林巴利综合征、肌肉萎缩、类风湿性关节炎、脊椎裂（L1-L4）、跟腱挛缩、跟腱断裂、踝关节骨折、马蹄足、马蹄内翻足、马蹄外翻足。

（4）地面反作用力踝足矫形器（Ground Reaction Ankle Foot Orthosis，GRAFO），地面反作用力踝足矫形器是一种改进的定制模塑型硬踝塑料 AFO。主要功能是在矢状面，当固定踝关节在一定的跖屈位，支撑期足平时，地面反作用力可以产生一个向后推动胫骨，促使膝关节伸直的力，可以防止膝关节因无力而屈膝。其他的功能与硬踝塑料 AFO 类似走。

（5）动态踝足矫形器（Dynamic Ankle-Foot Orthosis，DAFO）简称动态 AFO，是一种肌张力抑制性的矫形器这种矫形器对软的足的内翻、外翻、平足畸形有较强的矫正作用，能保持足部较好的正常承重力线。可以一定程度地抑制痉挛，矫正畸形，保持比较正常的对线，同时还可以保留一定的踝关节活动范围，促进下肢肌肉运动的协调发展，不断地改进步态。适用于轻度痉挛，足部畸形比较容易矫正的脑瘫患儿。对于痉挛比较严重的患儿则应选用硬踝塑料踝足矫形器。

2.带踝关节铰链的塑料踝足矫形器（Articulated Plastic AFO）

带踝关节铰链的塑料踝足矫形器具有带踝铰链金属条踝足矫形器的各种功能与肢体的服帖性好，重量轻，外观较好，易清洁。

适用于：弛缓性的、轻度痉挛、中度痉挛的脑卒中、脑瘫、截瘫、儿麻后遗症、周围神经损伤、多发性脊髓侧索硬化、进行性肌肉萎缩、脊椎裂（L1-L4）、跟腱断裂、马蹄足、马蹄内翻足、踝部骨折、膝关节过伸等。

3.金属条踝足矫形器

（1）鞋或足套：是 AFO 的基础，选用普通鞋时应选用后跟可拆下来的，以便安装足镫。带鞋的 AFO 外观较好，带足套的 AFO 换鞋方便，常配用轻便的旅游鞋。

（2）足镫：分为固定式、可卸式、圆棍卡钳式（caliper）。后两种换鞋方便，但卡钳式的运动轴心与生理踝关节运动轴心不同心。

（3）踝铰链（ankle joint）：由钢、不锈钢或钛合金制成。结构的式样很多。

（4）T形或Y形矫形带（T/Y strap）：用于矫正足内翻、外翻。足外翻时Y形带置于足内侧。足内翻时T形带置于足外侧。

（5）金属直条（metalupright）：由钢或铝合金制成，与踝铰链相连。单侧支条可置于内侧或外侧。置于后侧的支条应设有上下滑动装置，以减少步行中由于矫形器踝关节与生理踝关节轴心不一致而导致半月箍与小腿肚之间的上下窜动。

（6）半月箍与环带（band and cuff）：半月箍为金属制成，连接两侧支条。环带由皮革、尼龙搭扣制成。

金属条AFO还分为单条AFO和双条AFO，二者作用相同，可控制垂足和/或跟骨的内翻、外翻。限制踝关节的运动范围；矫正足跟内翻畸形、外翻畸形。适用于脑卒中；脑瘫（弛缓性，轻度痉挛型至重度痉挛性）；多发性脊髓侧索硬化；腓总神经损伤；儿麻后遗症；肌肉萎缩；格林巴氏综合征；脊椎裂（L4-L5）；类风湿性关节炎；马蹄足；马蹄内翻足；马蹄外翻足；踝关节损伤；跟腱挛缩。不同的是增加了一侧钢条，增加了矫形器的整体刚性，具有了更好的矫形力量。目前主要应用于：①由于水肿等原因小腿、足部体积变化比较大的患者；②嫌塑料AFO太热的患者；③小腿、足部皮肤感觉不良，为了预防皮肤损伤而选用。而且单直条AFO的鞋很重要，要求主跟加硬、硬鞋底，鞋跟是可拆下来的，以便安装足镫。另外，小儿的鞋不宜过大，应每半年到一年更换一双。

4.免荷性AFO

免荷性AFO（Weight Bearing AFO）亦称为髌韧带承重矫形器（Patellar Tendon Bearing Orthosis, PTB AFO），按制造材料分为金属条型与塑料型。

按免荷的程度不同分为全免荷性和不全免荷性。使用上述结构矫形器应适当垫高健肢，训练步行中不使足尖蹬地，这样肢体承重可减少40%~70%。免除小腿远1/2部位、踝关节和足部的承重，保护胫骨1/2以远部位、踝关节及足部病变部位，促进病变痊愈。适用情况分以下几种：

（1）短期使用（6个月以内），适用于：①促进骨折愈合；②踝关节融合术；③足跟痛。

（2）长期使用（6个月以外），适用于：①胫骨远端骨折或踝足关节融合术后迟缓愈合或不愈合；②距骨缺血性坏死；③距下关节或踝关节变性关节炎；④跟骨骨髓炎；⑤坐骨神经损伤合并足底感觉丧失；⑥慢性皮肤疾病，如糖尿病性溃疡；⑦其他不适合手术的慢性足部疼痛。

（二）膝踝足矫形器

膝踝足矫形器（Knee-Ankle-Foot Orthosis，KAFO）是一类用于膝关节、踝关节和足部的矫形器，按主要制造材料可分为金属条 KAFO 和塑料 KAFO。

### 三、下肢矫形器穿戴注意事项

与上肢注意事项类似，请参考矫形器注意事项。

## 第四节　脊柱矫形器

### 一、定义

脊柱矫形器（spinal orthosis）是指用于头、颈、躯干部位的矫形器。主要用于限制脊柱运动，辅助稳定病变的关节，减轻局部疼痛，减少椎体承重，促进病变愈合，支持麻痹的脊柱肌肉，预防和矫正脊柱畸形。

### 二、脊柱矫形器的分类

1.按装配部位分类

按装配部位分为颈椎矫形器、颈胸椎矫形器、胸腰椎矫形器、颈胸腰骶椎矫形器、胸腰骶椎矫形器、腰骶椎矫形器、骶髂椎矫形器。

2.按脊柱矫形器的功能作用分类

按脊柱矫形器的功能和作用分为固定用脊柱矫形器、矫正用脊柱矫形器、保护用脊柱矫形器。

3.按矫形器所治疗部位分类

按矫形器所治疗部位分为脊柱侧弯矫形器、抗前凸矫形器、腰椎滑脱矫形器等。

4.按主要制作材料进行分类

按主要制作材料分为硬式矫形器、半硬式矫形器、软式矫形器。

### 三、常见的脊柱矫形器

（一）胸腰椎矫形器

胸腰椎矫形器（thoraco-lumbo orthosis，TLO）是用于治疗胸腰椎疾病的矫形器，如青少年的姿势性驼背、鸡胸畸形等,常见的有以下品种。

(1)背姿矫正带:适用于青少年姿势性驼背的预防及矫正。

(2)肋骨带:现在多采用成品形式,起到固定、保护、促进血液循作用,适用于肋骨骨折。

(3)鸡胸矫正带:适用于青少年畸形的矫正治疗。佩戴时胸垫放置于胸骨突出的最高点,其他检查同背姿矫正带。

(二)胸腰骶椎矫形器

胸腰骶椎矫形器(thoraco-lumbo-sacral orthosis,TLSO)是用于治疗胸腰骶部疾病的脊柱矫形器,适用于胸腰骶椎术后固定、辅助治疗类风湿性脊柱炎,预防由于老年性骨质疏松引起的脊柱压缩性骨折等。

1.软式胸腰骶椎矫形器

软式胸腰骶椎矫形器是在腰围的基础上改进的软性脊柱矫形器。可以包住整个躯干和骨盆,可通过调整拉力带的松紧,提高腹压,借以减轻椎间盘及其周围肌肉的承重,对腰椎起到支撑、保护作用,也可对脊柱的运动起到限制作用,常用于治疗各种原因引起的腰痛症。临床常用的有约翰式胸腰骶椎矫形器,脊柱侧弯矫正带两种。

(1)约翰式胸腰骶椎矫形器:适用于老年人骨质疏松、老年性驼背和 T9 以下椎体的退行性病变。佩戴时矫形器的腹部及腰骶部不影响坐姿,其他检查同背姿矫正带。

(2)脊柱侧弯矫正带:脊柱侧弯矫正带由肩袖、弹力带、胸托和髋托四部分组成。矫正带佩戴在人体上呈 Z 字形,构成"三点力"矫正系统,可对儿童和青少年特发性和姿势性脊柱侧弯进行辅助治疗。适用于矫治胸腰椎端侧弯角度 20°以下的单向脊柱侧弯。

2.硬式胸腰骶椎矫形器

(1)屈伸控制式胸腰骶椎矫形器[TLSO flexion-extension,TLSO(F-E)]以泰勒式(Taylor)胸腰骶椎矫形器为代表,适用于脊柱结核、腰骶椎滑脱,预防骨质疏松引起的老年性驼背或压缩性骨折。

(2)屈伸侧屈控制胸腰骶椎矫形器[TLSO flexion-extension-lateral,TLSO(F-E-L)]适用于腰椎结核、下腰痛、椎间盘突出症、中部腰椎稳定性非压缩性骨折。

(3)后伸侧屈胸腰骶椎矫形器[TLSO extension-lateral,TLSO(E-L)]适用于治疗腰椎的峡部裂、脊柱滑脱。

(4)屈曲控制胸腰骶椎矫形器[TLSO Flexion,TLSO(F)]也称为过伸式 TLSO。通常使用成品矫形器,可根据患者身体的尺寸快速组装适配。以朱厄特式(Jewett TLSO)胸腰骶椎矫形器为代表。适用于治疗胸腰椎压缩性骨折、胸腰椎结核。但不适用于不稳定的骨折,如脊柱滑脱。

（5）模塑式胸腰骶椎矫形器:也称为背心式矫形器（body jacket orthosis）、塑料背心或塑料背架。适用于脊柱术后固定,脊柱不稳定性骨折,脊柱周围肌肉萎缩,脊柱前凸、后凸、脊柱侧弯,轮椅上的坐姿保持等。

（三）腰骶椎矫形器

腰骶椎矫形器（knight type iumbo-sacral orthosis）通过限制腰椎屈伸、侧屈、旋转运动,利用腹压支撑体重,达到减少腰椎承重的作用。常用于辅助治疗腰椎间盘突出症、腰椎骨性关节炎、脊椎滑脱、变形性脊柱病等腰骶椎疾病。

1.软式腰骶矫形器

软式腰骶矫形器又称软性腰围（corset）,是应用最广泛的一种脊柱矫形器。主要用于治疗因各种原因引起的腰痛症。

2.硬式腰骶矫形器

传统硬式腰骶矫形器多用金属支条构成其框架结构,以皮革做固定带,现在多以热塑板材制成,穿戴更加舒适也更轻便。常见的主要是奈特式腰骶矫形器（knight type lumbo-sacral orthosis）,是用于治疗腰部疾病具有代表性的脊柱矫形器,因其背部像椅子靠背,也被称为椅背式矫形器（chairback type lumbo-sacral orthosis）。常用于辅助治疗腰椎间盘突出症、脊椎滑脱、变形性脊柱病等腰骶椎疾病。

（四）骶髂矫形器

1.软式骶髂矫形器

（1）骶髂带（sacro-lilac band）:骶髂带是围绕于髂前上棘与大转子之间的非弹性带子,可稳定骶髂关节及耻骨联合。带宽7~8 cm叫大转子带（trochanter band）,带宽达到髂骨最上部的叫作骶髂带。适用于外伤或产伤造成的骶髂关节或耻骨联合分离。也用于举重运动员比赛时的运动防护品。

（2）骶髂腰围（sacro-lilac belt）:骶髂腰围是一种软式矫形器,其宽度比骶髂带宽,对骶髂关节能达到更好的固定效果。适用于产后或外伤引起的骶髂关节、耻骨联合不稳定,以及下腰部的疼痛和软组织损伤等。

（3）孕妇带（pregnant belt）:孕妇带采用弹性或半弹性材料制成,适用于妇女怀孕时体态变化引起的腰椎前凸,可预防背痛和腹肌无力,同时保持良好胎位。

2.硬式骶髂矫形器

硬式骶髂矫形器采用低温或高温热塑板材量身定制,用魔术贴固定。与软性骶髂矫形器相比具有更好的固定和支撑作用,但佩戴舒适性不如软式骶髂矫形器。适用于各种骶髂关节受伤,需要牢固固定的患者。

（五）脊柱侧凸

1.定义

脊柱侧凸又称脊柱侧弯，是指脊柱在冠状面内偏离枕骨中点至骶骨棘连线的弯曲畸形，常伴有椎体旋转、生理弯曲改变或胸廓变形等畸形。一般的非手术治疗方式都只是短时性的，而矫形器治疗是脊柱侧凸保守治疗中唯一具有长效性且能持续提供矫正力的。因此，矫形器治疗一直被视作最重要和必需的非手术治疗方式。使用必要的矫形器迫使侧凸的脊椎在一定程度内改变角度并保持稳定，不发生回缩变化，同时也有扩大椎体间隙的作用。矫形器治疗的主要目的是在脊柱处于生长发育阶段时，通过被动限制或施加矫形力，矫正或阻止侧凸的进展，使侧凸在经历生长发育期后处于可接受的度数范围内，并减少后期相关并发症。

2.脊柱侧凸矫形器

脊柱侧凸矫形器发展至今已出现多种不同的类型，根据矫正位置的高低，矫形器大体可分为两类：一类是带有颈环或上部金属结构的矫形器，通常统称为颈胸腰骶矫形器（cetvicothoracic-lumbar-sacral orthosis，CTLSO），如 Milwaukee 矫形器，这类矫形器矫正脊柱侧凸范围可至颈椎。另一类则是不带颈部结构、高度只达到腋下的矫形器，统称胸腰骶矫形器（thoracic-lumbar-sacral orthosis，TLSO），又称为腋下矫形器，如 Boston 矫形器。

（1）Milwaukee 矫形器：Milwaukee 矫形器属于 CTLSO 类矫形器，适用于顶椎高于 T7 以上的侧凸，常用于胸弯及双弯的患者，对胸部尤其是高位的胸椎脊柱侧弯有较好的疗效。该矫形器基本上要求全天穿戴（每天穿戴时间 20～22 h，余下的时间用于功能训练、运动及个人卫生等）。其最大缺点是因颈部金属圈导致的舒适度下降、活动受限及自我形象不佳，使得矫形器治疗的顺应性降低；同时给大部分处于青春发育期的女性患者带来一定的心理障碍。

（2）Boston 矫形器：Boston 矫形器属于 TLSO 类矫形器，是一种腋下型脊柱侧弯矫形器。标准的无"上部结构"的 Boston 矫形器多用于 T10 以下的轻度侧凸患者。对于高位侧凸畸形需在矫形形器上方增加附件。其作用原理是在额状面上利用三点力系统进行矫正，利用压力垫减少水平面上的扭转，利用腹托减少腰椎前凸，提高腹腔内压以产生对脊椎的牵引力。关键是腰椎垫、胸椎垫的使用要得当。

（3）Wilmington 矫形器：Wilmington 矫形器属于 TLSO 类矫形器，它是一种定制的腋下型矫形器，多由矫形塑料制成，外观类似一件背心。前部开放由可调节尼龙带固定，方便拖卸。在背心的内面相应部位放置矫形衬垫，以产生矫正力。

（4）Cheneau 矫形器：Cheneau 矫形器由法国医生 Cheneau 创造，又称为 CTM 矫形器，属于 TLSO 类矫形器，是目前在我国使用和最普及的一类矫形器，俗称色努矫形器。

适用于矫正侧弯顶椎 T6 以下 Cobb 角小于 50°的特发性脊柱侧弯患者和其他脊柱侧弯患者的保守治疗。穿戴时间每天为 20~22 h。色努矫形器的显著特点是具有系列的针对脊柱侧弯弯曲和扭转的三维压力垫和较大的释放空间。其作用除了像波士顿式脊柱侧弯矫形器那样,利用压力垫减少水平面上的扭转,利用腹托提高腹腔内压以产生对脊柱的牵引力之外,还增加了腋下向上的支撑力,并能通过躯干产生更大的抗旋转力。在穿戴中通过前面的窗口进行呼吸,起到调整胸廓、脊柱形状的主动矫正作用,能增加扩张容积,有助于改善呼吸功能。其作用与 Boston 矫形器一样,减少水平面上的扭转,并产生对脊柱的牵引力。

(5)Charleston 矫形器:Charleston 矫形器是一种通过侧屈力使患者保持过矫正状态的定制矫形器,国内通称查尔斯顿矫形器。其通过高温热塑板在阳模上整体热塑成型,借助患者每天 8h 睡眠时间对侧弯部分进行过枉矫正,是最常见的一种夜用型矫形器。适用于 19 岁以下特发性脊椎侧弯的矫正及各种疾病引起的脊椎侧弯的固定和矫正。患者需仰卧位佩戴矫形器,并保持向侧凸相反方向的侧屈姿势,同时于顶椎区施加矫正力,该种矫形器仅在夜间佩戴,属于夜间矫形器。

(6)大阪医大式矫形器:大阪医大式矫形器在波士顿式脊柱侧弯矫形器基础上进行了改良,在胸椎主弯曲对面的腋下安装上高位胸椎垫,并利用搭扣带的牵引,提供矫正胸椎弯曲的上位矫正力量。大阪医大式矫形器的矫正作用的要点是以骨盆托为基础,确保对主弯曲以下部分的矫正;利用高位胸椎垫,对胸椎的弯曲进行矫正和改善脊柱的平衡。适用于矫正侧弯顶椎在 T8 以下的脊柱侧弯患者。

(7)CBW 式矫形器:CBW 式矫形器是一种在色努式脊柱侧弯矫形器的基础上,同时又吸取了波士顿式脊柱侧弯矫形器的优点并加以改良而成的一种脊柱侧弯矫形器,在欧洲较为流行。CBW 式和色努式的主要区别:色努式为前开口,CBW 式为后开口。同样适用于 T6 以下、Cobb 角小于 50°的特发性脊柱侧弯患者。

(8)TRIAC 式矫形器:TRIAC 式矫形器是组件式成品脊柱侧弯矫形器。采用简洁的支条和搭扣组合而成,是一种新型的脊柱侧弯矫形器。TriaC 式矫形器额状面采用 4 个力组成两组三点力作用系统,其矫正作用力较小,抗旋能力也较小,缺乏纵向牵引装置。但它轻便、贴身、隐蔽、可调性能好,且为组件式成品,在美国很受欢迎。适合于 Cobb 角为 15°~35°的轻微脊柱侧弯。

(9)脊柱侧弯矫正带(动态脊柱侧弯矫形器):脊柱侧弯矫正带是一种软性脊柱侧弯矫形器,根据尺寸制作而成,由一对三点力作用系统构成额状面的脊柱侧弯矫正系统。它在侧弯侧和对侧的肩部、髋部设置压力垫来限制畸形的发展,但不限制其他运动。适用于儿童期脊柱侧弯和轻度观察期间的脊柱侧弯患者。

> 四、脊柱矫形器穿戴注意事项

与其他注意事项类似,请参考其他矫形器注意事项或相关产品说明书。

# 第五节　鞋的改造与矫形鞋

> 一、定义

改造鞋和矫形鞋是指通过对鞋部结构进行过一定的改造,用于存在脚部问题或者腿部问题的人,能够起到塑造脚部结构,缓解疼痛疲劳等的作用。

> 二、分类

改造鞋和矫形鞋常见的有平足垫与平足鞋或者特殊足部的矫形垫与矫形鞋。具体如下:

(一)平足垫

平足垫一般是指足的纵弓垫。平足垫的品种很多,需要根据平足的具体情况选择。

平足垫可分为柔软的平足垫和硬性平足垫两种,第一种柔软的平足垫多用泡沫塑料、硅橡胶、凝胶、皮革等材料制成。适合应用于早期轻度松弛性平足的患者使用,以免足底压力过大,引起足底肌肉压迫性萎缩。这类患者在应用平足垫的同时应当加强患足足底肌肉的肌力训练。第二种硬性平足垫使用金属板或塑料板制成,制品坚硬、耐用、不易变形,适合于成人比较严重的松弛性平足需要长期穿用的患者使用。这类平足垫多为模塑成型的定制品。为了增加足跟内翻、前足外展的矫正能力,提高了塑模平足垫的边缘。

(二)平足鞋

是一种特制的或改制的皮鞋。其特点是:要求能良好地托起足的纵弓;鞋的主跟和鞋帮足纵弓部分加硬;鞋跟的前缘内侧部分向前延长至舟骨下方(即托马斯跟);鞋跟的内侧垫偏,矫正足跟的外翻畸形。

(三)特殊足部的矫形垫与矫形鞋

1.弓形足

可由足部骨折、脱位、足部肌肉麻痹、跖筋膜挛缩、足底皮肤瘢痕挛缩等原因形成;

此外,还有一些原因不明的弓形足,称为原发性弓形足。弓形足的主要临床表现为高足弓和爪状趾畸形。

弓形足患者常见的四个问题:①高弓足和爪状趾畸形使足底承重面积减小,步行中所有跖骨头承重增加,横弓下陷,继发跖骨头下骨膜炎、皮肤胼胝和跟骨骨膜炎,经常引起疼痛;②爪状趾的趾间关节屈曲,趾背隆起,常因鞋包头低、硬而在近节趾间关节背面引起压疼、摩擦伤、胼胝;③足背高,普通鞋的跗面不够高,引起足背的压迫、不适;④足跟有内翻倾向,距下关节不稳,步行中常发生内翻、崴脚。

常用鞋垫处理方法:

①横弓垫:鞋内用毛毡、塑料海绵或硅橡胶制造的横弓垫托起横弓。

②跖骨头横条:对于使用皮鞋的患者亦可在鞋底加用各种跖骨横条以减轻跖骨头的承重。

③合并症的处理:合并有锤状趾、爪状趾畸形时鞋包头应高、宽、软,内侧直,以防趾背磨伤。另外,锤状趾、爪状趾的远节末端常呈近似垂直状而引起损伤和疼痛,可以在鞋内加软的塑料海绵垫缓解压痛,也可以在鞋的前掌加用滚横条。这样步行中蹬离期既可减少跖趾关节背伸,减少趾末端压力,又便于完成步行的后蹬动作。如果足背皮肤不好,可以在鞋舌部位加泡沫塑料垫保护皮肤。

2.马蹄足

马蹄足多因跟腱挛缩、踝关节僵直所引起。穿用普通鞋的主要问题是前足承重过大,跖痛,不能将足全部穿入鞋内。矫形鞋的常用处理方法有几种可能:

①轻度马蹄足:可选用后跟高度合适的普通鞋,在鞋内加后跟垫,使患者穿鞋后,站立时小腿前倾5°。

②中度马蹄足:应定制高靿鞋,在鞋内附加内侧纵弓垫和跟部加高垫。当合并横弓下陷、跖痛时,应加横弓垫或者跖骨头横条,以改善足底承重的功能。

③重度马蹄足:应特制鞋垫与鞋,减少前足承重。

④中、重度马蹄足:应考虑到患侧足跟垫高后需要适当垫高健侧肢体。

⑤马蹄足合并有垂足:常以矫形鞋为基础与踝足矫形器合用。

3.马蹄内翻足

常见于先天性马蹄内翻足和小儿脑瘫后遗症。临床主要表现为前足内收、内翻,中足内翻,足跟内翻和马蹄畸形。马蹄内翻足可分为挠性和僵硬性两种。挠性的马蹄内翻足多见于小儿。矫形鞋多用于手法矫形或用丹尼斯-布朗夹板矫形后,及石膏矫形后或手术矫形术后,以防止畸形复发。僵硬性马蹄内翻足适用于无手术适应证的患者,可以应用矫形鞋改善足底承重功能。

4.下肢不等长

双下肢不等长多因一侧下肢发育迟缓或骨折短缩愈合所致,部分是由于髋、膝、踝关节畸形引起。前者长度的差异多为下肢真性长度的差别,而后者多为站立时相对功能长度的差别。

由于正常人腰椎对下肢不等长有一定的代偿功能,因此一侧下肢短缩 1 cm 以内的可以不补高。短缩 1 cm 以上的患者,长期站立、步行后可引起骨盆倾斜、脊柱侧凸、跛行、易于引起疲劳和腰疼,需要补高短侧肢体。

(1)补高 1 cm 以下者:可用后跟厚、前掌薄的鞋垫放入普通鞋内使用,换鞋方便。

(2)补高 1~3 cm:应定制一种鞋腔深的低靿鞋,鞋内补高垫用软木、毛毡、橡胶或塑料海绵等材料制成,垫的后跟高约 1~2.5 cm,垫的前掌高 0.5 cm,鞋的后跟应加高 0.5 cm。

(3)补高 3~7 cm 者:需定制内补高鞋。这是一种足够深的半高靿鞋。内补高垫,多用软木制成,上面覆盖一层泡沫塑料和一层皮革。垫的后跟部位可加高 2.5~6 cm,前掌部位可加高 1~2 cm,靴的后跟可加高 0.5~1 cm,另侧靴跟应去掉 0.5 cm。这种靴子,患者穿上裤子以后大部分被遮盖,不太明显。使用这类补高鞋时另一值得注意的是对下肢短缩 3~7 cm 而又合并股四头肌麻痹的患者,补高鞋使足处于大的跖屈位可能破坏患肢膝关节原有的支撑期稳定性,必要时应考虑选用下面将介绍的内外补高鞋。

(4)补高 7~14 cm:需要定制内外补高鞋。这是一种在内补高鞋底附加船形补高托的高靿鞋。船形补高托多用软木制成,外包鞋面皮。船形补高托固定在内底和外底之间,为减轻船形补高托的重量可制成拱桥形。

(5)补高 14 cm 以上:建议定制补高假足。这种假足分上下两层,上层为足套,下层为假足。其中间由木块、人工踝关节相连。步行中踝关节可以有良好的跖屈功能和地面反作用力的缓冲功能。应注意患者穿用补高鞋后仍保持下肢良好的承重力线,不应破坏原有的代偿功能。

5.踝和距下关节炎症

踝和距下关节炎症患者也可使用矫形鞋的目的是适应畸形,减少关节活动,缓解疼痛。

(1)高靿鞋:因鞋帮软可以调整以适应肿胀的踝部。为增加鞋帮控制踝关节活动的能力,在帮的两侧附加弹性钢条或塑料条。

(2)在鞋外底的前掌部位加滚横条:最厚部位 9~12 mm,应位于距趾关节的后方。这样有利于完成足的滚动动作,并减少了滚动时的踝关节运动。

（3）加跖骨横条：如果患者合并有跖痛也可使用跖骨横条代替滚横条。

（4）改用 SACH 鞋跟：SACH 即硬踝软跟（solid ankle cushion heel），是一种假足的名称。这种鞋跟的工作原理类似于 SACH 足的工作原理，在鞋跟的后部改用一块楔状塑料海绵或橡胶海绵。当跟触地时 SACH 跟可以吸收地面的反作用力，也可以减少踝关节、距下关节的活动。

6.趾外翻和第一跖骨头内侧滑囊炎

除先天性原因、炎症性原因（如类风湿性关节炎）外，长期穿用鞋跟过高、鞋头过窄的鞋是常见原因。

使用矫形鞋的主要目的是减少第一跖趾关节的侧方压力和摩擦，限制第一跖趾关节的跖屈、背屈活动。常用处理方法：①鞋和袜子应有足够的长度和宽度；②鞋的腰窝部位应足够瘦，以减少足在鞋内的窜动、减少摩擦；③降低鞋跗面的高度，尽量减少足的前移；④合并使用纵弓托与跖骨头垫，托起纵弓，减轻第一跖骨的承重。

7.足前部截肢

经跗骨近侧 1/2 及其近端部位的足部截肢的患者适合装配半脚假肢（详见下肢假肢章节）。经跗骨远侧 1/2 及其远端部位的截肢患者适用补缺垫和补缺鞋以弥补缺损，恢复足部功能。

（1）补缺垫：用皮革、泡沫塑料、泡沫橡胶等材料制成。可用来跖趾关节离断患者来弥补缺损，也可防止鞋头变形。

（2）补缺鞋：鞋内放置海绵补缺垫，弥补缺损并托起足弓。鞋的内底、大底间改用通长、加硬的钢钩心或鞋后跟前缘向前延长至跗骨残端之后。这样既可以减少残足末端的承重，改善足底承重功能，而且能防止鞋的变形。

> 四、矫形鞋垫与矫形鞋的注意事项

具体见前文所述，请遵从医师嘱托注意事项或相关产品说明书。

【思考题】

1.矫形器目前最常见的分类可分为哪几类？

2.上肢矫形器的分类有哪些？

3.脊柱矫形器有哪些？

第二十章
# 助行器与轮椅

**内容提要**：本章主要讲述助行器和轮椅的定义、功能和分类，常用助行器和轮椅的适用范围，不同种类助行器和轮椅的基本原则，轮椅的临床应用。

## 第一节　概述

助行器和轮椅都是通过机械原理进行辅助运动的一种工具，二者的区别在于：轮椅主要用于转运、或医嘱显示患者下肢不适于参加运动的一类病患，可完全代替下肢功能；助行器主要适用于下肢功能的恢复，其对下肢关节有一定的损伤，所以仅适用于下肢的辅助训练。

> ### 一、助行器和轮椅的共同功能

（1）提高运动功能，减少并发症；

（2）提高生活自理能力，改善生活质量；

（3）增加就业机会，减轻社会负担；

（4）改善心理状态；

（5）节省人力资源，减轻照顾者的负担。

> ### 二、选用原则

（1）通过代偿与适应的方法，选用辅助器具以完成日常生活活动；

（2）合理选用，减少体能消耗，预防并发症；

（3）选用时必须考虑使用者的个人情况；

（4）符合患者所处环境要求；

（5）考虑患者生活方式及个人爱好；

（6）美观、安全、耐用，使用方便、舒适，维修便利。

## 第二节　助行器

> 一、定义

在医学上将辅助人体支撑体重、保持平衡和行走的工具称为助行器,也称步行器、步行架或步行辅助器,使用助行器的人群大多是偏瘫、截瘫、截肢后、小儿先天发育不良或老年人下肢肌力减弱不能支承体重的患者。市场上的助行器种类繁多,只有选择合适的助行器才能给使用者的生活带来最大的方便。

> 二、分类

(一) 助行杖

1. 分类

根据杖的结构和使用方法,可将其分为手杖、臂杖、腋杖和平台杖。

(1) 手杖:手杖是单只手扶持以助行走的工具,可分为单足手杖和多足手杖,与单足杖比较,多足手杖具有支承面广、稳定性好的优势。

(2) 臂杖:根据臂套的位置,可分为前臂支撑型和肱三头肌支撑型洛氏拐(最常见的前臂拐),前臂和把手共同承重,夹住前臂的臂套为折叶式,有前开口和侧开口两种。

(3) 腋杖:稳定可靠,包括固定式和可调式。利用腋下部位和手共同支撑,可单侧手或双侧手同时使用。

(4) 平台杖:又称类风湿拐;有固定带,可将前臂固定在平台式前臂托上,前臂托前方有一把手。

2. 临床应用

(1) 助行器长度的选择:选择合适长度的杖是保障患者安全、最大限度发挥杖功能的关键。①腋杖,确定其长度最简单的方法是身长减去 41 cm,大致大转子的高度即为把手的位置。②手杖,让患者穿上鞋或下肢矫形器站立,肘关节屈曲 30°,腕关节背屈,小趾前外侧 15 cm 至手腕背伸面的距离。③臂杖,前臂支撑型臂杖和杖柄与臂套之间的距离应小于患者前臂的长度,即小于掌心到肘关节的长度,一般臂套上缘应位于肘关节下方 2.5 cm 的部位,手柄的高度同手杖。肱三头肌支撑型臂杖的杖柄与臂套之间的距离应大于患者前臂的长度臂套的下缘一般位于肘关节下方 2.5 cm 的部位,手柄的高度同手杖。④平台杖,其长度为肘关节尺骨鹰嘴到平台杖末端的距离。

（2）适用范围：①一般来说，手杖适用于偏瘫患者或单侧下肢瘫痪者，臂杖和腋杖适用于截瘫患者。②握力好，上肢支撑力强的患者可选用单足手杖；平衡能力和协调能力较差应选用三足或四足手杖。③双下肢完全瘫痪可使用双腋拐步行；单侧下肢完全瘫痪，使用一侧腋拐步行。④双下肢不完全瘫痪时，根据下肢残存肌力情况，选用腋拐或前臂杖。⑤如患者将腋杖立起，以手扶把手亦能步行时，则可选用前臂杖。⑥肱三头肌肌力减弱时，肘的支撑能力降低，选用肱三头肌支撑型臂杖。⑦肘关节稳定性差时，选用有腕关节固定带的前臂杖或腋杖。⑧肘关节屈曲挛缩，不能伸直时，可选用平台杖。

（3）训练方法

①偏瘫患者的手杖使用训练。

手杖步行的准备训练——床上或垫上的动作训练；坐位平衡功能训练；起立、立位平衡动作。使用手杖的步行训练——三点步行；两点步行。

②截瘫患者的腋杖使用训练。

腋杖的平衡功能训练——利用腋杖使身体的重心前后左右移动；向前方、侧方交替抬起腋杖；向前方、后方交替移出腋杖，然后将两根腋杖同时向前方、斜前方、后方移出；两手松开腋杖，保持平衡；倒握腋杖，离开腋窝，放于上臂处；腋杖放于身后，取下坐的姿势，伸腰，身体弯曲；拿开腋杖放在一起，用一只手握住，另一只手扶着支持物并向前弯曲；倒握两根腋杖，离开腋窝，放于上臂处，并向前伸弯腰；利用两根腋杖，使一侧的骨盆抬起，然后抬起整个骨盆，一只脚前后甩动。

使用腋杖的步行训练——交替拖地步行；同时拖地步行（摆止步）；摆过步行；四点步行；三点步行；两点步行。

（二）助行架

从当前国际发展状况来分析，助行器从操作力源上可划分为3类：动力助行器，即由人体外部动力驱动的助行器；功能性电刺激助行器，其是通过电刺激使下肢功能丧失或部分丧失的截瘫患者站立行走的助行器；无动力助行器，即无人体外部力源，使用者利用自身体能操作的助行器。

1.助行架的分类

（1）按结构分类为固定式、交互式、轮式和平台式；

（2）按其支撑形式可分为4类（图20-1）：

①手扶式助行架：用双手扶持行进，并承担使用者部分体重。

②手撑式助行架：以双手支撑使用，能承担使用者大部分体重。又可分为手撑步

进式助行架（图 20-1）、手撑两轮步进式助行架（图 20-2）和手撑差动式助行架（图 20-3）。手撑差动式助行架是使用者双手交替移动左右侧框架向前行进。

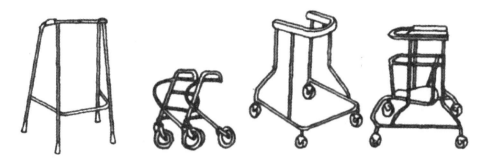

图 20-1　各类型助行架

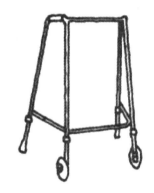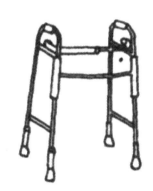

图 20-2　手撑 2 轮步进式助行架　　　图 20-3　手撑差动式助行架

③臂撑式助行架：以前臂和肘支撑使用。它又分为臂撑步进式助行架（图 20-4）、臂撑两轮步进式助行架（图 20-5）、臂撑差动式助行架。

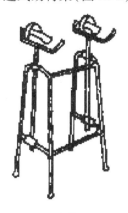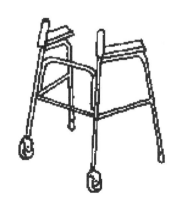

图 20-4　臂撑式助行架　　　　　图 20-5　臂撑 2 轮步进式助行架

④复合支撑助行架：除臂、肘或手支撑外，还有其他辅助支撑。如腋支撑（实际是

腋下侧臂支撑），档吊带支撑等。

**2.助行架的使用方法**

**（1）行走前的准备**

①每次使用助行架前，应检查助行架是否稳定，橡皮垫、螺丝是否损坏或松动，确保助行架的安全性，预防行走不稳而跌倒。

②保持地面干燥、通畅，防止滑倒或跌倒。使用轮式助行架时要求路面要平整，灵活运用车闸以确保上下坡时安全。

③应穿着长度合适的裤子，鞋子应防滑合脚，一般橡胶底为佳，避免穿拖鞋。

④下床前请将双腿下垂，在床边端坐15～30分钟（可根据情况适当延长时间）后再下床行走，以免因突然站立和体位性低血压而跌倒。

**（2）行走时的要点**

①调节助行架高度：自然站立，挺胸向上，双手放于身体两侧，调节助行架下端的按钮，保持助行器手柄与手腕处的标记高度一致。把手放在助行架的手柄上，手肘应该以一个舒适的角度弯曲，大约为150°。

②放置助行架的位置：开始或停止时，身体应保持在助行架的框架里，保持双脚脚后跟与助行架后腿在一条直线。不要把助行器架放得太前或者太后。

**（3）步行方法**

①站在助行架的框架内的适当位置，双手扶住助行架手柄，将身体的重量放在健腿和助行架上。

②将助行架前移20厘米左右。

③然后迈出患肢同样的距离，将重心前移至手腕，利用助行架来支撑身体重量，移动健肢到与患肢齐平位置，站稳，重复上述步骤。

④行走时，双眼平视前方，注意抬头、挺胸、收腹，家属应在后方保护。步伐不宜太大，以达到助行架的一半为宜，太大向前容易重心不稳而跌倒，也不能把助行架放得太远，否则会扰乱助行架平衡，造成不稳。

> **三、常见的助行器种类**

**（一）四脚框式助行器**

有两个手柄和四个支式助行器，使用框架结构，具有很高的稳定性能，主要用于上肢功能健全，下肢肌力较差、平衡能力较差的步行困难者。可以通过四脚框式助行器伸缩杆的调整使扶手的高度与大转子保持水平位置。使用四脚框式助行器时需要注意。将助行器调到合适高度,重心不能过分前倾,使用者使用时必须双手同时拿起助行器,站立瞬间的平衡能力很重要。

（二）差动框式助行器

有两个手柄和四个支脚,装有铰链,可以单侧交替行进的框式助行器。差动框式助行器两侧能交替行进,行进的速度比普通四脚框式助行器快,结构相对于四脚框式助行器稳定性较差。适用于上肢肌力稍差,但有一定平衡能力者。如果瞬间站立平衡不好的使用者不建议使用。将差动框式助行器的铰链进行固定就成了四脚框式助行器。

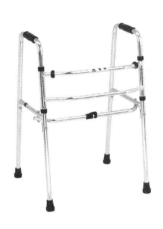 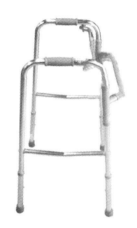

图 20-6　四脚框式助行器　　　　图 20-7　差动框式助行器

（三）阶梯框式助行器

有两个高位和两个低位手柄及四个支脚的框式助行器,低位手柄用于辅助支撑使用者站起起或坐下。使阶梯框式助行器的高位手柄高度与大转子（髋部关节的突起部位）保持水平位置。在助起助坐时要将助行器靠近座椅,方便转移。（图 20-8）

（四）两轮助行器

轮式助行器,有两个手柄、两个轮子和两个支脚。两轮助行器前面装有固定脚轮,后面的支脚垫具有一定的摩擦力和防滑性能,较易推进,方向性好,省去了抬起助行器操作,使用者可以靠推动助行器前移。适用于上肢肌力不足,平衡不佳,无法将助行器提起的使用者。使用两轮助行器时要使助行器手柄的高度与使用者脐平,调整高度,适于操作。

（五）框式两轮助行器

是有两个手柄、两个轮子和两个支脚,呈框式结构的两轮助行器。（图 20-10）框式两轮助行器在性能方面基本与两轮助行器相同,使用中身体重心更靠近助行器,稳定性能优于两轮助行器。

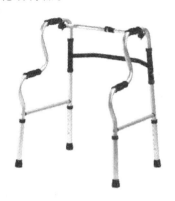
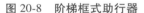
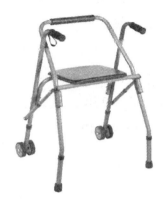

图 20-8　阶梯框式助行器　　　　　图 20-9　两轮助行器

（六）四轮助行器

　　是有两个手柄、四个轮子的轮式助行器。（图 20-11）四轮助行器的用途与两轮助行器一样,但四轮助行器移动更加灵活,可用于较快的行走速度。一般配有刹车制动装置和休息座椅,适用于室外使用。使用前要调整伸缩杆高度,使手柄位置与使用者脐平。四轮助行器把手手刹可作为行驶制动使用。将手刹向下压后,可作为驻车制动使用。

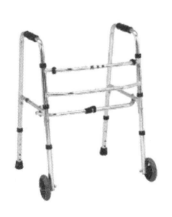
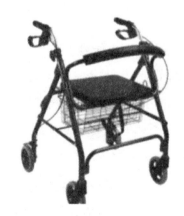

图 20-10　框式两轮助行器　　　　　图 20-11　四轮助行器

（七）后置四轮助行器

　　是有两个手柄和四个轮子,使用者位于助行器前方,以拉动方式行进的轮式助行器。（图 20-12）后置四轮助行器其性能与四轮助行器相似,后轮具有防倒退装置,但使用方法不同,使用者位于后置四轮助行器前方,以拉动方式向前行进。后置四轮器适用于身体姿势不良者,例如脑瘫患儿。脑瘫患儿在以拉动的方式行进时使身体挺直;平衡控制能力较差的使用者,身体易后倾者,后置助行器能提供相应的支撑。调整后置四轮助行器时,需要依据使用者的身高调整手柄高度,使握手柄者的大转子保持水平位置。

（八）框式四轮助行器

是有两个手柄和四个轮子,呈框式结构的轮式助行器。（图 20-13）框式结构的四轮助行器其性能和使用方法基本同四轮助行器,使用中身体重心更靠近助行器,稳定性能优于四轮助行器,适用于室内和训练,在使用中需要制动时可用上肢力量将助行器下压,即可刹车制动。

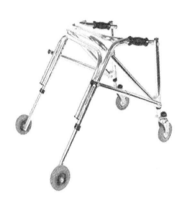 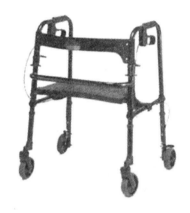

图 20-12　后置四轮助行器　　　　图 20-13　框式四轮助行器

（九）座式助行器

有多个轮子和一个行走时支撑身体的座位或吊带的助行器具。（图 20-14）座式助行器的固定座位或吊带有辅助支撑的作用。一般适合重症患者、下支撑力很差者使用。

（十）台式助行器

平台支撑台式助行器,有四个轮子、支撑平台的台式助行器。助行器带设有支撑平台,并且支撑面积加大,承重能力增加,通过上肢支撑,利用助行器带动身体向前移动。调整台式助行器的前臂支撑平台时,宽度要考虑与使用者肩同宽,身体直立,肩部自然放松,上臂略外展,与胸廓夹 2~3 指距离,射屈曲 90°,地面到鹰嘴的距离,再加上2.5 cm。六轮平台支撑台式助行器,相较于四轮平台支撑台式助行器更易于转弯。（图 20-15）

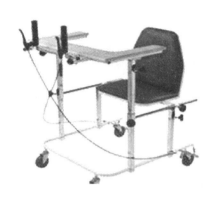

图 20-14　坐式助行器

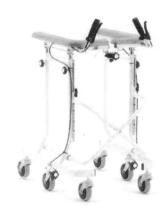

图 20-15　台式助行器

## 第三节　轮椅

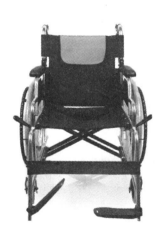

图 20-16　轮椅

轮椅是装有轮子可以帮助替代行走的椅子,分为电动和手动折叠轮椅。是一种重要的移动工具,可用于伤员、病员、残疾人居家康复、周转运输、就诊、外出活动。

普通轮椅一般由可折叠框架、前后车轮、左右护膝和脚踏板、左右可拆卸扶手、把手刹车装置、座椅、靠背有医学影像资料袋、便盆,接尿袋挂钩、电动站立等部分组成。手摇轮椅是指在普通轮椅基础上,增加了手摇装置。电动轮椅是指在普通轮椅基础上,增加电子助力系统,减轻了使用者的体力消耗。智能轮椅是指在电动轮椅的基础上,增加了定位移动、站立移动、遥控移动以及相关互联网+辅助生活。

> 一、结构功能

（一）大车轮

承载主要的重量。轮的直径有 51、56、61、66 cm 数种。多数使用充气轮胎。

（二）小车轮

直径有 12、15、18、20 cm 数种,直径大的小轮易于越过小的障碍物和特殊的地毯。但直径太大使整个轮椅所占空间变大,行动不方便。正常小轮在大轮之前,但在下肢截瘫者用的轮椅,常将小轮放在大轮之后。操作中要注意的是小轮的方向最好可与大轮垂直,否则易倾倒。

（三）手轮圈

轮椅的独特之处在于,其直径一般比大轮圈小 5 cm。偏瘫用单手驱动时,再加一个直径更小者以供选择。手轮圈一般由患者直接推动,若功能不佳,为易于驱动,可通过在手轮圈表面加橡皮等以增加摩擦力、沿手轮圈四周增加推动把手的方式进行改动。

（四）轮胎

有实心的、有充气内胎和无内胎充气型三种。三者比较如下:实心型在平地走较快且不易爆破,易推动,但在不平路上振动大,且卡入与轮胎同宽的沟内时不易拔出;有充气内胎的较难推,也易刺破,但振动比实心的小;无内胎充气型因无内胎不会刺破,而且内部也充气、坐起来舒服,但比实心者较难推。

（五）刹车

大轮应每轮均有刹车,如果偏瘫者只能用一只手时,只好用单手刹车,也可装延长杆,操纵两侧刹车。

（六）椅座

其高、深、宽取决于患者的体型,其材料质地也取决于病种。

（七）座垫

为避免压疮,有可能尽量用蛋篓型或 Roto 垫,可以相当有效地防止压疮的产生。

（八）脚托及腿托

腿托可为横跨两侧式,或两侧分开式,这两种托都以采用能摇摆到一边和可以拆卸的为最理想。必须注意脚托的高度。脚托过高,则屈髋角度过大,体重就更多地加在坐骨结节上,易引起该处压疮。

（九）靠背

靠背有高矮及可倾斜和不可倾斜之分。如患者对躯干的平衡和控制较好,可选用低靠背的轮椅,使患者有较大的活动度。反之,要选用高靠背轮椅。

（十）扶手或臂托

一般高出椅座面 22.5~25 cm,有些臂托可调节高度。也可在臂托上架上搭板,供读书、用餐使用。

（十一）护裙板（网）

根据不同的用户，可选用护裙板、护裙网，防止使用者的裙子或衣摆卷入车轮。

> 二、选用

（一）轮椅尺寸

选用轮椅时最重要的考虑因素是轮椅的尺寸。乘坐轮椅者承受体重的主要部位为臀部坐骨结节、股骨、腘窝及肩胛骨周围。轮椅的尺寸，特别是座位宽窄、深浅与靠背的高度以及脚踏板到坐垫的距离是否合适，会影响乘坐者有关着力部位的血液循环，和皮肤发生磨损，甚至压疮。对患者的安全性、操作能力、轮椅的重量、使用位置及外观等问题也应加以考虑。

（二）注意问题

1.座位宽度

测量坐下时两臀间或两股之间的距离，增加 5 cm 后，即坐下以后两边各有 2.5 cm 的距离。如果座位太窄，上下轮椅比较困难，臀部及大腿组织受到压迫；如果座位太宽则不易坐稳，操纵轮椅不方便，双肢易疲劳，进出不便。

2.座位长度

测量坐下时后臀部至小腿腓肠肌之间的水平距离，将测量结果减 6.5 cm。若座位太短，重量将主要落在坐骨上，易造成局部易受压过大；若座位太长，会压迫腘窝部，影响局部的血液循环，并易刺激该部皮肤。对大腿较短或有髋、膝屈曲挛缩的患者，则使用短座位较好。

3.座位高度

测量坐下时足跟至腘窝的距离，增加 4 cm，放置脚踏板时，踏板离地面至少 5 cm。坐位太高，轮椅不能入桌旁；座位太低，则坐骨承受重量过大。

4.坐垫

为了舒服和防止褥疮，轮椅的椅座上应放坐垫。常见的坐垫有泡沫橡胶垫或凝胶垫。

5.扶手高度

坐下时，上臂垂直，前臂平放于扶手上，测量椅面至前臂下缘的高度，增加 2.5 cm。适当的扶手高度有助于保持正确的身体姿势和平衡，使上肢放置在舒适的位置。扶手太高，上臂被迫上抬，易感疲劳。扶手太低，则需要上身前倾才能维持平衡，容易疲劳，影响呼吸。

6.轮椅其他辅助件

是为了满足特殊患者的需要而设计,如增加手柄摩擦面,车匣延伸,防震装置,扶手安装臂托,或是方便患者吃饭、写字的轮椅桌等。

7.检查重量

由于目标是买一个轻量级的轮椅,所以选择轻量级的轮椅是第一需求。较轻的轮椅显然是更好的选择。不仅是容易搬运,更容易使用。这意味着它将更容易操作。相对来说,更轻的轮椅价格会更贵。

8.检查材料

当寻找一个轻量级的轮椅,应该检查轮椅所使用的材料,以及材料的耐久性。更重要的是,材料的重量。最常见的材料是不锈钢。然而,不锈钢材料的问题是它会重。所以建议选用的材料是铝,虽然这样的材料价格会较高。

9.轮胎的质量

也应关注轮椅上的轮胎质量。车轮必须适合所有类型的表面,以便于它可以在不同的地方使用。确保它永远不会平坦。

10.注意舒适度

不同特性的轻量级轮椅需要检查一下。避免发生久坐轮椅产生的不适感。重要的是要确保座椅的高度和宽度适合用户。它还应该有缓冲材料。扶手也是必不可少的。它不仅要使坐着的人感到舒适,也要方便推轮椅的人。

> 　三、分类

市场上的轮椅种类很多,根据材质可分为铝合金、轻型材料和钢质。如按类型可以分为普通轮椅和特殊轮椅,特殊轮椅又可分为休闲运动轮椅系列、电子轮椅系列、坐厕轮椅系列。助站住轮椅系列等。

1.普通轮椅

一般是指依靠乘坐者自己驱动或由他人推行的轮椅,目前是比较常见的,适合行走困难或无法行走的老年人和残疾人的轮椅。主要由轮椅架、轮、制动等装置构成。

适用范围:下肢残疾、偏瘫、胸以下截瘫者及行动不便的老年人。

特点:①患者可自己操作固定式扶手或可拆卸式扶手;②固定式脚踏板或可拆卸式脚踏板;③外出携带或不用时可折叠放置。

分类:根据型号及价格不同分为硬座、软座、充气轮胎或实心轮胎。其中,固定扶手、固定脚踏板的轮椅价格较低。

2.特殊型轮椅

主要是它的功能比较齐全,不单单只做残疾人和行动不便人的行动工具,同时还具备其他功能。

3.高靠背可躺式轮椅

适用范围:高位截瘫者及年老体弱多病者。

特点:①躺式轮椅的靠背高至乘坐者头部可拆卸式扶手与旋扣式脚踏板,踏板可升降、作90度旋转,腿部支架可调整至水平位置。②靠背可分段式调整角度或可无段式任意调整至水平(相当一张床)用者可在轮椅上休息。还可拆卸头枕。

4.电动轮椅车

是在手动轮椅的基础上,叠加动力驱动装置、智能操纵装置、电池等部件改造升级而成。通过操纵智能控制器,驱动轮椅完成前进、后退、转向等任务,更加适合长距离驱动。

适用范围:供高位截瘫或偏瘫等但有单手控制能力的人使用。

特点:电动轮椅由蓄电池提供动力,一次充电续行能力在20公里左右,有单手控制装置,能够前进、后退和转弯,可在室内外使用。价格较高。

5.坐厕轮椅

适用范围:供不能自行如厕的肢残人和老年人使用。

分类:分为小轮式坐厕椅,带便桶的轮椅、可根据使用的场合选择。

6.运动轮椅

是用于竞技体育的专业轮椅。为了保证车体的稳定,一般脚踏板为连体式,后轮呈八字形;椅背较低,方便运动员上肢活动。运动轮椅根据不同的运动项目又分成不同的系列,形状与功能区别较大。运动轮椅对强度和灵活性要求很高,材质特殊,加工工序复杂,价格高昂。

适用范围:供残疾人进行体育活动时使用,分球类和竞速两类。

特点:设计特殊,使用材料一般采用铝合金或轻型材料,结实轻巧。

7.助站轮椅

适用范围:适用于截瘫患者,脑瘫患者。

特点:是一种站、坐两用轮椅。

功能:供截瘫或脑瘫患者进行站立训练,通过训练:一是防止患者骨质疏松,促进血液循环和加强肌力训练;二是可方便患者取物。

> 　四、应用现状

1.锂电电动轮椅

在经典手推车上叠加了电子操控系统,更加便于操作和人性化。机身高强度、高承重但重量不大,安全舒适,方便出行。其科学的设计、新颖的款式,加上合理的价位,很快成为国内外市场最受欢迎的新型实用电动轮椅。

2.智能轮椅

自 1986 年英国开始研制出第一辆智能轮椅以来,许多国家投入较多资金研究智能轮椅,如德国乌尔姆大学 MAID(老年人及残疾人助听器)项目,它是在一个商业轮椅的基础上研制出了轮椅机器人,该轮椅机器人在公共场所拥有大量乘客的环境中,能够自动识别和判断出行驶的前方是否有行人挡路,甚至还能提醒挡路的行人让开道路。

我国智能轮椅研究起步较晚,在机构的复杂性和灵活性上和国外相比有一定差距,但也根据自身特色研制出技术指标接近国外先进水平的智能轮椅。研究单位有中科院自动化所、上海交通大学和陆军军医大学等。

控制系统、导航系统、人机接口是组成智能轮椅的三个主要部分。控制系统主要是根据外界具体环境状况来进行实时感知以及决策,按照规划的结果来实施安全且平滑的运动,同时适当地对移动速度进行调整,具有反应速度快的优势,能够对实时性要求进行充分满足。控制系统可采用自主模式、半自动模式、手动模式来实现。导航系统主要是智能轮椅上的导航技术利用传感器检测环境信息,创建环境空间模型,对轮椅的具体位置及方向进行获取,进而对运动路径进行有效的规划,对运动路径进行适时调整,同时对运动路径进行实时跟踪,导航具有交互性及安全性的特点。人机交互技术是智能轮椅技术中最关键的技术之一,设计者对人机接口进行设计时,需要把用户的身体状况、心理状况、认知能力等进行综合全面考虑,对自身的不足进行改善与弥补,将主动性充分发挥出来,实现用户和智能轮椅之间的完美合作,这就需要设计者在设计人机接口时,要把握好人性化、多样化的原则。

【思考题】

1.常见的助行器的种类有哪些?

2.轮椅的结构功能有哪些?

# 第二十一章
# 辅助器具

**内容提要**：本章主要讲述辅助器具的定义、分类、应用原则及特殊辅助器具的应用及简单制作。

## 第一节　概述

> **一、定义**

第三版国家标准 GB/T 16432《康复辅助器具分类和术语》，对辅助器具定义为：功能障碍者使用的，特殊制作或一般可得到的如下目的任何产品（包括器械、仪器、设备和软件）：即参与性和对身体结构和活动的保护可见。

> **二、辅助器具及其分类**

（一）辅助器具分类

1.按照使用人群分类

残疾人功能障碍类型不同所使用的辅助器具也不相同。根据《中华人民共和国残疾人保障法》，我国有七类残疾人和部分有需要的老年人，分别需要不同的辅助器具，包括以下几种。

（1）视力残疾辅助器具：如助视器、眼镜和导盲杖等。

（2）听力残疾辅助器具：如助听器、震动或光线提示辅具等。

（3）言语残疾辅助器具：如语言训练器、沟通板等。

（4）智力残疾辅助器具：如智力开发的器具和教材等。

（5）精神残疾辅助器具：如手工作业辅助器具或感觉统合辅助器具等。

（6）肢体残疾辅助器具：如假肢、矫形器、轮椅等。

（7）多重残疾辅助器具：根据残疾情况，可能需要上述多种辅助器具等。

（8）老年人辅助器具：如老花镜、手杖、轮椅等。

该分类属于通用辅助器具，个性化、具体化的功能应用不易显示。

2.按使用环境分类

针对不一样的环境辅助器具的应用种类也不尽相同。ICF中根据辅助器具的使用环境将其分为以下几类。

(1)生活用辅助器具:如进食辅具、穿衣辅具、洗浴辅具等。

(2)移乘用辅助器具:如轮椅、转移机、手杖等。

(3)通讯用辅助器具:如盲文电话机、增大按键电话机等。

(4)教育用辅助器具:如阅读辅具、书写辅具、智力开发辅具等。

(5)就业用辅助器具:如打字辅助器具、驾驶辅具等。

(6)文体用辅助器具:如篮球竞技用轮椅、田径竞技用假肢等。

(二)辅助技术

辅助技术分为两大类:低技术和高技术。低技术的器具倾向于简单、不用电的器具,例如肢体障碍者的拐杖和自助具、言语障碍者的图片沟通板,以及视觉障碍者的放大镜等,都属于低技术类。而高技术的器具指的就是复杂的、含电子器件的器具;例如电动轮椅、电脑,或为言语障碍者提供的语音沟通板。这些器具通常都比较昂贵,而且常常需要对功能障碍者进行多方面的训练,才能保证功能障碍者发挥全部潜能。

辅助技术按照功能进行分类可分为以下几类:

1.行动能力缺损的辅助技术

行动能力缺损的辅助技术是针对ICF中"活动和参与"的行动困难。用于帮助解决行动困难的低技术方法;比如改变身体位置及姿势可用抓梯、移位带、自立式扶手、支撑扶手;对下肢行动能力缺损者的低技术辅助器具有手杖、肘拐、助行器、手动轮椅等,高级辅助技术有电动轮椅、代步车、汽车改装,行走的机器人等;而对上肢行动能力缺损者低技术辅助器具有固定把手、球形手柄、曲柄把手等。高技术辅助器具有替代键盘或操纵杆,或通过非常精细的动作如眨眼或单个肌肉跳动激活访问电脑。

2.沟通失调的辅助技术

沟通失调的辅助技术是针对ICF中"活动和参与"的沟通困难(d3)中的言语障碍(d330)。这类辅助技术称为AAC系统,具有增强和替代沟通的作用。低技术的有简单又实用文字或图片的沟通板。高技术的有便携式语音沟通板,无需说话,可通过替代性图片或者文字代替沟通。

3.视觉障碍的辅助技术

视力缺损的辅助技术是针对ICF中"活动和参与"的沟通困难(d3)中的视觉障碍(d315)。低视力是指视力损失严重到足以妨碍每天任务的完成,但仍然有一些有用的视力分辨能力。低视力是不能用正规的眼镜或隐形眼镜来矫正到正常状态。低技术方法有放大镜、望远镜、大字印刷品,以及盲文点字信息,如盲文文本。而现在有很多发出图标内容或声音的替代性高技术视觉辅助器具也非常方便。

4.学习和认知障碍的辅助技术

学习和认知辅助技术是针对 ICF 中"活动和参与"的学习和应用知识(d1)及主要生活领域的教育(d8)遇到了困难。低技术方法有比如鲜艳色彩的单色胶带、握笔器、大字课本,以及其他容易制作的认知玩教具,如语音识别软件能把一个人对麦克风说的单字、短语和句子输入标准的电脑文字处理程序中。如微软文字,语音转换文字等技术,模糊识别功能,等最新的技术开发包括了手持式个人数字助理掌上电脑,任务步骤分析指导软件等。把声音提示和视觉提示结合到一起。

5.生活自理障碍的辅助技术

生活自理障碍的辅助技术是针对 ICF 中"活动和参与"的自理困难(d5)。解决生活自理困难的低技术方法如辅助进食的加重勺、带挡边的盘子、防洒碗;个人卫生的淋浴椅和长柄头发刷子;用来写字和绘画的握笔器;穿衣物的穿袜器和单手系扣钩等。高技术方法即日常生活的电子辅助器具(EADLs),也可以描述为环境控制系统,对环境里由电机和电池操作的器具提供替代控制。这些器具可以包括电视机、录像机、立体音响、电灯、用具、电话、门、电动床等,用于改善日常生活的独立性。

> 三、应用原则

辅助技术应以满足基本功能需要并有助于使用者发挥潜能为最佳。应用辅助技术时需参考并遵循基本原则,主要包括通用设计原则和个体化原则。

(一)通用设计原则

通用设计(Universal Design,UD)是指对于产品的设计和环境的考虑是尽最大可能面向所有使用者的一种创造设计活动。在有市售产品的情况下,首选市售的通用设计辅助器具。

(二)个体化原则

康复工作者应用辅助技术时还必须考虑使用者的个体化情况,作为选择辅助技术时的参考。必要的情况下应对辅助器具进行修改,如修改也不能满足需要者则需量身定制。

(1)功能导向原则:所选辅助技术应结合使用者的身体功能和认知心理功能,满足基本功能需要并有助于发挥功能潜力。

(2)合身原则:所选择的辅助器具尺寸符合使用者的需要。

（3）弹性使用原则：使用者可根据自己的需要和喜好选择辅助器具及服务。

> 　四、注意事项

1.从使用者的需要出发

（1）与辅助器具使用者建立良好的合作关系。

（1）做好解释和说明，鼓励使用者参与讨论。

（2）目标制订过程需要辅助器具使用者及团队的参与。

（3）辅助器具使用者是使用何种辅助器具最终的决定者。

2.确保安全不可造成伤害

（1）所提供的辅助技术的同时，确保产品安全和使用过程安全。

（2）适当的时候可转介给其他专业人员共同合作。

（3）注意自己与使用者的卫生和安全。

3.注意使用者的能力及潜力

（1）应用辅助技术的主要目的是让使用者进行活动和参与，而非以康复治疗为主。

（2）最终的目的是增加功能独立的同时降低疾病影响。

（3）提供辅助技术者在考虑康复对象能力的同时，还需要考虑其潜力。

（4）介入或解决问题的方法需简单有效：①通过全面评估，从整体评估使用者的问题。②多方位考虑解决方法。③考虑不同应用时期辅助器具应用与可能的结果。④注意特殊需求和个别化处理方法。⑤尽量与原代偿方式无过大的差异。⑥尽量简单而有效的。

（5）考虑阶梯化的辅助器具处理介入原则：①恢复原有习惯的作业活动完成方式。②改良作业活动完成方式，适度功能代偿。③提供通用设计产品，或发挥创意使用普通工业产品。④提供市售功能障碍者专用的辅具产品。⑤适当修改市售辅具产品，满足功能障碍者的个性化需求。⑥量身定制或重新生产制作全新的产品。

# 第二节　常用的辅助器具的应用及用途

因功能障碍的性质和程度不同，往往需要不同的辅助器具。作业治疗常用的辅助器具包括矫形器、轮椅、助行器具和自助具。本节侧重介绍常用的日常生活活动辅助器具和沟通障碍、视觉障碍、学习与认知障碍以及听觉障碍的辅助器具。

> **一、ADL 辅助器具**

**（一）穿衣器具**

穿衣钩：协助穿衣，用于手粗大功能尚可而肩、肘关节活动度受限者，坐位平衡较差且不能弯腰或旋转者，肢体协调障碍者。

系扣钩：协助扣扣子，解扣子，用于手精细功能欠佳者。

魔术贴：替代纽扣、拉链、鞋带等，适用于手精细功能欠佳者。

穿袜器：协助穿袜子，用于不能弯腰，手精细功能不佳者，肢体协调障碍者。

鞋拔：协助提鞋，用于不能弯腰以致穿鞋困难者，尤其适合穿戴踝足矫形器或足部矫形器。

**（二）进食器具**

**1.进食手握类餐具**

（1）弹簧筷子：适用于仅能完成抓握而不能主动伸直或伸指力弱的患者，现在也用于小朋友学习用筷。

（2）加粗手柄餐具：包括刀、叉、勺子等进食类餐具，适用于抓握功能不佳或指屈曲受限的患者。

（3）加长手柄勺：适用于肩、肘关节活动受限者。

（4）弯柄勺、成角勺：适用于手关节僵直、变形，前臂和腕关节活动受限，取食或送食困难者。

**2.杯、碗和碟类餐具**

（1）带吸管夹及吸管的杯子：适用于上肢协调能力较差的患者。

（2）C 形握把杯：对于握力不足、单手的稳定性和协调性较差者的患者，可在杯的一侧或双侧安装握把（双耳杯），以便于单手或双手使用。

（3）防洒碗：适用于手功能不佳者或单手操作者。

（4）带碟挡的碟：适用于手功能不佳者或单手操作者，防止食物被推出碟外。防洒碗及碟挡均有底部吸盘，便于单手操作。

（5）自动喂食器：适用于手功能严重障碍而无法用手或上肢进食者。

**3.厨具类**

（1）增加摩擦力协助固定的厨具：适用于握力不足及需要关节保护的患者。

（2）单手操作的厨具：适用于单侧上肢截肢患者或偏瘫患者。

（3）加粗手柄或成角便于手握厨具：适用于握力不足或前臂及腕关节功能受限的

患者。

（三）如厕辅助器具

轮椅式便池：适用于体力低下、下肢无力及平衡功能不佳者，可作为轮椅、便池两用。

坐便器：适用于体力低下、下肢无力或关节活动受限以及平衡功能不佳者。现有市售的智能马桶，适用于便后清洁困难的老人或坐位平衡不佳等患者。

加高坐便器座：可直接安装在厕所上，适合坐轮椅者转移，使下肢关节活动受限者易于坐下和站起。

固定扶手：适用于平衡功能不佳或下肢乏力者。可分为固定式及折叠式，其中固定式中也有横向扶手及纵向扶手之分。

间歇导尿辅具：间歇导尿是脊髓损伤患者维持膀胱功能的重要方式之一。对于轮椅上坐位平衡不佳的脊髓损伤患者，间歇导尿辅具可辅助该项活动独立完成。

（四）洗漱洗澡

洗澡椅：椅面有孔，适用于体力低下、下肢无力或关节活动受限者以及平衡功能不佳者。洗澡椅可分为可移动式及折叠式。

长柄刷：用于单手使用者（如偏瘫或上肢截肢者）或双手协调障碍者以及体力低下者。

双环毛巾：用于上肢关节活动受限或手灵活性欠佳者。

洗澡手套：用于手功能不良、不能抓握毛巾或打洗澡液者。

浴缸转移辅具：用于转移能力不佳或坐位平衡能力不佳者。

洗浴床：用于重症患者损伤早期，不能完成辅助床上坐起及转移者。

（五）个人修饰

剪指甲辅助器具：用于手精细功能不佳者，尤其适合偏瘫或截肢者使用。

手柄加长或成角的梳子：用于手抓握功能不佳者，肩、肘、腕关节活动受限者。

手柄加粗或成角的牙刷：手柄加粗牙刷适用于手抓握功能不佳者，也可搭配万能袖套、C形夹；手柄成角牙刷适用于肩、肘、腕关节活动受限者。

搭配万能袖带或C形夹的剃须刀：适用于手屈曲痉挛、手指变形或抓握功能不佳者。

> 二、沟通辅具

（一）阅读用辅助具

（1）立书器：用于上肢功能受限或需良好阅读视线的颈椎病患者。

（2）翻书辅具：增加与书面接触部位的摩擦力实现翻书功能的辅具。

**（二）书写用辅助具**

（1）加粗防滑笔：用于手抓握功能不佳者。

（2）免握笔：用于手指不能对掌或手腕灵活性欠佳者。

（3）缠绕式定制笔：用于抓握能力不佳患者。

**（三）电脑输入辅助器具**

（1）敲键棒：适用于手指灵活性欠佳者。腕关节可屈曲或尺偏者可用手捧；上肢功能严重障碍者可用头棒或口棒。

（2）改装键盘：适用于腕部劳损患者，可通过调整键盘方向，减少尺偏，从而保护腕关节。

（3）改装鼠标：适用于手功能障碍者，也可有轨迹球式鼠标、口控输入鼠标。

（4）头控或眼控电脑辅助器具：适用于仅头部或眼部可自主活动的重症伤残患者，如 C4 以上完全型四肢瘫、肌肉萎缩性侧索硬化症等。患者可通过头部或眼球控制电脑鼠标及软键盘实现操作。

**（四）交流用辅助具**

（1）听筒免握具：用于无法手握听筒而上肢存在部分或完全功能者。

（2）沟通板：适用于严重认知障碍或言语障碍者。

（3）放大式辅助器具。

**（五）助行器**

杖类助行器：杖类助行器小巧、轻便，但支撑面积小、稳定性差，包括手杖、肘杖、前臂支撑拐、腋拐、多脚拐杖和带座拐杖。

助行架：助行架比较笨重，但支撑面积大、稳定性好，包括标准型助行架、轮式助行架、交互式助行架、助椅以及助行台。

轮椅：凡借助轮椅能离开床，最大限度恢复或代偿功能，提高独立性，扩大生活范围，参加各种社会及娱乐休闲活动者都属于可使用轮椅的对象。一般认为，具有下列情况者可以考虑使用轮椅。

（1）各种原因引起的步行功能减退或丧失者：如截肢、下肢骨折未愈合、截瘫、严重的关节炎症或疾病导致下肢负重时疼痛者等，如不能使用手杖或其他助行器步行时应考虑使用轮椅。

（2）禁止步行者：非运动系统疾病，但步行对全身状态不利者常需暂时性使用轮椅代步，如严重的心脏疾病需要限制活动量者。

（3）独立步行有危险者：中枢神经疾病者都属于可使用轮椅的对象。一般认为，具有下列情况者可以考虑使用轮椅。长期卧床的老年人也不断增多。通过使用轮椅不仅可以保持坐位，改善循环、呼吸等系统的功能，还可以用少量的上下肢活动来驱动轮椅，达到调节生活、改善生存质量的效果。

> ## 三、视觉辅具

该类辅助器具适用于低视力者。低视力是指那些严重程度足以妨碍日常工作，但仍保留部分有效视觉识别能力的视力缺失。低视力不能够通过普通眼镜或隐形眼镜来纠正。

（一）视觉辅助

（1）手持式放大镜：便于使用者日常携带。

（2）电子放大器：通过扫描需阅读的内容，再经放大转换器放大于屏幕显示。

（3）屏幕放大软件：通过手触屏能够将电脑屏幕上的文字、画面、各种软件菜单等放大。

（二）语音式辅助器具

语音式辅助器具适用于患有严重视力损害者或盲人利用听觉替代视觉。

（1）配备语音合成器和软件的电脑：这种电脑能够将电脑屏幕上的文章、软件菜单和其他文字转化成语音输出。

（2）有声电子书：有声电子书是把书朗读出来，通过录音制作成音频文件后播放。可调节播放速度，随时暂停或启动，以方便"阅读"。

（3）语音手机：语音手机带有语音软件，能实现人机对话，而且能通过语音控制手机操作。

（三）视觉代偿

盲文是专为盲人设计、靠触觉感知的文字。由点字板、点字机、点字打印机等在纸张上制作出不同组合的凸点而组成，一般每一个方块的点字是由6点组成。

> ## 四、听觉辅具

（一）助听器

助听器是利用扩音器的原理，利用听障者的残余听力，让声音传至大脑中枢，从而使声音被听到。来帮助听障患者感知世界感受声音。

## （二）人工耳蜗

人工耳蜗是由体外言语处理器将声音转换为一定编码形成的电信号,通过植入体内的电极系统直接兴奋听神经来恢复、提高及重建聋人的听觉功能。

# 第三节 简易辅助器具的制作与应用

> ### 一、辅助器具的制作原则

辅助器具应以满足基本功能需要并有助于使用者发挥潜能为最佳。

应用辅助技术时需参考并遵循基本原则,主要包括通用设计原则和个体化原则。

1.辅助器具的通用设计原则

通用设计(Universal Design,UD)是指对于产品的设计和环境的考虑是尽最大可能面向所有使用者的一种创造设计活动。在有市售产品的情况下,首选市售的通用设计辅助器具。基本原则包括以下几点:

（1）公平原则。对具有不同能力的人,产品的设计应该是可以让所有人都公平使用的。

（2）灵活使用原则。设计要迎合广泛的个人喜好和能力。

（3）简单直观原则。使用方法明白易懂,而不会受使用者的经验、知识、语言能力及当前的功能程度所影响。

（4）感知信息传递原则。无论周围环境或使用者是否有感官上的缺陷,都应把必要信息传递给使用者。

（5）不伤害原则。让误操作或意外动作所造成的反面结果或危险的影响降到最低。

（6）节省体能原则。通用设计应有利于节省能量消耗,在不导致疲劳的情况下易于舒适地使用。

（7）空间兼容原则。提供适当的大小和空间,让使用者接近、操作,不受体型、姿势或行动障碍所影响。

2.个体化原则

康复工作者应用辅助技术时还必须考虑使用者的个体化情况,作为选择辅助技术时的参考。必要的情况下应对辅助器具进行修改,如修改也不能满足需要者则需量身定制。

（1）功能导向原则。所选辅助技术应结合使用者的身体功能和认知心理功能，满足基本功能需要并有助于发挥功能潜力。

（2）合身原则。所选择的辅助器具尺寸符合使用者的需要。

（3）弹性使用原则。使用者可根据自己的需要和喜好选择辅助器具及服务。

> ## 二、辅助器具制作流程

（1）首先了解转介来源及转介目的。

（2）筛选康复对象的基本信息，如年龄、功能障碍发生时间、障碍程度、障碍进展情况、辅助器具经费来源、家庭支持情况等。

（3）了解今后辅助器具介入变更的可能性，如手术、搬家、药物改变等。

> ## 三、辅助器具制作前的评估

根据功能障碍不同，康复对象所需的辅助器具也不同；不同的辅助器具对使用者的功能要求也不尽相同。因此进行辅助器具选配前一定要进行系统的辅助技术评估，了解使用者的目前功能及预后情况，以选择最适合使用者的辅助器具。辅助技术评估内容包括身体功能评估、辅助器具评估、环境评估等。当然，并不是所有评估均由作业治疗师完成，可以由康复治疗组的其他成员完成相应的工作。

（一）身体功能评估

（1）运动功能评估。运动功能评估包括肌力、耐力、ROM、平衡、转移能力等的评估。

（2）感觉功能评估。感觉功能评估包括深浅感觉、复合感觉（实体觉）、视觉、听觉等的评估。

（3）认知功能评估。认知功能评估包括注意力、记忆力、学习能力、理解力、应变力等的评估。

（4）心理功能评估。心理功能评估包括了解有无抑郁、焦虑等异常心理问题。

（5）情绪行为评估。情绪行为评估包括了解有无攻击行为、自伤行为、过激行为等以确保辅助器具应用的安全性。

（二）辅助器具评估

（1）根据活动、参与等需求目标，结合康复对象的身体结构与功能，对预选的辅助器具进行评估。

（2）评估辅助器具对使用者身体功能的要求，并平衡辅助器具的功用与康复对象的需求之间的差异。

（3）如有必要，可先进行试用以明确辅助器具能否满足康复对象的需要。

（三）环境评估

对康复对象使用辅助器具进行活动的周围环境进行评估，包括居家环境、学习环境、工作环境、社区环境等。

> 三、确定辅助方案

（一）确定辅助技术方案的过程

（1）确定辅助器具为借用、试用、租借或直接购买。

（2）确定能否直接应用通用设计产品或市售辅助器具；或是对市售辅助器具进行改良，量身定做辅助器具，以满足功能需求。

（3）出具辅助器具处方。

（二）辅助器具处方

辅助器具处方主要考虑辅助器具类型、尺寸、材料和使用范围。如需购买，需包含辅助器具名称、型号、尺寸、材料、颜色、承重、其他配件、特殊需求等。如需制作，则需提供辅助器具名称、尺寸、材料、承重、其他配件、特殊需求、图纸等内容。此外，还要考虑使用者的意愿、操作能力、安全性、重量、使用地点、外观、价格等。

不同功能障碍者可能需要的辅助器具因功能障碍的性质和程度不同，往往需要不同的辅助器具。以下简单介绍脑卒中、脊髓损伤及脑瘫患者可能需要的辅助器具。

> 四、制作辅助器具的注意事项

（一）从使用者的需要出发

（1）与辅助器具使用者建立良好的合作关系。

（2）做好解释和说明，鼓励使用者参与讨论，避免使用专门术语、艰涩词句。

（3）目标制订过程需要辅助器具使用者及团队的参与。

（4）辅助器具使用者是使用何种辅助器具最终的决定者。

（二）确保安全，不可造成伤害

（1）所提供的辅助技术在满足功能需要的同时，确保产品安全和使用过程安全。

（2）适当的时候可转介给其他专业人员共同合作。

（3）注意自己与使用者的卫生和安全。

（三）注意使用者的能力及潜力

（1）应用辅助技术的主要目的是让使用者进行活动和参与，而非以康复治疗为主。

（2）辅助技术最终的目的是增加功能独立，同时降低疾病影响。

（3）提供辅助技术者在考虑康复对象能力的同时，还需要考虑其潜力。

（四）介入或解决问题的方法需简单有效

（1）通过全面评估，从整体评估使用者的问题。

（2）考虑多方面的解决方法。

（3）考虑短期、长期的辅助器具应用与可能的结果。

（4）考虑使用者特殊需求的个别化处理方法。

（5）尽量与使用者原来的代偿方式差异不大。

（6）寻求最简单而有效的方法。

（五）考虑阶梯化的辅助器具处理介入原则

（1）恢复原有习惯的作业活动完成方式。

（2）改良作业活动完成方式，适度功能代偿。

（3）提供通用设计产品，或发挥创意使用普通工业产品。

（4）提供市售功能障碍者专用的辅具产品。

（5）适当修改市售辅具产品，满足功能障碍者的个性化需求。

（6）量身定制或重新生产制作全新的产品。

【思考题】

1.辅助器具的应用原则有哪些？

2.常用的辅助器具分哪几类？

内容提要:本章主要讲述无障碍环境的含义,无障碍的形成背景,我国无障碍环境现状,无障碍设施及建设问题的由来,无障碍设计的内涵及外延,无障碍设计的目的与原则,国内外无障碍建设情况,对建筑无障碍设计的思考,环境改造的意义原则和内容,国际通用残疾人专用标志。

## 第一节 概述

切实维护和关爱各类残障人士、老人等弱势群体,是一个国家和社会文明进步的标志,也是提升他们生活质量的一项重要的民生工作。对于这些弱势群体而言,想要真正融入社会和正常生活,一个无障碍的环境对他们来说至关重要。无障碍是这些弱势人群能够顺利、安全、舒适、无忧地走出家门,参与社会生活并最终真正融入社会的基本前提和基础。因此,无障碍环境的创建和完善,是造福弱势群体、提高社会文明程度及发展残疾人事业的核心内容,是努力共创和谐社会的奠基性工程。

> 一、无障碍

所谓无障碍,简单地说就是没有障碍。从无障碍的属性来看主要指环境或制度两个方面。没有阻碍就是说在衣、食、住、行等方面人类所需要的各种环境及各类建筑设施、设备的使用及活动方面能够没有阻碍地顺利进行,尤其是能够充分服务或极大地满足各类不同程度的生理伤残和功能衰退者的需求,如残疾人、老年人等,为他们营造一个充满爱和关怀的、安全的、方便舒适的环境。

> 二、无障碍环境

无障碍环境指的是所有人在任何环境里进行任何活动都没有障碍,都可以自由安全地行动和使用的理想环境,无论年龄、性别或身体状况,任何人都可以没有障碍、尽可能独立且有尊严地生活。但事实上,目前来看完全无障碍的环境其实还只是一种理想化的环境,各种障碍对所有生活在社会中的人来说都是避免不了的,如到了某个国家却不懂这个国家的语言,此时就属语言障碍者,就像听人与聋人之间的沟通障碍是一样的。无障碍环境主要包括各种物质环境和各类信息交流的环境不存在障碍。

（一）物质环境无障碍

广义的物质环境无障碍是指使所有人都不存在的、没有任何不方便和障碍的、能够一起共同自由生活和活动的物质空间环境。狭义的物质环境无障碍主要指任何公共建筑的设计、建设都应各类残障人士通行和使用提供方便。物质环境无障碍主要包括道路、各类公共建筑物、社区、居住区等在规划、设计、建设时应尽可能考虑为各类残障人士和有特殊需求的人士通行和使用提供方便,如道路应满足轮椅使用者、拄拐杖者以及视障等人士通行,各类建筑物的地面、出入口、电梯、扶手、厕所、房间等设计和建设都应充分考虑各类障碍人士使用方便。

（二）信息交流无障碍

主要是指各类公共媒体,如影视作品、阅读物、通信设施、交通设施、各类公共空间等,都应使诸如听力障碍、言语障碍、孤独症等心智障碍人士、视力障碍等有特殊交流需求的人士能够无障碍地获得信息,进行沟通。这里的公共传媒主要是指电子信息产品或媒介,如广播电视、移动通信、互联网等通信手段或设施设备。就我国来看,信息交流无障碍工作的开展涉及我国全体公民的切身利益,其实施的效果直接影响到国家信息化工作发展的整体水平,目前各项信息无障碍标准的制订和实施,始终都在贯彻和体现着国家对残疾人事业的关怀、关注和大力支持,是我国信息化和谐社会建设的重点,也是为改善和消除各类弱势群体信息使用无障碍而进行的实际行动。信息使用无障碍技术主要包括电子和通信技术使用无障碍、网络信息运用无障碍。

（三）理想的无障碍环境

是指广义的无障碍环境,是在自然环境、社会环境、人文环境、心理环境、家庭环境、工作环境等各个方面都应该是没有障碍的。环境是人类生存和发展的基础,保护和改善环境,建设环境友好型的社会,是人类生存与发展的基本需要。

广义的无障碍环境方面,主要应考虑社会发展的、高度文明下的所有项目内容,包括法律法规及各种规章制度的自由和民主、社会福利的提高与完善、全民健康与就业、教育、经济增长、网络基础设施的高速发展、发达交通网络的不断完善、犯罪的逐步消灭、生活上及教育等各个方面障碍的尽可能排除,足以帮助克服障碍环境的相关辅具的配备与提供,如各类盲文打字设备、助视器、助行器、大字课本、方便的交通工具、助听器、人工耳蜗等相关辅助器材,以及周围环境中的设施设备,如扶手、盲道等建筑设施。由此可见,广义的无障碍环境的概念着眼于各类残障人群的物质和精神两个层面的双重需求,重点强调要营造一个各类障碍人群可以平等参与的环境,使各类障碍人群能够像健全人那样安全便捷地享受所有的公共建设成果。狭义的无障碍环境方面,主要指营造心理上的无障碍环境,所应重点关注的事情主要包括人们对各类障碍人士的接纳、包容、关爱的心理。

由此看来,一个真正的"无障碍环境"应该是方便所有人的生活与生存,提升所有人的生活质量。"无障碍环境"的建设是各类残障人士、老人、孕妇、婴幼儿、伤残、病弱等相对弱势群体充分参与社会生活的前提,是他们能够便捷生存的重要基础,也是一个国家文明程度的彰显,是物质文明和精神文明在社会生活中的集中体现,对全民素质的真正提高,对全民公共道德意识的培养,对推动和谐社会的建设等方面都具有重要的作用。随着各类残障人士融入社会的各种需求的不断增长、人口老龄化速度的加剧,以及人们对生活品质要求的不断提高,无障碍环境建设的要求也显得日益迫切。因此,关爱弱势群体,构筑现代化的、与国际接轨的无障碍环境,构建真正平等、友爱、相互尊重的环境,是我国和谐社会建设的重点。"无障碍环境"方便了各类特殊或弱势群体的生活与生存,同时对提高广大正常人群的生活品质也具有同样深远的意义。

总之,无障碍环境建设的本质其实就是建设一个人人"平等、参与、共享"的社会。

> 三、无障碍的形成背景

无障碍理论的形成及发展与很多因素有关,如,老龄化社会的到来对无障碍的需求、科技水平的飞速发展、经济发展高质量与人民生活高水平、社会的发展带来了人们对待残障及弱势群体的观念转变、法律法规的不断完善等。

(一)老龄化社会的到来对无障碍的需求

目前有资料显示,全球人口老龄化进程日益加快,联合国和许多国家都组建了老龄相关问题研究机构和相关组织,从自然科学和社会科学等多个角度加强对老龄相关问题的综合性研究。研究表明,老年人由于疾病或身体器官功能老化给生活等多方面带来很多障碍,迫切需要社会的关注和帮扶,比如更多的老年人希望能为他们提供各种方便的出行或康复辅具等。由此可见,世界各国对各类弱势群体的关爱成为无障碍文化形成与传播和无障碍环境建设的直接原因。

(二)科技水平的飞速发展

快速发展的科技为无障碍环境的发展与建设提供了技术支持。随着医疗水平的发展,医院对各类患者的抢救成功率不断提高,使更多人的生命能够得以延续。但很多人在保住了生命的同时身体的很多功能却丧失了,成为有特殊需求的各类残障人士,而康复医学的创立和发展又为这些残障人士能够重新回归正常的生活带来了希望。

同时,残障人士要独立面对生活,是需要依靠一些针对性的辅具提供保障的,如轮椅等。这些辅助器材可以统称为无障碍产品。飞速发展的科技为这些辅助产品的设计与制造提供了有力的技术支持,以对各类残障人士以及老年人的身体功能进行代偿,使他们能够最大可能地像正常人那样生存、生活和发展。

（三）高质量的经济发展与人民生活的高水平

人民的生活水平在高质量经济的发展的推动下也在不断提高,人们在满足了基本生活需求的情况下,也开始追求良好的生活和工作环境,比如,人们希望各种生活设施更加便利,相关保障制度及社会福利等能够更加人性化、合理化等。而各类在生活以及学习等方面有特殊需求的残障人士对各类日用品的需求也不再局限于使用的功能,而是更多地考虑到产品的个性需求与以及人们不同审美视角。

比如,有资料显示在 1988 年时,纽约市的现代艺术博物馆曾展出过美国、丹麦、英国、意大利、荷兰和新西兰等国家的无障碍产品,其中有部分产品甚至考虑到了使用者在风俗、语言、文化等方面的差异,在设计上增加了针对性的内容,以满足各类不同的使用者的特殊或个性化的需求。由此看出,无障碍产品的设计已由单纯地考虑使用功能,向更高一级的、融合了审美及个性化等多种元素在内的趋势发展。

（四）人们对待残障及弱势群体的观念转变

随着社会的发展,各类残障人士开始关注自身的各种特殊需求是否能够得到满足,也渴望同正常人一样在学习、生活等方面能够拥有平等参与社会的各种权利。渴望全社会能够给予他们足够的关爱,能够在产品设计、环境建设、设施设备的配备等方面都能充分地考虑到他们的个性需求。

20 世纪 60 年代,美国黑人进行的民权运动改变了国际上人们看待残障的观念,使人们清晰地认识到残障及弱势群体应当与正常人一样拥有平等参与社会的各项权利,于是,各种有益于不同类型和程度的残障人士需求的制度、措施以及产品不断涌现,对残障人士的偏见或歧视等消极的态度大为改观,社会也更加重视残疾人事业的发展。

（五）法律法规的不断完善

残障人士是有特殊困难的群体,这个群体自身面临着生存与发展等方面的各种困难,如果他们的困难不能解决,会阻碍社会的发展与进步,基于对残障人群合法权益保障,人们开始思考从源头上寻找解决办法,于是,保障残疾人权益的立法问题被提上日程并于 20 世纪初开始实施,二战后逐步有了发展。立法的根本目的是维护残疾人的合法权益,使他们能够平等参与社会,能够共享社会物质和文化成果,促进残疾人事业的发展。美国在 1961 年制定了国际上第一个《无障碍标准》,美国国会在 1968 年和 1973 年又分别通过了建筑无障碍条例和康复法。之后,美国许多高校的建筑专业也都相继专门开设了无障碍设计的相关课程,这些做法的目的是民众从根本上转变观念。此后,日本、英国等多个国家和地区也陆续制定了相关法律法规。

1982 年 12 月 3 日,第 37 届联合国大会会议正式通过了《关于残疾人的世界行动纲领》,纲领中强调要重视残疾人无障碍设施建设相关问题,其目的是推进残疾预防和康复措施的有效实施,以唤起公众对残疾人的关注意识,便于他们能够更好地平等参与社会生活;1993 年 12 月 20 日,第 48 届联合国大会会议通过了《残疾人机会均等标准规则》,要求会员国要积极制定适合自己国家的行动方案,使残障人士能够在物质环境、信息和交流方面等方面实现无障碍,会议旨在督促世界各国建立有效机制,努力实现残疾人机会均等;2000 年 9 月,北京市政府颁布了《北京市无障碍设施管理规定》,是我国第一个关于建设无障碍设施的地方性规章;2001 年 8 月 1 日由建设部、民政部、中国残疾人联合会联合发布的《城市道路和建筑无障碍设计规范》开始在全国实施,此规范将城市中新改建的主路必须铺设盲道等作为强制性条款要求在建设中开始执行,这是在全国范围实施的强制性规范,从此,保障我国残疾人权益的立法工作在各级政府都得以开展和实施。可以说,我国残疾人权益保障法律体系目前已基本完善。

> **四、我国无障碍环境现状**

我国于 1985 年开始研究无障碍技术和建设无障碍环境。我国的无障碍环境建设虽然起步较晚,但我国无障碍环境建设进展与效果却很显著,尤其是无障碍环境建设的法律法规及相关标准一直处于不断发展和完善中。2012 年 8 月 1 日,国务院颁布了《无障碍环境建设条例》,说明了我国将以法律法规为引领将无障碍环境建设持续纳入国民经济和社会发展大局中。在此基础上,全国各省相继制定实施了《无障碍环境建设条例》相关实施办法、无障碍相关政策和无障碍行业建设标准等,使我国的无障碍环境建设不仅停留在法规和制度的层面,而是使无障碍的理念和意识逐渐融入人们的观念中,从而使得无障碍环境真正体现在居住环境、出行条件、信息传递等各个方面。

《无障碍环境建设条例》的实施,推动了我国对联合国颁布的《世界人权宣言》《残疾人权利公约》《联合国 2030 年可持续发展目标》等的践行,使得我国的无障碍法律法规和标准规范建设不断完善,并依法保障了所有公民平等参与、融合共享社会文明成果。可以看出,无障碍环境建设已经纳入我国国家发展规划,在相关法律法规及政策制度和标准体系等方面的建设方面都上升到了国家顶层设计层面。在我国，现在的"无障碍"，已不再仅仅是残疾人的专利，无障碍专用设备已发展到通用设计，内容也已由单纯的物质环境建设和改造过渡到全方位的环境建设，从外在的、有形的、看得见的道路交通、公共建筑设施、信息交流等无障碍环境到无形的、看不见的社会心理、公共意识等无障碍环境。目前，全社会的无障碍环境正在全面推进、全方位提升。

2020年9月17日，习近平总书记在湖南调研与基层代表座谈时指出："无障碍设施建设问题，是一个国家和社会文明的标志，我们要高度重视。"习近平总书记的指示为我国无障碍事业发展指明了方向，增添了不竭动力。我国无障碍环境建设将进入高标准、高质量发展的新阶段。

## 第二节　无障碍设施

### ＞ 一、无障碍设施

无障碍设施是在工程建设中配套的一些特殊的、人性化的服务设施，这些设施能够保障各类残障人士、老年人、孕妇或其他行动不便的弱势人群能够安全通行和便利使用。狭义地来看主要指物质环境。包括无障碍通道（路）、电（楼）梯、平台、房间、洗手间（厕所）、席位、和音响提示以及通信，在生活中更是有无障碍扶手，沐浴凳等与其相关生活的设施。

它主要包括以下设施：盲道、缘石坡道；无障碍电梯等升降装置；警示信号、提示音响、指示装置；无障碍厕所或厕位；安全的无障碍扶手；无障碍标志；一些专用的停车位或观众席；盲文标识、手语翻译机器人等。

### ＞ 二、无障碍设计问题的由来

无障碍设计的理念源自20世纪初人道主义思想和理念，在人道主义的传播与呼唤下，建筑学界产生了一种新的理念和新的建筑设计方法，叫作无障碍设计。它强调要运用现代技术对环境进行建设和改造。目的是为所有残障人群或一切有特殊需要的人群提供各种安全便捷的、方便行动的能够平等参与的空间环境。从国际上来看，学者对无障碍环境的研究早在20世纪30年代初就已开始，比如丹麦人卡·迈克逊在1950年时就提出了正常化原则的理念，而当时在瑞典、丹麦等国家就已为残疾人建设了专用设施。之后，此后，让有特殊需要的身心障碍人士能够回到主流社会并达到社会融合的理念迅速在全球传播开来。

国际上第一个《无障碍标准》1961 年在美国颁布。此后英国、加拿大等几十个国家或地区在 20 年间陆续制定颁布或完善了有关无障碍设计的法律法规。联合国也在 1981 年提出了"完全参与、机会均等"的无障碍设计理念和要求,在此基础上,世界各国开始大力推广无障碍理念和环境建设。

> ### 三、无障碍设计的内涵及外延

1974 年,联合国组织提出了一种新的设计理念或主张,就是无障碍设计。也有资料显示无障碍设计在 20 世纪 70 年代开始就由美国建筑家罗纳德梅斯提出了。无障碍设计的概念刚提出之初,主要指的是为残障人士、老年人、儿童等特定的一些人群而进行的专门化设计。随后又衍生出了许多相近的设计概念,如:适应性设计、关怀型设计或者跨代设计、全生命周期设计等。这些概念的意义从其内涵而言都较为相近,但有细微差异。无障碍设计强调在科学技术高度发达的当今社会,凡是人类衣、食、住、行所需要的各种环境、各类建筑设备设施的设计规划,都必须充分考虑不同程度、不同类型伤残者和功能衰退者的使用需求,都应该考虑到必须要为他们配备足够满足他们特殊需求的服务功能和装置,为他们营造充满关爱、安全、便捷的现代化生活环境。无障碍设计也可以简单地理解为能够消除各种发展或活动障碍的环境和产品设计。另外,人自身具有代偿和补偿功能,也就是说残疾给人带来的实际影响比人们想象障碍的小或少得多,这也就是无障碍设计的主要意义所在。

美国无障碍设计的创始人在 20 世纪 80 年代把无障碍设计发展成了通用设计。通用设计指不需要改良或不需要进行特别的专门设计就可以在最大程度上为人类创设使用的产品及相关环境。通用设计与无障碍设计从定义来看有较大不同点,通用设计所涉及的人群范围为所有人,而无障碍设计主要指为特殊人群。当然,通用设计也不是强调必须用同样的尺度来满足或适合所有人的需求,也不主张必须通过千篇一律的设计来达到统一性。由此看出,无障碍设计的含义实际经历了一个从"狭义"到"广义"的一个过程,"狭义"的无障碍设计仅仅是考虑满足残障人士在物质层面的需求,考虑的只是一般的物质环境无障碍,也就是只考虑硬件方面能够满足他们的需要。而"广义"的无障碍设计是从物质和精神两个方面都要考虑满足不同类型、不同程度的残障人士、老年人失能人群等的需求,也就是我们所说的通用设计,通用设计的含义更为广泛,内容更为多元,通用设计考虑的是要让使用者不仅要使用方便,更要在安全的前提下乐于使用。

无障碍设计的理想目标是"无障碍"。其最终目标是要基于对人类的各种行为动作等进行更为细致详尽的研究,在此基础上致力于一切能够服务于人类的环境设计,尽力消除那些让使用者感到困难的各种障碍,最大可能地为所有使用者提供相应的方便,这就是无障碍设计的根本意义和基本思想所在。

> ### 四、无障碍设计的原则

无障碍设计中的"设计"是达到"无障碍"的手段、技术活标准,是人与物联系的中介,"无障碍设计"理念发展到现在,其"设计"针对的是所有人,而不再只是针对一部分人而忽略一部分人,因而这里的"设计"一定是要从满足每个人不同需要出发而全面考虑。因而"无障碍设计"首先要参考下面整理的美国北卡罗来纳州立大学在 1995 年提出 7 项基本原则:

第一,平等使用原则。即无障碍设施或产品的设计要能够让所有人都公平地使用。第二,灵活或通融性的使用方式。设计要迎合广泛的个人爱好和能力。第三,简单、直观、易懂的操作设计。即使用方法不会受使用者的知识、经验等能力及当前的程度类型等所影响,是非常容易让使用者理解的。第四,能迅速理解并感觉到的必要的信息。即无论四周的情况如何,都能把必要的信息传递给使用的人。第五,容错能力,也可以理解为人性的设计考量。即设计应让误操作或危险减到最少。第六,有效率地轻松操作。即设计应尽最大可能让所有使用者有效地、尽可能地在体力支出上最小化地舒适使用。第七,尺寸与空间的合理规划。即提供适度的空间和尺寸,让使用者能够便捷地操作,并且不受个体自身障碍的影响。

在这些原则的基础上,我们进行合理归纳并形成现在的无障碍设计原则:

#### 1.安全性原则

安全性原则也叫作容易识别性原则,主要指在建筑中必须排除危险物品或者危险状况。设计师在设计的时候重点要考虑如何能够充分运用人的视觉、听觉、触觉等多感官手段,给特殊人群以重复的提示和告知,并且能够通过空间的层次和个性化的创新,以科学合理且适宜有序的空间、对事物特征的形象塑造、标识示意的鲜明特色以及动听悦耳的音响提示灯,从而在建筑空间的识别性和导向性等方面都得以提高。残障人群由于身心机能残缺或者身体器官功能的衰退,对危险的感知能力相对比较差,在遇到危险时,难以快速有效躲避,有时还会因判断错误而面临更多危险。因此,相关空间标识的易识别性,往往能够帮助他们准确定位和预知危险或判断难度系数,以便科学合理消除他们的障碍和不安全感。

### 2.适用性原则

适用性原则也称无障碍性原则,其基本理念和要求是建筑设计师必须要"以人为本",一定要设身处地地为那些有特殊需求的残障人士、老年人、孕妇等弱势群体着想,要积极创造适宜的空间,以提高他们在空间中的自理能力。建筑物应该方便需求者的使用,真正实现使用无障碍。无障碍设计的关键是不要让某种类型或程度的残障而影响甚至剥夺了人们参与和享受使用各种环境的权利。对于弱势群体而言,也许普通人方便使用的东西,他们却有困难和障碍,因此,他们会觉得自身的需求常常与环境是不相符乃至有距离感的,因此建筑设计师的换位思考尤其重要。与健全人相比,残疾人在身体机能上存在不同类型、不同程度方面的缺陷和障碍,致使他们在现实环境中,无法通过自身努力满足其生活、学习、活动、发展等需求。因此,在开发设计无障碍建筑物或设施时要充分考虑残障者在视觉、听觉、触觉等所有感觉器官方面的特殊感应性,使他们在日常生活中能够便捷使用各种物品,实现生活完全无障碍。

## > 五、对建筑无障碍设计的思考

只有科学合理地对无障碍设计的概念进行界定,才有可能从根本上真正实现建筑无障碍,而且无障碍设计体系的完善也必不可少。

### (一)科学界定无障碍设计概念

关于什么是无障碍设计,很多人认为无障碍设计仅仅是为了满足因为残疾而导致生活中有障碍的人士而进行的设计,大多人对无障碍设计的理解会停留在无障碍理念提出的早期阶段,这种理解是片面的,这样的理念会限制无障碍设计的发展,当然也就无法满足更多相关需求者。纵观人生、老、病、死的一生,不难看出,人的每个阶段其实都是需要无障碍环境的,那就是说无障碍设计的理念应该更为宽泛,应该理解为环境的创设要充分考虑到所有人在行为能力不健全或者丧失时候对环境的需求,因此,对于无障碍设计概念要进行科学的界定,要认识到那些认为无障碍设计不能以健全人为着眼点的看法是错误的。无障碍设计应着眼于开发、创设人类可"共用、共享"的环境或物品,能够满足所有使用者需求的环境或物品。

### (二)完善无障碍设计体系

由于对无障碍设计的理解存在片面化和认识不到位以及对无障碍设计理念的贯彻不彻底等现象,所以也就会造成无障碍设计不够系统的问题。比如很多时候我们认为建筑物的入口处有残障人士通行的坡道、公共卫生间有方便残疾人使用的蹲位就是无障碍设计的全部,这些做法或理念都欠系统化。因此,我们要从广义的无障碍设计概念入手,进行全面系统的无障碍设计研究,创设残障人士以及其他有需要的人士能够平等、参与、共享的环境,特别是对于公共环境或建筑物这类使用功能复杂、服务人群面较为广泛的建筑及环境。

我们要站在以人为本的角度,充分考虑所有人的无障碍需求,在把握现状的前提下,因地制宜地创设出投资小且方便实施的无障碍设施,使无障碍设计体系更加完善。

总之,对于无障碍设计,一定要在充分感知人的基本身心特征的前提下,进行相应的、科学合理的设计。未来的无障碍设计体系一定是向着多元化的、不断完善的方向发展。设计的无障碍性逐渐将被通用性设计所替代,就是所有人都能够安全方便地使用其需要的设施与环境。

> ## 六、国外的无障碍建设

随着无障碍理念的不断推广和宣传,关于无障碍设计的研究组织和相关机构在发达国家和地区也都相继成立了,这些组织和机构对无障碍设计概念、理念、普及等方面都做了大量工作,很多资料显示,大多发达国家的无障碍建设水平已很高,这些国家和地区的无障碍设施已基本普及,日常生活所需的每个方面,几乎都有各种专用设备服务于残障等弱势人群,而且标准也很高,涉及的领域也极广。如,对全能住宅的设计研究,解决了弱势人群的日常生活起居所需。

有资料显示,美国的无障碍环境建设是建立在各个层次立法保障基础上的,在美国,各种无障碍设施在给予残障群体及老年失能者带来方便与安全的同时又与建筑艺术达到了和谐统一。美国大多高等院校的建筑专业或建筑系,都专门设置了无障碍设计相关必修课程。美国研制的"后窗字幕"设备方便了聋人、重听和盲人、弱视者的观影。真正为障碍群体"平等、参与、共享"创造了便利条件。

为保障残障人士的各种权利,美国政府在1992年1月26日颁布实施了《美国残疾人法案》(ADA),这部法案涵盖了各种生活细节。如,规定饭店不能因为有残障人士有可能打扰到别的客人而不让他们进入;超市的货架高度要方便使用轮椅的顾客能够容易拿取物品;很多商场门口基本都有供老弱病人使用的小型电动轮椅车;火车车厢也都提供了残疾人相关的无障碍专用空间和安全装置;公交车大都有提升平台可供轮椅从容进出车厢等等。

日本也是无障碍环境创设比较先进的国家。日本的无障碍设施基本普及,日本的法规中也有专门的无障碍设计相关规定。在日本,所有建筑物在竣工时,都有专门针对无障碍设计是否合规的验收。在公用设施中,基本都有不同等级、不同类型的无障碍设计。比如,超过 $1\ 500\ m^2$ 的大中型商业建筑重都有残障人士专用停车场、厕所、电梯等设施。机场、火车站等地的无障碍设施、服务也都较为完善。在东京等地,还为盲人及轮椅使用者设置了能自动引路和会说话的道路,当残障人士行进在这种路上时,路上安装的信号器就会发出信息,残疾人可以通过耳机接收并听到"这里是人行横道"等相关提示。

> ### 七、我国的无障碍建设

我国的无障碍建设是从无障碍设计规范的颁布与实施开始的。此后,无障碍建设日益受到政府和各界人士的重视;另外,《中华人民共和国残疾人保障法》的颁布,以及国务院批准执行的发展中国残疾人事业的三个五年计划,也都专门提出了无障碍设施推行的任务以及措施;随着社会的发展,我国无障碍建设的发展速度很快,比如,2002年10月,我国召开了全国无障碍建设相关工作会议。提出了要在全国积极创建无障碍设施示范城的重要举措,有力地推进了无障碍建设工作。我国首批被列为无障碍创建的示范城市有12个。

总的来说,我国无障碍环境建设虽然起步晚、起点低,但经过坚持不懈的不断努力发展,所取得的成绩是显著的。尤其近年来的发展有了巨大变化,但是与发达国家相比来看,我们还是存在较大差距的,主要问题表现为缺少无障碍相关理论指导,无障碍设施的建设没能做到统一管理,无障碍观念还远未得到全面普及等等。所以我们可以说我国无障碍建设的发展和完善任重而道远,还需要我们继续努力推进。

# 第三节　环境改造

随着人民经济生活水平的不断提高,人民对生活环境质量的要求也在不断提高,比如人民都希望自己的居住环境能够蕴含各种人文关怀,因为蕴含人文关怀的环境是温馨的、和谐的,因此,人文关怀已不再仅仅是民族文化的积淀,而更是当今时代对建筑设计的需求。因此,关注、关爱那些弱势群体,构造无障碍空间环境,已成为社会文明程度的重要标志。

人是生活在环境中的,环境与人是相辅相成的。我们人类既是环境的产物,同时也是环境的改造与创造者,我们每个人在一生中都会经历很多环境的变化,比如人们必须不断学习,使自己的身心能够适应周围的环境,以便于和环境的相一致;另外,人们又通过自己的主观努力,不断地去改造旧有环境,不断的去创造与当代生活相适应的新环境。其所有的努力都是为了达到人与环境之间的相互适应与平衡。

一般而言,环境总会从不同的角度、不同的领域及范围,影响着人的心理、左右着人的思想和情感以及行为。其中既有正面的影响,也有负面的影响。因此,人们应发挥自身的主观能动性,充分利用环境中有利的、积极的、向上的因素,而去除环境中消极的、不利的因素,来达到人与环境的相合,使人的心理得到健全发展,才智能够充分发挥。

> 一、环境

环境是指人身体以外的一切事物。它是我们人类赖以生活、生存及发展所需的各种物质条件的综合体。我们所理解的一般意义的环境主要是指空气、阳光、水、土地、动植物等物质因素,也称自然因素,另外,环境还指人的观念、社会制度、行为准则等非物质因素,也称社会因素。

人类各种各样的活动对相关环境的影响是多方面和综合性的,同时,环境也会从各个方面反作用于我们人类,其效应也是均等的。人类与其他的生物不同,人类除了以生存为目的来影响和适应环境之外,还会为了提高生活品质而不断地通过自己的劳动来改造环境,从而产生自己所希望的、新的生活环境。当然,人们所改造或创设的新环境也许会更适合人类的生活和生存,但同时也极有可能使生存环境变得更加糟糕。在这种不断变化发展的复杂而又曲折的过程中,人类生存、生活的环境结构已变得更为复杂化,内容变得更加庞大,层次变得更加繁多和多元化,最终形成一个彼此相互交融的动态环境体系。

> 二、环境改造

环境改造就是通过对环境进行有计划的、有针对性的、适当的调整和改善,使改造后的环境能够适应不同类型、不同程度残障人士或老年人等弱势群体的生存、生活及发展的需要。环境改造的最终目的就是让所有人能够在有爱无碍的环境中共享社会文明。环境改造的要求就是要在物质、信息和沟通交流等方面做到无障碍。比如,在道路、公共设施和住所的规划以及建设等方面都应方便各类有特殊需要的人士使用,如道路要满足使用轮椅的人和拄拐杖的人士等;信息和沟通交流的无障碍主要是要求诸如公共传媒应能够使听障、视障、言语障碍等人士能够便捷地获得所需要的信息,能够方便彼此之间的无障碍交流,如各类影视作品上的字幕、配音,手语翻译,盲人有声读物等。

> 三、环境改造原则

用相关辅具对环境中的障碍进行改造以便于充分发挥残障人士的潜能,是创造无障碍环境的实质。无障碍环境改造要遵循以下原则：

（一）依据所需优先改造个体最迫切希望改变的环境

当个体需要改造的环境项目有多个的时候，必须首先依据残障个体自身的需求对所希望改造的项目进行排序。例如，有的个体是出行的环境，有的个体是居家生活环境等。

（二）环境改造一定要依据康复目标合理安排

不同年龄段、不同程度的残障人士的康复目标是不一样的，那么他们需要改造的环境也不尽相同。如果前期的康复目标是正常的生长发育，那么对于脑瘫等孩子来说，进行早期干预和生活环境改造，使他们尽可能发育正常是首要任务。而对于学龄期的孩子来说康复目标是上学，那么环境改造的重点是满足教育所需，对于老年残障人士而言，康复的重点是使他们能够做到自理生活，那么环境改造的重点目标就是满足他们的生活自理所需。

（三）改造环境需要依据残障类型及潜能科学对接

例如，对于听障、视障、孤独症谱系障碍等有沟通交流障碍的人士来说，要针对性地改造沟通交流的环境，包括教育、就业、看病等各种环境中的沟通交流障碍。而对于肢体残障人士则需要改造的环境比较多，需要通过排序选择其最需要的环境而改造，达到资源的合理使用。

（四）在综合考虑的前提下兼顾各类残障需要

环境改造是个系统工程，需要依据各类人群的不同需求进行科学设计和综合考量。以避免出现解决了某个群体的障碍却对别的其他群体带来不便。例如，盲道是盲人必需的无障碍建筑，但对于坐轮椅的尤其是那些由于大小便失禁害怕路面颠簸的肢残人来说，盲道就构成了障碍，所以就需要综合考虑并协调两种残障人士所需的无障碍环境。

> 四、环境改造的步骤

（一）明确改造环境所需的相应的辅助产品类型

参照环境改造原则并依据残障人士的障碍类型对环境进行评定，这样就明确了需要改造的环境和顺序，之后在具体实施环境改造的过程中，一定要考虑在需要先期改造的环境中选取相应的辅助产品类型，一般建议参考残疾人辅助产品分类的国际标准ISO 9999。

## （二）对辅助产品进行评估

在确定了辅助产品的类型之后，需要由相关的专业人员对辅助产品进行评估。可以参考已有的评估报告，如生活辅具、站立架、坐姿椅、床垫等生活环境改造的辅助产品评估报告；各类移动环境如助行器、轮椅等改造的辅助产品评估报告；各种助听器、不同类型的助视器、各类导盲用具等交流环境改造的辅助产品评估报告；智力障碍辅助产品等教育环境改造的辅助产品评估报告和居家环境改造的辅助产品评估报告等。

## （三）辅助产品的确定

在对辅助产品评估的基础上选择具体的辅助产品时，一定要考虑到功能相同的辅助产品可能会因为厂家、产地、材质、外观等的不同，而致使产品价格有较大差异。因此，我们建议要首先在现有的辅助产品中进行选购；然后是在现有辅助产品上进行改制；另外，如果实在没有比较适合的辅助产品时，就要重新设计。

> ## 五、加强无障碍环境改造的意义

无障碍建筑设计的实施保障了各类有特殊需求的弱势群体全面参与社会生活的权利，是这些弱势人群能够充分参与社会的前提和基础，是社会物质文明和精神文明的集中体现，同时，对人们素质的提高、道德意识的培养、和谐社会的建设具有重要的作用。

无障碍规划与建设事关社会平等、公正和健康发展，能够保障残障群体的人格尊严和安全以及自我选择，能够消除歧视，是我们全社会奋斗的目标。

由于残障人士身体相关功能的缺失，使得他们不能够以正常方式或在正常环境内活动。如果残障人士在一个无障碍设施不齐全、理念不完善的社会中生存，他们的生理状况肯定会使他们参与社会活动的困难加重，甚至有可能会直接影响其心理变化，这些都是弱势群体更好地融入社会的障碍。因此，在建筑设计中应该始终秉承"以人为本"的理念。

社会在不断发展，无障碍设计也逐渐成为建筑设计关注的热点，无障碍设计强调在空间环境、设备的规划设计及各类建筑设施都必须考虑失能人士和那些存在不同程度残障者的使用需求，配备能够满足他们需求的服务功能与装置，营造一个切实保障各类残障人士或弱势群体舒适、安全、便捷的生活环境，既能够使残障人士更好地融入社会生活，也充分体现了社会物质文明和精神文明的综合提高。对不同类型、不同程度残障人士的特点进行调查和分类，科学分析不同的残障人士对于无障碍设计的合理需求，是提高设计师设计针对性、科学性和灵活性的重要依据，也是未来无障碍设施研究的关键环节。残障人群体是非常庞大的，如何为他们创造一个无障碍的环境，使他们在生活、工作以及其他方面均受到社会的全面关怀，是文明社会发展的重点。例如，坡道的建设既可使残障人士走出家门，同时也方便了正常人群；影视作品配的字幕既可使聋人看懂世界，又方便各种信息传递等。可见，无障碍环境是帮助那些有特殊需求的人士走出家门、积极参与社会生活的前提条件，也是方便其他社会成员的重要举措。同时它也直接影响着我国的形象与国际形象。加强无障碍环境建设，对提高公民素质，培养公民的公共意识和道德意识等具有重要的意义。

除了为残障人士创造物质环境上的无障碍之外，还要为残障人士创造精神上的无障碍，二者同等重要。整个社会能否如同对待普通人一样对待残障人士，能否真正地与残障人士融为一体，关键在于观念上的无障碍，才是对残障人群体真正的关爱与尊重。因为关爱不能只是停留在嘴上，更关键的是要体现在观念上和行动方面。只有在现实生活中以及观念中都设置了无障碍的通道，整个社会才能真正建立起一个健康无障的环境。

残障人士并不影响社会形象，对残障人士不友善的社会环境即人文环境，才真正影响社会形象，建设友善的社会环境至关重要。对残障人士多些友善，社会就会更加美好。比如，对残障人士怎样称呼、残障人士是否每天都要走出家门，积极参与各种社会活动和社会事务、残障人士是否能够有尊严和自信地生活等等都体现出了友善的人文环境。可以说，残障人士出现在公共场合越多，社会形象就越好，就越能提升国家的整体形象。

> **六、无障碍环境改造的内容简介**

无障碍环境改造一般包含以下九项内容：

（一）生活环境无障碍即自理

自理困难是来自身体自身损伤（如上肢缺如，精细动作机能和感官机能的损伤）及环境障碍而造成的残疾人功能障碍，主要包括肢体障碍、视力障碍、智力障碍和精神障碍者。

（二）移动环境无障碍

移动困难是来自身体自身损伤（结构和机能）及环境障碍而造成的残疾人功能障碍，主要是肢体障碍者和视觉障碍者。常见肢体障碍的临床表现有脑瘫、截瘫、偏瘫、截肢、小儿麻痹后遗症，俗称"三瘫一截儿麻"都有不同程度的移动困难。例如下肢截肢者由于自身结构损伤而导致移动困难。

肢体残疾人乘坐轮椅上汽车是有一定困难,最简单的方法是用活动坡道搭在车门上或楔形板靠近车门,较先进的装置就是汽车轮椅升降机,可以将残疾人连同轮椅一起从地面抬起并送入车内。

（三）交流环境无障碍

交流的困难主要是因为身体自身损伤,如结构、机能及环境障碍而造成的残疾人功能障碍。如视觉障碍者、听觉障碍者和言语障碍者由于感官机能和结构的损伤而导致交流困难;智力障碍者由于认知受限难以沟通产生交流困难;还有肢体障碍者,如偏瘫和脑瘫因张力影响到口腔的动作或因中枢神经损伤造成交流困难。

改造听障人士的交流环境(包括在其他环境中的交流活动)的辅助产品主要有盒式助听器、耳背式助听器、定制型助听器、眼镜式助听器、骨导助听器、植入式助听器、交联式助听器及助听听诊器等、属于医疗器械的人工耳蜗、骨导电话设备、音量增大器具、闪光的门铃、震动的闹钟、字幕等。

改造言语障碍人士交流环境的辅助器具主要有文字沟通板、图片沟通卡、语言沟通板、电子助讲器等;改造智障人士交流环境的辅助器具主要有文字沟通板、图片沟通卡、会话卡片等;改造肢体残疾人交流环境的辅助器具主要有公共电话亭、电话听筒握持器等。

（四）教育环境无障碍

教育环境对各类人都有不同程度的障碍,如脑瘫及脑损伤的人由于手眼协调和视觉问题,导致在书写与阅读方面存在困难;截瘫由于手指问题,导致握笔甚至打电脑都困难;视障导致书写和阅读均困难;智障由于不识字或认知受限而阻碍继续学习。对于肢障者教育环境的改造包括有各种教育场地、教室的无障碍建筑,还包括握笔器、自动翻书器和电脑等辅助器具;盲人教育环境的辅助器具主要包括盲文打字机、写字板等;听障人士教育环境的辅助用具包括助听器、无线调频系统等。智障人士教育环境的辅助器具主要有积木、图卡以及各种教育康复训练辅助用具等。

（五）就业环境无障碍

各类残疾人在就业过程中几乎都存在困难,也就是说他们的就业环境都有不同程度、不同类型的障碍。肢障者就业环境改造包括到就业场地和职场内的建筑无障碍、工作环境改造、工具和器材的改造,以及电脑的改制(特殊鼠标、特殊键盘)等。比如对轮椅使用者,当他们需要拿取放在高处物品时,就要给他们提供能够安全站立的轮椅或方便升高的轮椅;盲人就业环境的改造包括,如在电梯内要有盲文标示或语音提示、盲文卷尺和电脑语音读屏软件改制等。对轻度智障人士的就业,也需要提供相应的辅具。

就业环境无障碍的应用包括：无障碍工作场所、提供必要设备、提供必要工具、进行职业培训。

（六）文体环境无障碍

事实证明，各类残疾人在各种文体环境中都存在不同程度的障碍。例如，肢残人士由于大多行动有困难，建筑物障碍肯定会影响他们参加文体活动，所以文体环境的改造包括到文体活动场地和场内活动的建筑以及文体活动的辅具都需要无障碍；听障者文体环境的需求主要有手语和字幕；视障者文体环境改造包括到文体活动场地和场内活动的建筑无障碍，以及提供文体活动的辅具如盲人门球、盲人扑克牌等；智障者由于认知困难影响文体活动，所以要提供合适的文体活动辅助器具如旱冰壶、室内篮球等。

文体环境无障碍的典型事例是南非双小腿截肢运动员奥斯卡，在 2008 年北京残奥会上创造了百米世界纪录 11.17 秒。

（七）宗教环境无障碍的应用

宗教环境无障碍主要指进行宗教活动所需要的场地环境，比如肢残者和视障者。宗教环境的改造主要包括到达宗教活动场地和宗教场所内活动的建筑无障碍，以及对视障者还要提供宗教活动的辅具，如盲文版的宗教书籍等。

（八）居家环境无障碍

居家环境是指从事家务劳动以及生活的环境，包括居家活动、生活环境和居家建筑物环境等方面。各类残障人士或弱势群体在居家环境方面都存在不同程度的障碍。居家无障碍环境的改造应主要考虑个体自身的能力现状、经济情况和空间环境等。居家环境改造时，要优先考虑以调整个体生活方式为主；其次为移动家具制造顺畅的空间或通路；第三考虑采用辅具，如聋人家庭的闪光门铃和振动式的闹钟等；最后才是建筑的改造。例如轮椅乘坐者家庭中物品的摆放要考虑能够被拿到，前方的高度为 122 cm、低度为 38 cm；侧方的高度为 137 cm、低度为 23 cm。

（九）公共环境无障碍

主要包括公共活动环境无障碍和公共建筑设施无障碍。无障碍环境改造需要正常人辩证地看待残疾和残疾人，要懂得换位思考。比如我们总是站在健全人的角度和环境来看待残疾人，那么我们首先看到的是他们不能做什么，而实际上我们应该知道的是他们的残疾和障碍主要是环境造成，因此，我们应该站在残疾人角度来评估环境和改造环境，使他们能参与活动。

简单地说就是环境要充分考虑他们的残障情况,创建无障碍环境是残障人士的正当权利,更是全社会的责任和义务;另外,在改造环境的时候我们要眼界开阔,要全面理解和把握环境的含义,比如,无障碍环境改造不仅仅是扶手和坡道等物质环境,还包括人文及心理环境等。环境改造要真正解决特殊人群的实际需要,就是要用相关辅助器具来对九个物质环境进行改造,以克服残疾人在相应环境里生活、活动和参与的各种相应的障碍。最后,我们要知道的是,残疾人活动和参与的困难是来自于残疾人的个体自身损伤和环境障碍这两个方面,所以要想使他们的活动和参与无障碍,就要从个体和环境两方面入手并采用辅具和创建无障碍环境。

可见,无障碍环境的创建和使用辅具的目的是相同的,都能够助力特殊人群克服各种障碍,只不过是需要分别从环境和个体自身两方面对障碍进行处理。

## 第四节　国际通用残疾人专用标志

国际通用的意思就是在国际上能够普遍运用。通用则是指在一定的区域、一定的范围内或某个特定的领域里能够普遍使用。

### ＞　一、国际通用残疾人专用标志

国际通用残疾人专用标志就是严格按照国际通用相关数据或规格模式标准设计的无障碍设施或环境。例如,道路、电梯、建筑物出入口、供残疾人专用厨卫、停车场等公共空间环境,必须在非常醒目的地方安装国际通用的相关标识。这些标识是专门为残障人士而设置的,它标志着残疾人和他们所专需的设施的存在,同时也是告知正常人在看到这些特殊的标识的时候,一定要注意周边环境的和情况,如果遇到残疾人一定要主动积极地对他们伸以援手。

国际通用的无障碍设计标准主要指以下六个方面:

(1)在所有公共建筑设施的入口处设置和台阶功能相同的坡道,也可以理解为取代台阶的坡道,其坡度要求应不得大于1/12;

(2)在人行道或盲人经常出入的地方必须要铺设盲道,在十字路口还应该设置安装能够帮助盲人辨别方向的音响设备;

(3)门的净空廊的宽度大小要在0.8米以上,如果安装采用的是旋转门,那么必须要另外设置专供残疾人使用的出入口;

(4)所有建筑物的走廊,要求其净空宽度要在1.3米以上;

（5）所有公厕都应设计安装带有扶手的坐便器，要做成推拉式或外开式的隔断型门，目的是保证内部空间足够方便轮椅进出；

（6）所有电梯入口的净宽设计都应保证在 0.8 米以上。

> **二、国际通用无障碍建筑物标志**

随着社会的发展，残疾人的生活和生存质量越来越引起了世界各国的重视，使得人们深刻地认识到残障人士需要功能的加速恢复，这种背景促进了康复医学的发展。同时各种康复国际组织也相继成立，康复国际组织的成立为各类残障人士能够很好地融入社会并且能够得到很好的发展做出了重要贡献。比如，在全世界我们都能看得到的"残疾人轮椅无障碍标识"，是国际通用标志，就是 1969 年时康复国际组织设计并做出的贡献。

国际通用的轮椅标志牌尺寸大小为 0.10 m 至 0.45 m，是正方形的，标志牌主要是为了达到清晰醒目的效果，所以规定必须要用对比强烈的两种颜色进行制作，如白色轮椅图案配黑色衬底或黑色轮椅图案配白色衬底，轮椅面向右侧。如果需要在轮椅标识牌上加文字说明或加指示方向时，其颜色与底衬也一定要形成鲜明的对比。指引的方向如果左边时，轮椅面就一定要朝向左侧。轮椅标志牌的位置和高度一定要适中，要求制作要精细，安装一定要牢固。标志牌是用来指示方向的，通常提供以下信息或用于以下场所：

（1）用来指示建筑物的出入以及安全出口。

（2）指示建筑物内、外通路。

（3）用来指示供特殊人士专用空间环境位置。

（4）用来指示道路、桥梁等相关设施。

在这里，我们一定要知道，国际通用无障碍建筑物标志是为残障人士而存在的，它的意思是提示或告知正常人：残障人士以及他们的设施的存在。正常人在看到与残障人士相关标志后，应注意周围的情况，在遇有残障人士时一定要积极地伸出援助之手。

> **三、规范使用国际通用公共标识的意义与建议**

**（一）规范使用国际通用公共标识的意义**

从世界各国来看，建筑环境设施的现代化是国际城市的前提条件，各国应当尽量遵循国际惯例，使各国、各类人员能够来去方便，如工作方便、旅游顺利，这就要求在交通、市政设施以及公共服务等方面都一定要与国际标准接轨。这代表了每个国家的国际形象地位与文明程度，也是对国家各项服务品质的考验。这就要求各城市的公共服务品质目标要国际化、标准化。而公共标志的国际化是首要任务。

国际通用标识是能够跨越不同语言文化等障碍的国际性视觉信息语言,是向国际化迈进的现代化国家应具备的基础条件。因此,积极改造完善各类标识及系统势在必行。例如,街道的名称、各级各类交通干线指示牌、各处景点重要内容的介绍牌以及车站、商场等公共服务设施的指示牌,都必须要采用国际标准要求的字体、特定色彩的中英文进行标识,凡是公共场所都要推行国际通用的图像标识。

公共标识即公共信息图形标志识别系统,简称公共标识。是指以图形、色彩和规定的字母和文字等,表示所在公共区域及相关设施的用途和方位,用以提示并指导人们行为的标志物的识别。这些公共标识设置的主要目的是便捷、简要、准确地为有特殊需要的人士提供各种指示信息,以帮助他们尽快找到要去的地方或掌握各类服务设施的用途,从而提高人们的生活质量。

有资料显示,目前我国很多城市都按国家有关规定出台了无障碍公共信息相关管理办法并实施无障碍环境的创设或改造,但有的城市的公共标识还处于不规范的状态,不符合国际通用公共标识的标准要求。主要体现在大型公共场所的标识都还比较标准和规范,而零散的公共标识却欠规范,比如,有的文字、字母的书写以及图形设置等没有能够按国际标准制作。另外就是大多数城市还没有安装导向识别系统。少数有但也不很标准和规范。比如有研究显示,有些地区的双语服务不到位,服务标识没有或不明显,使得国外来的游客不能便捷使用公共交通。

(二)规范使用国际通用公共标志的建议

我们要依据《中华人民共和国标准化法》《中华人民共和国标准化法实施条例》等法律法规的相关规定,结合本地实际,制定和完善《公共信息图形标志标准化管理办法》,加强对城市公共信息图形标志的标准化管理,方便人民生活和活动的需要。

要大力改造和改善城市各类标识系统,要尽快全面推行国际通用的图像和标志,要使用规范的中英文语言标志,加强多语种标志的设置,建立更为便捷完善的公共标识系统。

各处设置安装的各类相关公共信息标志必须要做到准确、清晰、醒目,规范,一定要按照相关行业强制性标准及《公共信息标志用图形符号》系列标准的规定要求和地方性法规的要求执行。对于不符合规定的那些公共信息标志,要求必须要按照标准规定进行修改。

对已设公共标志导向系统的,要求其标识一定要统一做到标准化和规范化。导向牌应设在醒目显眼处,要按照整个城市的布局进行合理规划、科学定量地进行设置,对那些光线较暗的地方或无光的环境要采用能发光材料制作荧光导向牌。

【思考题】

1.什么是无障碍环境?

2.无障碍环境形成的背景是什么?

3.无障碍环境改造的内容包括哪些?

4.规范使用国际通用公共标志的意义。

## 参考文献

［1］American Psychiatric Association. Diagnostic and Statistical Manual of Mental Disorders ［M］.Fifthed. Arlington,VA:American Psychiatric Association,2013.

［2］Fran J. Levy. Dance Movement Therapy:A Healing Art.［M］.Revised Edition. Reston, VA:American Alliance for Health,Physical Education,Recreation& Dance,2005.

［3］Jones P. Drama as Therapy:Theory, Practice and Research ［M］.2nd. New York: Routledge,2007.

［4］Peter Slade. Drama therapy as an Aid to Becoming a Person. Guild Lecture No.103.The Guild of Pastoral Psychology（reprinted 2003）.

［5］Sharon Chaiklin,Hilda Wengrower. The Art and Science of Dance/Movement Therapy: Life is Dance ［M］.New York:Routledge,2009.

［6］邦妮·米克姆斯.舞动疗法［M］.余泽梅,译.重庆:重庆大学出版社,2017.

［7］Bonnie Meekums. 舞动治疗［M］.肖颖,柳岚心,译.北京:中国轻工业出版社,2009.

［8］多洛丝·兰格利. 戏剧疗法［M］.游振声,译.重庆:重庆大学出版社,2016.

［9］陈爱萍,谢家兴.实用康复护理学［M］.北京:中国医药科技出版社,2018.

［10］陈莞.儿童音乐治疗理论与应用方法［M］.北京:北京大学出版社,2009.

［11］代益.数学学习障碍学生学习策略干预的个案研究［D］.武汉:华中师范大学,2019.

［12］邓猛.融合教育实践指南［M］.北京:北京大学出版社,2016.

［13］窦祖林. 作业治疗学［M］.2 版.北京:人民卫生出版社,2013.

［14］伏羲玉兰.舞蹈心理治疗的新进展［J］.北京舞蹈学院学报,2002(3):43-48.

［15］高天.音乐治疗学基础理论［M］.北京:世界图书出版公司北京公司,2007.

［16］韩凯.舞蹈治疗的理论及其运用的研究［D］.武汉:武汉体育学院,2015.

［17］胡世红.特殊儿童的音乐治疗［M］.北京:北京大学出版社,2011.

［18］华国栋.特殊需要儿童的心理与教育［M］.2 版.北京:高等教育出版社 ,2011.

［19］金野.特殊儿童艺术治疗［M］.南京:南京师范大学出版社,2015.

［20］李聪.初中数学学习障碍学生一元一次方程应用题解题过程及补救教学的个案研究 ［D］.重庆:重庆师范大学,2015.

［21］李微笑.舞动治疗的缘起［M］.北京:中国轻工业出版社,2014.

［22］李晓辉,张大均.戏剧治疗的回顾与展望［J］.医学与哲学(A),2012,33(6):49-50.

［23］李宗芹.倾听身体之歌——舞蹈治疗的发展与内涵［M］.台北:心灵工坊文化事业

股份有限公司,2001.

[24] 励建安,黄晓琳.康复医学[M].北京:人民卫生出版社,2016.

[25] 刘晶波.特殊儿童早期发展支持[M].南京:南京师范大学出版社,2015.

[26] 刘翔平.学习障碍儿童的心理与教育[M].北京:中国轻工业出版社,2010.

[27] 罗丽辉,区惠红,王馨,等.情绪障碍儿童家庭环境和行为的调查分析[J].现代临床护理,2013,12(11):16-18.

[28] 孟万金.建立健全学习困难诊断标准与帮扶机制[J].中国特殊教育,2013(12):65-69.

[29] 庞佳.特殊儿童舞动治疗[M].南京:南京师范大学出版社,2015.

[30] 苏林雁,王凯,朱焱,等.儿童抑郁障碍自评量表的中国城市常模[J].中国心理卫生杂志,2003,17(8):547-549.

[31] 王辉.特殊儿童教育诊断与评估[M].2版.南京:南京大学出版社,2015.

[32] 王小慧,张福娟.特殊儿童评估的新进展[J].中国特殊教育,2001(3):48-51.

[33] 王言.乐心内发 感物而动:浅谈舞蹈的起源、发展及其与社会生活的关系[J].甘肃政法成人教育学院学报,2007(6):190-191.

[34] 王玉龙.康复功能评定学[M].北京:人民卫生出版社,2008.

[35] 韦小满.特殊儿童心理评估[M].北京:华夏出版社,2006.

[36] 吴丹丹,赵兆,陈一心.儿童情绪障碍的研究进展[J].中国儿童保健杂志,2014,22(3):275-277.

[37] 吴幸如,黄创华.音乐治疗十四讲[M].北京:化学工业出版社,2010.

[38] 燕铁斌.物理治疗学[M].北京:人民卫生出版社,2008.

[39] 张初慧.音乐与治疗[M].台北:先知出版社,2000.

[40] 张福娟.特殊教育史[M].上海:华东师范大学出版社,2000.

[41] 张文京.融合教育与教学[M].桂林:广西师范大学出版社,2013.

[42] 郑建刚,刘莹,冯杰.建设幸福特殊教育学校[M].天津:天津教育出版社,2016.

[43] 郑俭,钟经华.特殊儿童辅助技术[M].南京:南京师范大学出版社,2015.

[44] 钟金萍,宋尚桂,孙英红.特定学习障碍评估模式综述[J].现代特殊教育,2015(12):20-25.

[45] 钟起喆,于寿礼,孙晶莹.中国唐朝以前康复医学简史[A]//第一届国际传统康复医学学术会议学术组.第一届国际传统康复医学学术会议论文摘要汇编.北京:北京中医学院,1989.

[46] 朱图陵.残疾人辅助器具基础与应用[M].北京:求真出版社,2010.

[47] 庄婕筠.音乐治疗[M].台北:心理出版社,2000.

[48] 卓大宏.中国康复医学[M].北京:华夏出版社,1990.